Les « gens de l'air », « jeux » de guérison dans le sud de l'Iran

Une étude d'anthropologie psychanalytique

COLLECTION L'IRAN EN TRANSITION
Dirigée par Ata Ayati

Michel MAKINSKY (dir.), *L'économie réelle de l'Iran, au-delà des chiffres,* 2014.

Emma PEIAMBARI, *Éclat de vie. Histoires persanes*, 2014.

Foad SABÉRAN, *Nader Chah ou la folie au pouvoir dans l'Iran du XVIIIe siècle*. Préface de Francis Richard, Postface d'Alain Désoulières, 2013.

Reza MAMDOUHI, *L'Iran et le commerce mondial*. Préface d'Azadeh Kian, 2013.

Alain BRUNET, *Rakhshan Bani Etemad. Une pasionaria iranienne,* 2013.

Mohsen MOTTAGHI, *La pensée chiite contemporaine à l'épreuve de la Révolution iranienne.* Préface de Farhad Khosrokhavar, 2012.

Alain CHAOULLI, *L'avènement des jeunes bassidji de la République islamique d'Iran. Une étude psychosociologique*. Préface de Farhad Khosrokhavar, 2012.

Djamchid ASSADI (dir.), *La rente en République islamique d'Iran : Les mésaventures d'une économie confisquée*, 2012.

Alain CHAOULLI, *Les Juifs d'Iran à travers leurs musiciens*. Préface de Pierre Lafrance, 2012.

Michel MAKINSKY (dir.) *L'Iran et les grands acteurs régionaux et globaux. Perceptions et postures stratégiques réciproques*, 2012.

Bijan GHALAMKARIPOUR, *L'univers mental des Iraniens : approche sociologique des proverbes et des maximes persans*. Préface de Claude Javeau, 2012.

Mélissa LEVAILLANT, *La politique étrangère de l'Inde envers l'Iran. Entre politique de responsabilité et autonomie stratégique (1993-2010)*. Préface de Bertrand Badie, 2012.

David RIGOULET-ROZE, *L'Iran pluriel. Regards géopolitiques*. Préface de François Géré, 2011.

M. A. ORAIZI, *L'Iran : un puzzle ?*, 2010.

Hassan PIROUZDJOU, *L'Iran, au début du XVIe siècle*. Préface Francis Richard, 2010.

Djamchid ASSADI (dir.) *L'Iran sous la présidence de Mahmoud Ahmadinejad. Bilan et perspectives*, 2009.

Nader Aghakhani

Les « gens de l'air », « jeux » de guérison dans le sud de l'Iran

Une étude d'anthropologie psychanalytique

Préface d'Olivier Douville

L'Harmattan

Crédit photo couverture : Nader Aghakhani,
La pièce réservée aux rituels avec des langoutés

5-7, rue de l'École Polytechnique ; 75 005 Paris
http://www.librairieharmattan.com
diffusion.harmattan@wanadoo.fr
harmattan@wanadoo.fr
ISBN : 978-2-343-03918-3
EAN : 9 782 343 039 183

À mes enseignants
À bâbâ Ghollam
et tous mes informateurs
du sud de l'Iran.

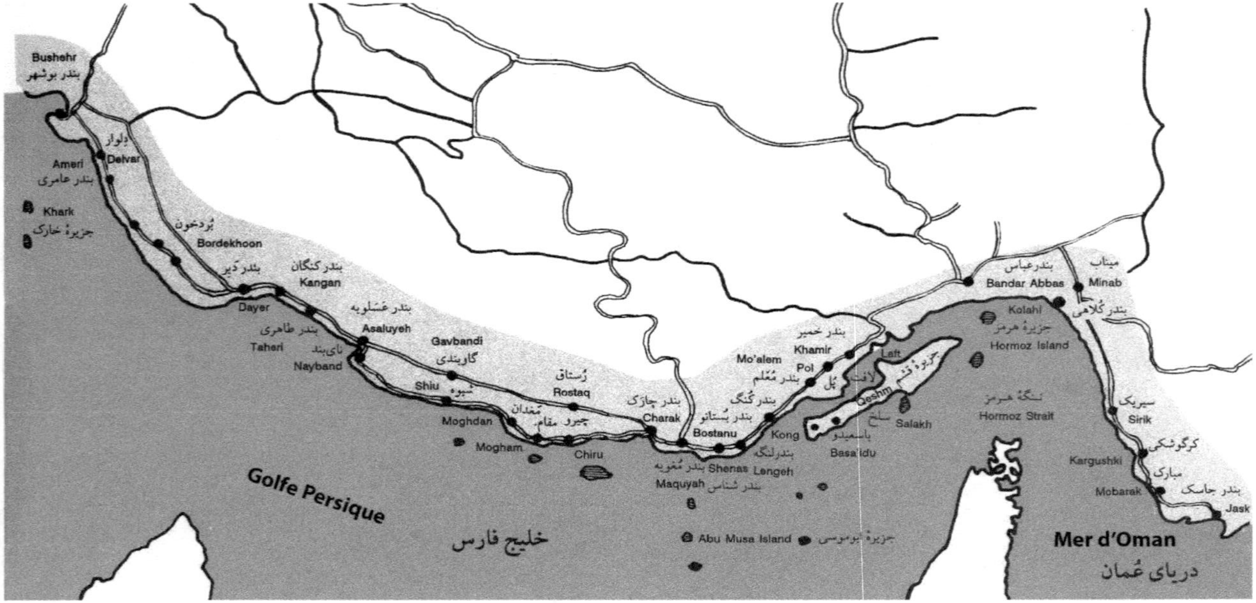

Carte : sud de l'Iran © N. Kasraian, *Le Sud.*

Sommaire

Préface

Mes premières rencontres avec Nader Aghakhani datent de ces moments, que la nostalgie préserve, où il était mon étudiant à l'Université de Rennes 2. J'y avais été fraîchement promu Maître de conférences. Là, en la compagnie de Laurent Ottavi mon collègue d'alors, aujourd'hui mon ami de toujours, nous étions surpris, charmés aussi, par la qualité des collectes d'information que ce jeune chercheur, tout à la fois humble et téméraire, avait su recueillir autour de ces thérapies des « gens de l'air ». Une thèse vint, il y a de cela dix années. Ce travail d'envergure, que j'eus la joie de co-diriger, avait l'ambition d'articuler la clinique psychanalytique et l'anthropologie autour de ces rituels. Soucieux de restituer à un public de lecteurs et d'auditeurs occidentaux toute l'extrême finesse et complexité de tels rites, considérant pas à pas les motifs de leurs survivances et les architectures de leurs déroulements, mon ami Nader Aghakahni eut parfois fort à batailler pour que son travail ne soit pas raboté par la violence d'une « psychanalyse » orthodoxe qui confondait avec une assurance confite et inavertie la dimension spirituelle de l'air (celle du vide médian) avec le réalisme de l'objet pulsionnel anal (le vent comme « pet », lui disait pour venir tout expliquer la bouche d'un psychanalyste bien formaté). Il sut, avec humour et élégance, ne pas s'en laisser conter, et nous livra une thèse d'un intérêt considérable, que ce présent livre prolonge et radicalise loin des furia interprétatives.

Aujourd'hui, nous tenons ce livre en main. À plus ou moins longue échéance, en raison de la richesse de la documentation et de la solidité de l'appareil théorique, ce travail s'imposera et trouvera sa place à côté de quelques grands textes anthropologiques qui savent parler de la transe et de la possession.

Voyons, plus en détail, ce qu'apporte l'auteur.

Nous sommes en Iran. Haute terre de culture, de mysticisme, de spéculations sur ce qui fonde et possède le sujet. Ce dernier ne se façonne pas uniquement par l'addition de pans de son histoire ou de sa culture, tant il semble que le plus étonnamment riche et décisif ici soit que l'homme a, comme bien le plus subtil et le plus intime, un vide, un creux, un manque où peut se loger l'Autre. Le sujet ne se définit pas en termes de complétude ou de clôture. Il héberge en lui ce creux dont il est l'héritier et le responsable, ce pli de l'âme qui est la source même des élans les plus nets et des hospitalités les plus vraies. On comprend qu'un tel sujet, si loin de ce que les doctes psychologies occidentales ont pu élucubrer, n'est pas un despote, car le despotisme serait pour lui folie, et n'est pas un champion du « moi fort ». Il est virtualité ouverte à l'errance et à la rencontre.

Autour de lui, qu'il soit humble ou puissant, bien né ou venu au monde de hasardeuse façon, femme ou homme, autour de lui donc, fourmille, suinte ou glisse tout un autre monde. Il y a la réalité dont certains, lisant Freud avec des bésicles de douaniers, ont voulu faire un principe réaliste, soit le monde commun, c'est-à-dire pour le dire avec Lacan d'intelligente façon, le monde réglé par le discours courant. Mais ce monde ne suffit pas à héberger l'énigme de l'humain. Il n'est parfois non pas la scène même de nos existences, mais une sorte de croûte épaisse qui encombre, indispose, anesthésie et empêche de goûter la surréalité sacrée, cette dimension qui fait de chaque vie la promesse d'une existence. Une telle dimension, occulte et impérieuse, troue le morne ressassement de nos habitudes. Elle nous réveille. Effroi, colère, gêne et volupté, enfin ! Car enfin ces deux mondes, celui du sacré et celui du profane, ne se situent en rien, pas davantage qu'ils ne se définissent, par une exclusion réciproque. En effet, ces deux mondes se supposent. Et le sacré apparaît comme une catégorie peut-être scandaleuse, mais bien plus encore impérieuse de la sensibilité.

Un monde de vivants, un univers d'être. Un mouvement, le souffle, et des contagions du sacré foudroyantes, certes, mais pas toujours funestes.

Ce que Nader Aghakhani dit bien est que la possession par les vents ne fait pas qu'altérer l'être ; elle le complète. Certes, qu'un esprit rentre en vous, voilà une aventure bien rude, inattendue, un réveil qui vous dérange. Vous voilà en colère ? « Pourquoi moi ? » allez-vous clamez. Or, la thérapie ici n'est pas un exorcisme. Elle ne considère pas qu'il faille supprimer le symptôme, soit ce qui vous fait souffrir avec l'esprit qui vous possède, en éradiquant de votre existence l'esprit qui vous possède. Un esprit vous a choisi. Vous l'avez réveillé, vous l'avez provoqué par vos habitudes dispendieuses et par le soin que vous mettez, heure après heure, à vous parfumer, à farder votre visage et chalouper votre démarche ; vous l'avez invoqué en douce et sans trop y croire. Qu'importe, il est là. Inlassable, il répond à l'appel ou à la provocation, et même à la prière. Pas plus que la communauté des vivants n'est en paix avec le monde des esprits, la cohorte des esprits (des vents) n'est indifférente aux pas, aux agitations et aux tracas des humains.

Qu'un esprit s'insuffle en un possédé, à la manière douce d'un habile souffleur de verre qui tord et exalte le corps du possédé, ou à la façon d'un clystère qui pénètre et rudoie douloureusement, la différence n'est pas toujours considérable. Le tout est de proposer qu'un autre pacte se tienne entre le vent et le possédé. D'une façon lacanienne, qui est celle de l'auteur de ce livre indispensable, nous tenons qu'aucune lecture psychanalytique de la possession et de l'adorcisme ne peut se faire en termes de relations d'objets. Rien de l'ethnopsychiatrie chère à quelques esprits coloniaux ne tient ici longtemps boutique argumentaire. Entendons-nous, si le symptôme est bien ce qui va de travers, et ce qui serait causé par l'intromission bienveillante ou espiègle, ou dépitée, enfin, d'un « vent » dans l'économie psychosomatique d'un sujet, alors la thérapie est bien de savoir y faire avec ce visiteur incongru. L'identifier, certes, le séduire assez pour qu'il se dévoile, mais encore trouver les conditions acceptables pour qu'une alliance se tisse entre le possédé et ce qui le possède. Un savoir y faire avec son symptôme, diraient les plus éclairés de nos modernes psychanalystes.

Je ne peux terminer cette préface sans souligner à quel point l'anthropologue se trouvera ravi des précisions tout à la fois profuses et nécessaires que donne l'auteur à propos de la généalogie de ces vents. De même que ces cultes retissent la solidarité entre les pôles masculins et féminins de la société, de même, par le truchement mémoriel du jeu et du rite, abritent-ils, dans un panthéon baroque et organisé, des strates entières de l'histoire de cette région, depuis des siècles et des siècles encore. Le rite explore à sa façon bien des strates de l'histoire qui chagrinent les doxas officielles. En ce sens, le rite nous guérit de l'amnésie prescrite.

Ce livre est riche, généreux. C'est aussi un livre de résistance à ce qui ferait oubli des métissages des cultures et des hétérogénéités fécondes qui sont au principe de toute culture vivante.

Olivier Douville

Psychanalyste, maître de conférences des universités,
laboratoire CRPMS, université Paris Diderot,
membre de l'Association Française des Anthropologues,
directeur de publication de la revue Psychologie clinique, Paris.

Préambule

Les pages qui vont suivre recueillent les résultats de plusieurs années de recherche où nous nous sommes penché sur un terrain nouveau qui est le sud de l'Iran, en particulier sur une méthode de guérison pratiquée par une communauté appelée les « gens de l'air ». Le terme de méthode traditionnelle, pour désigner ces pratiques, peut nous convenir seulement si nous procédons à son élargissement. Nous l'acceptons dans le sens où, comme le déclare Devereux, il n'existe pas de société non traditionnelle[1]. Le terrain de notre recherche, jusque-là inexploité, permet de faire dialoguer deux approches, celle anthropologique qui porte un regard sur l'Homme, et celle psychanalytique qui analyse ce qui manque à l'Homme tout en posant la question de son identité. D'une part, il n'est pas possible, pour la psychanalyse, d'envisager un sujet sans lien avec le social, le culturel et la politique et, d'autre part, l'anthropologie actuelle vient à « penser le fait humain en tant qu'il intègre un principe de perte, de séparation qui l'inscrit dès lors dans le discontinu et dont toutes les manifestations sont aussi variables dans leur forme[2] ». Dans ce contexte, l'analyse des pratiques des « gens de l'air », servant à traiter des pathologies de différents ordres, touche l'homme aux prises avec lui-même et le monde et, comme l'analyse de tout autre moyen de soin intégré dans une aire culturelle, dévoile les lois symboliques qui structurent cette pratique et cette communauté - lois symboliques auxquelles les structures psychopathologiques sont subordonnées. Il est évident que, dans cette, recherche, il est impossible d'éviter la dimension du sujet dans sa différence avec l'individu et avec les

1 Devereux D., *Perspective psychiatrique*, 3e année, n° 53, 1975, p. 251.

2 Douville O., « Notes sur quelques apports de l'anthropologie dans le champ de la clinique "interculturelle" », in *Évolution psychiatrique*, Solitude, n° 65, 2000, p. 758.

autres, et de « faire l'impasse sur les modalités de marquage et de désignation (les rituels en tant que représentants de la culture) qui mettent en scène les images prévalentes pour chaque groupe[1] ». De ce fait nous ne pouvons faire l'économie d'un aller-retour entre les deux approches psychanalytique et anthropologique.

L'approche anthropologique, si elle s'arrête seulement au déroulement d'un rituel et à sa description, reste sans intérêt. La description deviendrait un mode d'emploi sans lien avec la réalité et, au mieux, elle donnerait lieu à des techniques et des méthodes éducatives ne pouvant trouver leur application que dans une aire culturelle donnée. Or, si on regarde le rituel d'un point de vue anthropologique comme un lieu où le sujet trouve à se légitimer, notre recherche, en intégrant ainsi la verticalité de la transcendance et l'horizontalité des échanges, gagne beaucoup en intérêt. En effet, bien qu'étant un ensemble de règles, les rituels ne sont pas appréhendés de la même manière par tous. D'une part, la culture, ici représentée par le rituel, devient un ensemble qui « fournit aux membres de toute société un guide, un lot de codes indispensables pour les circonstances de la vie[2] ». D'autre part, dans notre monde en perpétuel changement, ce que nous « donne » la culture ne peut se définir comme un mode d'emploi et fonctionne souvent à notre insu. Il est donc impossible de déterminer une manière spécifique qui décrirait un ordre défini à l'avance pour devenir humain. Le monde nous préexiste et il existe diverses façons et modalités d'y prendre place. Par ailleurs, ce n'est pas un mode d'emploi qui peut permettre à un individu en crise de « reprendre goût à la vie », cela doit se passer sur d'autres registres qui touchent chaque homme dans son fondement. Le petit d'homme arrive dans un monde régi par des lois et structuré par un « lot de codes » et chacun, partout dans le monde, se définit en fonction de ces lois et de ces codes. C'est l'inscription de ces lois et de ces codes chez chacun qui fonde chaque sujet. Ce « code de la route » assimilé, malgré lui, par le sujet qui prend place dans le rituel, comme dans le cas de la culture, « est une manière structurée d'appréhender à la fois Soi et le monde[3] ». Insérant le sujet dans une matrice de valeurs, de significations, par le rituel, s'établit ainsi entre le sujet et le reste de la culture « une connexité fonctionnelle au niveau horizontal et hiérarchique au niveau vertical[4] ». Nous pensons le rituel comme

1 *Ibid.*, p. 756.
2 *Ibid.*, p. 745.
3 Devereux G., *Essais d'ethnopsychiatrie générale*, NRF, Gallimard, 1957, p. 366.
4 *Ibid.*, p. 355.

un lieu où se déroule la transformation d'intersections de drames personnels en une intersection mythologique, qu'il devient possible de travailler et de faire travailler. Le mythe qui intervient dans le rituel, en tant que « récit d'un drame ancestral[1] » et non comme réplique d'une « sinistre réalité », vise « à l'installation, à la tenue debout de l'homme et lui fait savoir quels sont les signifiants primordiaux, comment concevoir leurs rapports et leur généalogie[2] ».

Cette manière de voir qui envisage « une autre conception de l'origine que celle du hasard et du site de naissance[3] » ne se légitime qu'en formulant le postulat de l'existence d'un fonds universel commun à toutes les cultures qu'il est possible d'appeler la Culture. Dans l'approche anthropologique, et c'est ce que les travaux actuels démontrent, c'est le regard porté sur l'altérité qui permet d'envisager cet universel. Il existerait un étranger commun à tous. Les recherches sur les pathologies, les situations de stress « qui dépouillent l'homme aussi bien des prothèses que des chaînes de la culture » permettent une approche de ce fonds commun à tous. Pour la psychanalyse, c'est l'enfance prolongée de l'animal humain, point commun à tous les hommes, qui permet de postuler cette universalité en ce qui concerne les processus psychiques. Pour Roheim, la voie de la culture consiste en la transformation du ça en moi ; « l'environnement offre l'occasion, le ça, le capital, tandis que le moi est l'intermédiaire entre le monde intérieur et le monde extérieur[4] ». Il pense l'homme comme « la mesure de toute chose ». Par conséquent, en le suivant, « il nous faut expliquer les institutions humaines sur la base de la nature humaine et non pas la nature humaine sur la base des institutions humaines[5] ». Ainsi, et dans la mesure où « les traits spécifiques de l'humanité se seraient développés de la même manière que les acquiert de nos jours tout individu humain, c'est-à-dire en tant que sublimation de conflits infantiles ou de formations réactionnelles à ceux-ci », la culture devient « l'extension de l'enfance prolongée dans laquelle les images mnésiques ou les symboles des générations passées

1 Roheim G., « L'interprétation psychanalytique de la culture », in *Anthropologie psychanalytique depuis* Totem et tabou, Payot, 1941, p. 37.

2 Lacan J., *Séminaire III*, Seuil, 1955-1956, p. 224.

3 Douville O., « Notes sur quelques apports de l'anthropologie dans le champ de la clinique "interculturelle" », in *Évolution psychiatrique*, Solitude, n° 65, 2000, p. 754.

4 Roheim G., « L'interprétation psychanalytique de la culture », *op.cit.*, 1941, p. 51.

5 *Ibid.*, p. 52.

sont unis avec le parent et l'enfant[1] ». Dans cette perspective de la théorie ontogénétique de la culture, les mythes, les rituels et toutes les organisations humaines, touchant la réalité la plus profonde de l'homme, acquièrent une « valeur fonctionnelle » dans la naissance du sujet et par la suite dans les « efforts que nous faisons pour éviter d'être malheureux ». Suivant Roheim, il nous faut donc accepter que « l'espèce humaine, infantile pour l'éternité, continue à reproduire la situation mère-enfant avec un schéma fondamental de séparation (angoisse, agression) suivi d'union[2] ». C'est l'analyse de cette situation qui nous permettra de mieux cerner les modalités de la naissance du sujet, ainsi que le rôle joué par l'environnement et la culture dans ce processus. Il est vrai que, pour un être humain à l'aube de la vie, l'environnement est essentiellement un autre être humain (la mère), et les réactions de cet environnement sont très changeantes et jamais totalement maîtrisées. La psychanalyse, qui prend naissance par un travail approfondi sur les pathologies mentales, est une des seules sciences pouvant servir de grille de lecture dans cette façon de voir la Culture. Proposant un discours sur l'identité, fondée sur la grande importance accordée à la période infantile, elle offre un regard sur « la Culture en termes de caractéristique humaine universelle, dont chaque culture est un spécimen complet[3] ». Devereux, qui reconnaît « l'unité psychique de l'humanité et la validité des interprétations psychanalytiques de la culture[4] », propose même le terme de psychothérapie méta-culturelle pour la psychanalyse, une pratique qui permet de traiter une personne appartenant à une autre aire culturelle que soi-même, sans s'engager dans une recherche ethnologique. C'est ce qui permettrait à la psychanalyse de travailler à une humanisation du sujet plutôt que procéder à son ethnisation en lui inculquant une culture spécifique[5]. Devereux présente la psychanalyse comme une science généralisée de l'homme.

Ainsi les questions essentielles à travailler deviennent : penser la perte, l'étranger, l'altérité. Cela ouvre le débat. L'individu cherchant à « avoir lieu », il nous faut nous interroger sur les modalités de cette inscription, de cette prise de position. Comment peut se mettre en place, pour le sujet, un lieu de « contenance et

....

1 Roheim G., *Psychanalyse et anthropologie*, Gallimard, 1950, p. 490.

2 Roheim G., « L'interprétation psychanalytique de la culture », in *Anthropologie psychanalytique depuis* Totem et tabou, Payot, 1941, p. 47.

3 Devereux G., *Perspective psychiatrique*, *op.cit.*, p. 252.

4 Devereux G., *Ethnopsychiatrie complémentariste*, Flammarion, 1972, p. 65.

5 Devereux G., *Essais d'ethnopsychiatrie générale*, *op.cit.*, p. 371.

de maintenance[1] » qui lui donnera l'occasion de s'exprimer et de se (re)construire? L'analyse du rituel permet d'approcher ces étapes fondamentales de la formation de l'humain. Le rituel, qui consiste en un déploiement du processus de la naissance du sujet, apporte, à propos de ce processus, une clinique inestimable à la psychanalyse. En somme, nous voyons à ciel ouvert ce qui se passe à chaque fois qu'un sujet est en crise et comment il parvient à s'en sortir. C'est le processus de symbolisation repris dans son intégralité qu'illustrent les rituels. Ils nous démontrent qu'une relation à deux est impossible et que c'est seulement quand une telle relation peut laisser envisager la séparation, la perte, et ainsi permettre l'apparition d'un troisième terme (l'altérité, le tiers, l'étranger), que le sujet peut continuer à vivre en ayant le sentiment d'un peu de liberté. C'est par la symbolisation, dans le rituel des *Ahlé hava* introduit par le biais de la nomination, que le sujet se fonde et accède à « une structure humanisée du réel »; « cela lui permet une libre circulation dans un monde désormais mis en ordre[2] ».

1 Laplanche J., *Problématique V, Le baquet la transcendance du transfert*, Quadrige, PUF, 1987, p. 155.
2 Lacan J., *Séminaire III*, Seuil, 1955-1956, p. 226.

Introduction

Nous allons étudier les logiques symboliques d'une institution thérapeutique « traditionnelle » en Iran. Cette étude s'inscrit, autant dans le champ de la psychanalyse appliquée, exploratrice, que dans le champ d'une anthropologie clinique, autrement dit « une anthropologie qui, en s'étayant sur l'anthropologie des systèmes de soins endogènes et allogènes, tente de diagnostiquer les fonctions psychiques que mobilisent et articulent des entreprises thérapeutiques. On observera ainsi comment des rituels et des lieux thérapeutiques permettent de nouvelles constructions identitaires qui modifient le rapport du sujet à ses passions et viennent l'inscrire différemment dans les constellations familiales et sociales où il prenait place[1] ». À l'arrière-plan de cette recherche, il y a, bien sûr, le contexte politique iranien actuel qui tente de plus en plus d'imposer une vision rigide de l'Islam et qui n'est pas celle qui s'exprime dans les traditions locales. Dans ce contexte, les rituels ne sont permis que dans une visée thérapeutique. À l'opposé d'une conception stricte de la religion, les rituels ici étudiés englobent à la fois des éléments religieux et païens. « Le rituel consiste en une sorte d'adoration des esprits, des démons ; un fait qui ne peut exister dans les religions monothéistes[2] ». Souvent ces démons, ces esprits, coexistent avec les esprits religieux : l'âme d'hommes et de femmes pieux, l'esprit d'hommes et de femmes saints de la religion officielle. Ce syncrétisme pousse un chercheur comme Battain à considérer les rituels et les croyances qui les authentifient comme une « religion populaire ». Dans ce cas, du fait de sa ressemblance avec les religions monothéistes et de sa simplicité faisant surgir des contenus inconscients plus difficiles à découvrir dans une religion fortement

1 Aghakhani N., Douville O., « Symbolisation du pulsionnel dans le rite thérapeutique des gens de l'air », *op.cit.*

2 Battain T., *Rituel de possession en Égypte, de la souffrance à l'accomplissement*, 1997, p. 39.

spiritualisée, elle pourra être considérée comme une religion « à ciel ouvert ».

Des situations conflictuelles ou impossibles à supporter donnant lieu à des expressions de rupture, les crises sont interprétées, ici, en terme de « possession ». Le sujet en rupture de sens, dénommé possédé, utilise les structures et les systèmes symboliques qui lui sont proposés par son milieu. La possession est prise comme une sorte de « maladie ethnique[1] » qui propose une manière reconnue, acceptable, d'être fou. Ces épisodes de crise trouvent ainsi un lieu (thérapeutique) où elles peuvent se manifester, voire se réaliser. Nous tenons à souligner le fait que l'interprétation des situations conflictuelles en termes de possession et leur intégration dans des rituels donnent accès à une « Autre scène » qui ordonne une re-symbolisation. Ces dites crises empruntent différents chemins, formes et degrés selon la personne, son milieu et sa structure. D'après les travaux de plusieurs chercheurs rapportés par Battain, les manifestations imputées à la possession et les causes de la consultation d'un guérisseur sont : « Les problèmes de caractère affectif et sexuel, tels que le refus de mariage, le divorce, le refus de contacts sexuels, la stérilité, les fausses couches, les problèmes menstruels et génito-urinaires, l'accouchement d'enfant anormal et le refus de la femme à l'allaitement, l'impuissance masculine. Il y a aussi les douleurs mobiles et diffuses et toute évacuation corporelle telles que les hémorragies nasales, hémorragies vaginales, nausées et vomissements, diarrhées, bouffées de chaleur et sueur. Enfin, les problèmes mentaux : dépression, anxiété, vertige et évanouissement, irritabilité, insomnie, inappé-tence et perte de poids, somnambulisme, contractions nerveuses, déconnexion et retrait du monde, réduction de la communication verbale, infantilisme, désarticulation, révolte contre l'autorité, réduction des relations sociales et de voisinage, refus de travailler, apathie et désir de mort.[2] » Ces maladies causées par la possession, des maladies somatiques jusqu'aux maladies mentales, sont le résultat d'un dysfonctionnement qui occasionne un mal-être. Les personnes atteintes, n'ayant pas trouvé de solution à leurs maux auprès des médecins et des religieux, s'adressent aux guérisseurs qui, par les rituels, tentent de pallier le dysfonctionnement.

1 Devereux G., *Ethnopsychanalyse complémentariste*, Flammarion, 1972.

2 Battain T., *Rituel de possession en Égypte, de la souffrance à l'accomplissement*, *op.cit*, p. 30.

« La technique traditionnelle souvent assimilée à un art familier de l'occulte doit, pour une meilleure compréhension, être redéfinie dans le registre où elle trouve une habilitation et dans les lieux où elle se légitime. Ce registre concerne moins le soin que l'échange, moins la guérison que la restauration de chaînes signifiantes manifestes, le soin étant obtenu en plus. Les voies officiellement prescrites (la médecine, la religion orthodoxe) qui permettent de refouler des représentants pulsionnels et de tenir masquées les satisfactions fantasmatiques ne peuvent leur permettre de faire l'économie d'un malaise apte à se prolonger en une expression symptomatique singulière[1] ». Ce qui semble important à noter à propos de tous ces symptômes, c'est que, par le biais du rituel, ils trouvent leur origine, leur signification dans la manifestation d'un corps étranger qui prend possession du corps du malade et avec lequel il faut passer un pacte pour être guéri.

La psychiatrie range ces troubles dans les désordres mentaux universaux[2]. Ce serait une névrose, avec une forme culturelle, névrose se manifestant dans une forme proposée par la culture. L'hystérie serait la névrose la plus répandue dans ces rituels. L'affluence des femmes (hystériques) pousse d'autres chercheurs à expliquer l'origine de ces pratiques par un complexe d'infériorité des femmes (porteuses du malin)[3] dans l'Islam, et par un sentiment de culpabilité. La solitude des femmes, leur négligence et leur ségrégation par la société et par l'église en Éthiopie détermineraient leurs participations aux rituels[4]. Ces derniers leur permettraient d'exprimer leurs problèmes, de jouir d'une liberté temporaire et de chercher leur propre voie de réalisation. La littérature de l'ethnomédecine affirme[5], en général, que la possession serait une forme de désordre mental et de dissociation de la personnalité ayant des raisons sociales. Une des causes majeures serait les difficultés de rapports entre hommes et femmes. Le rite aurait pour fonction de réajuster l'individu dans l'ordre social[6]. Une méthode traditionnelle comme celle du *zâr*, avec sa nature transformatrice et flexible, s'adapte aux différents problèmes, époques, sociétés, valeurs et individus et permet ainsi à ces derniers de réintégrer

1 Aghakhani N., Douville O., *op.cit.*
2 Battain T., *Rituel de possession en Égypte, de la souffrance à l'accomplissement, op.cit.*
3 *Ibid.*, Battain cite Kennedy, 1967.
4 *Ibid.*, Battain cite Messing, 1958.
5 *Ibid.*
6 *Ibid.*, p. 44.

l'espace publique et social. Il est vrai que les rituels *zâr* réintègrent l'individu dans la communauté. Dans ce cas, il serait intéressant de chercher ce qui, dans ces rituels, permet ce réajustement à l'ordre social.

L'individu en crise ne parvenant pas personnellement à rétablir son équilibre (psychique) avec ce que lui offre sa culture, fait appel à l'autre et demande un soutien extérieur. En retour de cet appel, il lui est prescrit un lien avec un tel soutien. Exorcisée, la personne est aussi nommée autrement. La fonction la plus nette des rituels de « théâtralisation[1] » de la possession, qui dans cette région de l'Iran que nous étudions s'appellent *bâzi* (jeu), est souvent de nommer le couple formé par le « possédé » et l'esprit qui l'a choisi comme « monture ». Il s'agit de dénouer une relation duelle pénible, voire dangereuse, entre une personne « possédée » et une force nommée « vent », qui la possède. « L'alliance » scellée entre le possédé et son vent vise à produire de nouvelles articulations significatives sur le mal qui affecte le sujet. Le guérisseur est alors plus ou moins libre de répéter les fidélités programmatiques du soin ou d'innover; chacun a son style et tous ne font pas preuve des mêmes qualités « cliniques ». Le but recherché sera non pas un retour à une paix initiale, mais l'incitation d'une nouvelle subjectivation entre le sujet et son histoire, entre le sujet et ses pulsions. La stratégie adoptée consiste à serrer au plus près la particularité subjective du consultant et le sens de la rencontre traumatique qui l'amène à consulter. Pour Battain, qui a travaillé sur les rituels en Égypte, si on analyse le rituel dans son ensemble et dans sa connotation globale, on constate qu'il « opère sur plusieurs dimensions; cela permet une transformation de l'individu ainsi que de sa relation au monde[2] ». Dès lors, le rituel ne serait pas seulement thérapeutique, mais serait également un moyen d'« élévation spirituelle » et de rapprochement avec Dieu. Le rituel n'est donc pas un acte unique proposant une solution miracle, mais plutôt l'intégration du sujet dans un système symbolique avec lequel il se familiarise au fil de son parcours, de ses visites au guérisseur et de ses participations aux cérémonies. Le sujet parfait ainsi sa connaissance du monde surnaturel et progresse dans son rapport avec l'esprit qui le possède.

....

1 Leiris M., *La possession et ses aspects théâtraux chez les éthiopiens de Gondar*, Fata Morgana, 1989.

2 Battain T., *Rituel de possession en Égypte, de la souffrance à l'accomplissement*, *op.cit.*, p. 52.

Ce parcours commence avec une crise appelée par Rouget crise de « pré-possession ». Dans *La musique et la transe*, l'auteur analyse les rituels et y découvre une forme d'attitude qu'il appelle « transe de possession ». La personne en transe « n'est pas dans son état habituel; sa relation avec le monde qui l'entoure est perturbée; elle est en proie à certains troubles neurophysiologiques; ses facultés sont accrues et cet accroissement se manifeste par des actions ou des conduites observables du dehors »[1]. Rouget appelle « transe de possession » un état où la personne reçoit une visite de l'esprit ou encore l'incarne. Cette définition claire et sommaire de Rouget reste assez générale et ne permet pas de se rendre compte du but recherché dans les rituels faisant appel à des états de possession. Elle a pourtant le mérite de regrouper tous ces rituels autour d'un état qui est obligatoire pour tout individu qui se tourne vers les méthodes traditionnelles. Possédé, il n'est plus dans la réalité ou du moins sa relation change avec la réalité, il a des comportements inhabituels « observables du dehors » qui peuvent, en se répétant, devenir dramatiques, théâtraux comme l'affirme Leiris à propos du *zâr* au Gondar. « Ainsi, quand une personne est censée incarner tel génie au moment où elle se livre à tel comportement (par exemple un *zâr* réputé coléreux, si elle est en colère), le *zâr* constituerait pratiquement une sorte de masque de théâtre que la personne ne ferait que revêtir[2] ». La définition de ces rituels comme un psychodrame populaire, autorisant une interprétation théâtrale des esprits et par la même occasion une libération des tensions, pourrait être à l'origine d'un réajustement à l'ordre social. Cette « méthode émotionnelle » (Kennedy), réduisant la tension (cause du désordre) de l'individu, lui permettra, une fois l'équilibre établi, de reprendre des relations avec son entourage. Dans le même sens, Ellenberger décrit la possession comme une névrose de transfert mais en plus dramatique et plus rapide[3]. Le processus de cette « matérialisation de la maladie » par la possession serait de remplacer « la névrose par une névrose de transfert dont on peut expliquer la nature et l'origine au malade et que l'on peut donc guérir[4] ». Elle amène « une abréaction et guérit le malade de ses troubles névrotiques antérieurs ». Ellenberger se range du côté de

1 Rouget G., *La musique et la transe*, Gallimard, nouvelle édition 1990, p. 58.

2 Leiris M., *La possession et ses aspects théâtraux chez les Éthiopiens de Gondar*, *op.cit.*, p. 28.

3 Ellenberg H. F., « Les ancêtres lointains de la psychothérapie dynamique », in *Histoire de la découverte de l'inconscient*, Fayard, 1970, p. 45.

4 Ellenberger H. F., *ibid.*, p. 43.

Lewin pour interpréter l'efficacité de ces rituels par « la satisfaction substitutive des désirs sexuels[1] ». Cette satisfaction substitutive des désirs sexuels est rendue possible par les manipulations à connotations sexuelles (conscientes ou inconscientes) faites aux malades et les symboles sexuels qui y sont très présents. « Le docteur Lewin constate que cette cérémonie est d'un réel secours pour les femmes qui y participent... Il s'agit habituellement de femmes frigides et malheureuses en mariage. Le *zâr* leur assure la seule satisfaction sexuelle qui leur soit accessible[2] ».

Cette explication insiste sur la prise en compte de la sexualité dans ces rituels et cela paraît évident pour qui a participé une fois à une cérémonie. Cependant, elle présente le rituel comme adressé seulement aux femmes, qui par ailleurs seraient frigides. Il est certain que ces rituels sont fréquentés par un plus grand nombre de femmes que d'hommes, mais les hommes y participent aussi. Comme le dit Battain en ce qui concerne l'Égypte et comme on peut le voir également en Iran, ils y participent de plus en plus. Cette attirance des femmes pour les rituels demande à être traitée et elle ne peut s'expliquer du seul fait que ce sont des femmes frustrées, ignorées et frigides. L'expression de la sensualité est tout aussi vraie pour les hommes qui sont présents aux réunions. Ils ont une réputation d'efféminés, d'homosexuels ou de transsexuels. Parmi les adeptes, il existe des hommes avec de tels penchants, mais tous ne peuvent pas être catégorisés ainsi. Cette question de la satisfaction d'un désir et de la sexualité dans le rite a beaucoup d'intérêt pour la recherche d'une explication de ces cérémonies. Battain parle de « religiosité féminine » et le livre de Juranville, *Les figures de la possession*, qui traite de la « jouissance déchaînée », invite à s'interroger sur la « position féminine ». Cette question peut se poser parallèlement à la question d'une sensibilisation du corps avant et pendant les rituels.

Revenons sur l'aspect théâtral, dramatique, de ces rituels qui, pour nous, semble le trait essentiel. Ainsi, le mal trouve « un génie particulier » avec une forme déterminée. Cette forme imposée du mal, par la communauté, s'inscrit dans des structures d'équilibre économique et politique[3] et se réfère à un état « d'archaïsme collectif », à un état « d'inconscient ethnique ». La pensée de Laplantine, qui voit l'efficacité des cultes de possession dans une

1 Ellenberger H. F., *ibid.*, p. 58.
2 Ellenberger H. F., *ibid.*, p. 59.
3 Laplantine F., *Les trois voix de l'imaginaire*, Éd. universitaire, 1974, p. 157.

« réactualisation rituelle de véritables mythes d'origines[1] » rejoint celle de Lévi-Strauss affirmant que le chaman, en abolissant la distinction entre le monde imaginaire et le monde réel, permet à l'individu de vivre une « expérience spécifique[2] ».

Cette expérience, dans la mesure où elle va se répéter, s'organise peu à peu et permet de transformer des symptômes en désordre en des « structures de communication ». « L'opération chamanique », le rituel, devient ainsi « une machinerie qui vise à la production de sens[3] ». C'est cette hypothèse que nous allons travailler en la poussant à son extrême. Contrairement aux voies officiellement prescrites (médecine, religion), les rituels rendant possible une « expérience spécifique » ouvrent une scène aux jeux pulsionnels qui trouvent ainsi l'occasion d'une re-symbolisation. Les appellations de « signifiant flottant » proposées par Lévi- Strauss, ou celle de « signifiant zéro » proposée par Macary, pour rendre compte de l'intervention des esprits dans les rituels, seront les outils fixes et en même temps flexibles, nécessaires à cette re-symbolisation.

Terrain de recherche

Notre terrain de recherche s'étend le long du golfe Persique et de la mer d'Oman, en Iran, entre les villages de Gavbandy et de Minâb. Ces villes du sud de l'Iran possèdent une frontière maritime qui leur permet un contact avec les villes côtières des pays environnants, ainsi que, par l'accès du détroit d'Hormuz à l'océan Indien, la possibilité d'établir des échanges avec les autres continents, en particulier l'Afrique. Cet emplacement offre une bonne situation géographique à ces villes, situation qui se trouve améliorée par la présence de richesses minières comme le pétrole.

En Iran, au nord de cette région, se trouve la chaîne montagneuse de Zagros (sud-ouest), suivie des montagnes de Fârs et de Kermân. Au nord-est de cette région, dans le prolongement des montagnes, est situé le grand désert de Lut. Cette situation rend quelque peu difficile le contact avec le reste de l'Iran. Cette région au contact de la culture arabe est restée très proche de celle-ci, alors que, par ailleurs, les Arabes font l'objet d'un grand rejet et même de racisme de la part des Iraniens. Les Iraniens, n'ayant jamais complètement accepté leur invasion par les Arabes et leur islamisation, tiennent

1 *Ibid.*, p. 213.
2 Lévi-Strauss C., « Magie et religion » in *Anthropologie structurale*, Plon, 1974.
3 Macary P., « Le réel et la structure chez Lévi-Strauss », in *Anthropologie structurale et clinique*, ARCP, 1996, p. 129.

fortement à leur différence d'avec cette civilisation. Dans le sud de l'Iran, cette exigence de la différence s'amoindrit par rapport au peuple arabe, en défaveur de la population noire originaire d'Afrique.

Bien que nous fassions ici une description générale de cette région, notre terrain de recherche se centre sur la région de Hormozgân : la ville de Minâb, les deux ports de Bandaré-Abbas et Bandar-Langeh, ainsi que l'île de Qechme. Les descriptions géographique, historique et météorologique concernent la globalité de la région. Les données démographiques, rapportées des études de 1997 du centre de statistiques de l'Iran, sont celles de la région de Hormozgân qui a été le lieu de nos investigations cliniques.

« La région côtière du golfe Persique est située dans la zone de climat tempéré. » Or, dans l'année, il n'y a que deux saisons : l'hiver, moyennement froid, pour les mois de novembre, décembre, janvier; et l'été chaud qui comprend le reste des mois de l'année. C'est une des régions dont la température est la plus élevée au monde. La moyenne de la température annuelle varie entre 24 et 28 degrés centigrades et elle peut, dans les mois les plus chauds de l'année (juillet, août), atteindre 52 degrés. La température la plus basse observée dans cette région a été de 1,5 degré et sauf en de rares exceptions, l'eau n'y gèle jamais. La présence de brises provenant de la mer adoucit parfois la température des côtes.

Les principaux vents sont : « le vent du nord », qui cause souvent des tempêtes imprévisibles et dangereuses; « le vent Nashi » (maladroit), « à l'origine de nuages et de pluies régionales » ; « le vent Sharji » (tropical) qui en été provoque des vents très désagréables qui, par leurs chargements en humidité, augmentent fortement la pression de l'air. En hiver des vents violents causent de sérieux dégâts sur ces terres. Des tempêtes de sable peuvent également avoir lieu. « Le temps et les conditions météorologiques de cette région nous poussent à la ranger dans les climats désertiques, avec un taux de précipitation annuel très faible associé à la petite saison et des journées de pluie rares et irrégulières. Il est possible que toute la pluie de l'année tombe en une ou deux fois ».

Le golfe Persique ayant représenté une situation géographique intéressante dans les temps anciens, cette région avait attiré l'attention des rois perses. « À l'époque des Achéménides (556 av. J.-C./330 av. J.-C.) cette région a été le lieu des concurrences commerciales et militaires ainsi que d'accidents commerciaux et historiques[1] ». Darius, le grand roi iranien, avait établi dans cette région des lignes commerciales avec les grecs. Les navigateurs grecs avaient même construit des temples dédiés à Poséidon sur l'île de Xârq. Les deux pouvoirs réunis cherchaient à joindre les eaux indiennes.

À l'époque des Sassanides (224/651), le roi Artaxes, sorti des terres du Fârs, est très attaché à la région côtière et, de nos jours, on peut trouver des ruines des temples de feu le long du golfe Persique. Au fil du règne sassanide, la communication avec les pays arabes et africains augmente et le roi Anoushiravan envoie même des émissaires pour étudier ces terres. Extedâry résume très bien la situation historique de cette région : « Pars (Fârs, Xouzestân, golfe Persique) des terres qui pendant des siècles communiquaient avec Ashour, Babel...; puis le lieu de l'éclosion des rois perses, Achéménide, Sassanide, et à l'époque de l'Islam tombée pour une longue période dans les conflits de l'Histoire ». Vagdi affirme : « les Babyloniens, les Macédoniens, les Bédouins, les habitants du golfe, les Hindous et les Européens, soit par besoin, soit par accident, ont tous connu cette région ».

Dans cette région, au contact des chaldéens et des babyloniens, avant l'arrivée de l'Islam, la croyance en des dieux et des déesses avait cours. La découverte des lieux sacrés élamites donne aussi des preuves de la croyance en des dieux élamites dans ces contrées. Au troisième millénaire avant Jésus-Christ, le temple de *Kirirshah* à Lian de Bouchehr avait une grande renommée. À Suse, *Kirirshah* était reconnue comme la « mère des dieux » et « la dame supérieure qui protège tout ». Au deuxième millénaire, un dieu masculin remplace cette déesse, « mais cette déesse ne disparaît pas du groupe des dieux supérieurs élamites, puisqu'elle est restée dans le cœur des gens. Cette affirmation se trouve confirmée par la découverte, dans les ruines, d'un grand nombre de statuettes et d'effigies la représentant. Il est possible de considérer la religion élamite comme la première religion répandue dans cette région[2] ».

Après avoir précisé la situation de cette région à l'origine de son histoire, nous faisons un grand saut pour arriver au XIVe, XVe et XVIe siècle, quand « les Portugais, les Anglais, les Hollandais, et les Français y développent leurs bases, et que la concurrence commerciale entre eux augmente. Plus tard, la Russie aussi se

1 Eghtedari A., "Khalijé Fars va namé ân", in *Kanoun vokala*, n° 94, 1965.
2 Kasraian N., *Djonoub, the south of Iran*, 1997, p. 16.

joindra à cette assemblée[1] ». En effet, ces pays se sont empressés de venir dans cette région pour profiter de sa situation géographique et de ses richesses souterraines. Au début du XVIe siècle, les Anglais remplacent progressivement les Portugais qui vers la fin du siècle, disparaîtront de la région. Les cultes du *zâr* seraient arrivés en Iran avec les esclaves amenés par les Portugais. Les Hollandais subissent à peu près le même sort que les Portugais au XVIIe siècle. Les Anglais s'installent donc dans le golfe pour des échanges commerciaux et essayent de protéger ce marché de toute ouverture vers les autres pays européens. Au XIXe siècle, les Anglais se présentent comme les protecteurs des eaux du golfe contre les voleurs (qui sont parfois des indigènes luttant contre l'entrée des pouvoirs étrangers dans la région) et les défenseurs de l'abolition de l'esclavage (qui a cours dans la région). Mais les Français et les Russes comptent s'introduire dans la région et se liguent contre le pouvoir anglais dans le golfe. Enfin, les Américains viendront également profiter des avantages de cette région. Cependant, cette région tant exploitée reste assez pauvre, avec des habitants dans des situations précaires, qui, comme dans une nouvelle de Saédi, attendent tout de la « venue salutaire » d'un bateau étranger. Dans les nouvelles de Saédi, [*Tars va larz* (peur et tremblement)], qui illustrent très bien les caractéristiques des habitants du sud de l'Iran, on peut clairement voir leurs croyances dans le surnaturel et leurs attentes d'une solution venant de la mer (d'ailleurs), qui donne autant d'espoir qu'elle est inquiétante.

Quelques renseignements démographiques sur le département de Hormozgân avec son centre, le Bandar Abbas, vont nous permettre de mieux cerner les traits caractéristiques des habitants de cette région. Cette région de l'Iran, avec 1 062 155 personnes dont 547 602 hommes et 514 553 femmes, comporte 8 départements et 2046 villages. Dans cette population 44,94 % ont moins de 15 ans et 51,01 % entre 15 et 64 ans. Les personnes de plus de 65 ans représentent 4,02 % de la population. La religion musulmane est pratiquée par 99,77 % des individus. Les religions chrétiennes et zoroastriennes représentent les minorités religieuses. La moyenne des pratiquants musulmans sunnites dans les principaux départements est de 41,6 %, ce qui dépasse largement la moyenne de cette pratique dans le reste de l'Iran. La religion sunnite est surtout pratiquée par la population arabe venue de l'autre côté

1 Vagdi Z., "Négahi bé gozachtéyé Khalidjé Fars", in *Nashrié-ié daneshkade-ié hoxoux va oloumé siasi* n° 2, 1970.

du golfe. Le taux d'alphabétisation, de 7,97 % pour les plus de 65 ans, dépasse les 50 % pour les plus de 25 ans et ne descend pas en dessous de 72 % pour le reste de la population. Ce taux varie selon le sexe et le lieu d'habitation. Le pourcentage de chômeurs ne dépasse pas les 3 % avec 27,85 % d'actifs, 26,87 % de moins de 18 ans et 63,73 % des femmes au foyer. La population active se divise en 51,12 % dans le secteur tertiaire, 24,13 % dans le primaire, et 22,34 % dans le secondaire[1].

La population vit de la pêche et des échanges commerciaux avec l'Inde, les pays arabes et africains. Les voyages commerciaux entrepris par ces personnes pour subvenir à leurs besoins sont faits surtout vers l'Afrique et peuvent durer jusqu'à onze mois. Ils ont pour conséquence que les coutumes et croyances des habitants de ces pays ont beaucoup influencé les coutumes et croyances des habitants des côtes iraniennes, surtout depuis la période où les noirs sont venus habiter ces contrées. La langue est le persan des côtes du sud avec un accent arabe et côtier, aussi l'influence de la culture arabe est-elle très nette. Pour les habitants du sud de l'Iran, voyager vers les pays riches de l'autre côté du golfe Persique est un des souhaits les plus chers. Les allers-retours réguliers entre les habitants de ces deux régions établissent un échange culturel constant. Cette influence, presque imperceptible dans le reste de l'Iran, s'amplifie dans le sud par la présence de chaînes montagneuses et du désert de Lut qui séparent le sud du reste du pays. Les habitants du sud voyagent plus fréquemment vers ces pays que vers le centre de l'Iran.

La pêche, qui constitue l'un des principaux revenus des habitants de cette région, se pratique de la fin de l'automne au milieu du printemps. Au moment des chaleurs, les poissons s'éloignent des côtes et les villageois, pauvres, n'ont pas les bateaux adaptés pour aller aussi loin. Cette pêche saisonnière pousse beaucoup de personnes à aller travailler à l'étranger. « Dans cette région, il y a six mois de travail et six mois de chômage, les villes sont habitées et vivantes pendant six mois, vides et mortes pendant six mois ». À cause du manque d'eau douce, il n'y a pas d'élevage et les aliments comme la viande ou l'huile sont très rares. L'eau des puits est souvent salée, il n'y a pas assez de réservoirs et les barrages sont souvent détruits par les grandes pluies. Une des principales nourritures est la datte, et le dattier sert beaucoup aux villageois. La situation de

1 Centre de statistiques de l'Iran, études de 1996-1997.

vie laborieuse dans cette région fait écrire à Saédi : « La vie dans ces terres côtières s'accompagne de la peur et de l'angoisse ». Pour lui, la cause de l'apparition des coutumes et croyances « des gens de l'air » se trouve là et la racine de ces coutumes est un mélange des mythes et des contes des différentes villes côtières. Précarité, exils extérieurs et intérieurs, brassage de cultures, lieu carrefour, voilà ce qui pourrait caractériser l'existence des habitants de cette région.

Prise de contact

Ma rencontre avec les *bâbâ* (père, guérisseur) et les *bâdi* (celui qui a le vent, venté, possédé, *zâri*) du sud de l'Iran, est une illustration du trajet thérapeutique qui va être décrit dans les pages qui suivent.

Ayant eu connaissance des « jeux thérapeutiques » des *Ahlé Hava* par le livre de Saédi, j'ai réuni une documentation sur leur rituel, leur croyance et les us et coutumes des habitants du sud de l'Iran. Ces informations m'ayant rendu familier avec les *bâd* (vents, esprits) et leur lieu de prédilection, la région côtière du sud de l'Iran de Gavbandi à Boushehr, il me fallait aller voir tout cela de plus près et constater le déroulement et la fonction actuelle des rituels par mes propres observations. Ce désir, éveillé par une curiosité de chercheur et nécessité par la recherche, ressemble d'une certaine manière au désir des habitants du sud qui, ayant une connaissance approximative des coutumes des *Ahlé hava*, sont désireux d'en savoir plus. Cette familiarité les amène parfois à y rechercher la solution à leurs maux. D'autres fois, cette connaissance approximative déclenche des peurs qui, s'opposant à ce désir de savoir ou de guérir, provoquent une haine de ces pratiques. Dans ce cas, ces personnes ne pouvant éviter le contact avec la communauté des *Ahlé hava*, dispersée dans la région, les considèrent comme des irresponsables et les guérisseurs comme des charlatans. Cependant, ce qui témoigne de l'ancrage de ces croyances (aux vents et à la possession), c'est le respect que ces mêmes personnes manifestent envers les guérisseurs et leurs adeptes. Elles ont peur d'être possédées par un vent ou de déclencher la colère d'un vent en faisant du mal à un *bâdi*. L'intérêt pour ces pratiques, qui pousse une personne à fréquenter les cérémonies, est souvent déclenché lors d'une crise ou d'une difficulté dans l'existence. Dans mon cas, ce fut une impossibilité de poursuivre la recherche sans un matériel clinique ainsi que le désir de rencontrer un guérisseur, « maître de la thérapeutique ».

Pour mon premier voyage, j'ai été accompagné par des autochtones. Après un contact à Téhéran, avec un écrivain originaire de Minab (région de Hormozgân), je me suis mis en relation avec son frère et son fils, vivant à Bandar Abass. Pour cette première enquête, accompagné du fils de l'écrivain et de trois autres informateurs originaires du sud, nous avons parcouru la région de Hormozgân et l'île de Queshme à la recherche de *bâbâ*. Encore une fois, le parallèle avec le parcours d'un possédé semble évident, puisque, à la suite d'un premier contact avec le vent (malaise, malchance, déprime...), l'individu, conseillé et accompagné par les membres de son entourage, part à la recherche d'un guérisseur. Chaque personne, dans le sud de l'Iran, compte, dans sa famille ou dans ses connaissances, au moins un individu en relation avec les rituels des « gens de l'air ». Ce dernier organise souvent les premiers contacts avec le guérisseur. Un de mes informateurs, issu d'un milieu populaire et attiré par le sujet de ma recherche, s'est chargé de nous faire rencontrer les *bâbâ* et ceux de sa connaissance qui faisaient partie des *Ahlé hava*. Il était intéressé « pour en savoir plus » et, sans y croire complètement, en avait peur. En réalité, dans un village ou dans la ville, l'adresse des *bâbâ* est connue et il suffit de demander où habite le *bâbâ zâr* et on vous indique le chemin. Le fait d'être accompagné par des autochtones facilitait beaucoup les rencontres. Nous avons rencontré plusieurs *bâbâ* et une bonne relation s'est établie entre nous et un *bâbâ* de Bandar-Lengué, ville qui a été présentée par Saédi comme le berceau du *zâr* en Iran. *Bâbâ Ghollam* nous a accueillis dans la pièce où il organise ses cérémonies et n'a pas hésité à mettre à notre disposition tout son savoir. Il nous a semblé honnête, un guérisseur qui se préoccupait de la santé de ses adeptes. En résumé, il nous a séduits.

Pour le deuxième séjour, charmé par *bâbâ Ghollam*, j'ai choisi d'aller vivre à Bandar-Lengué. Un ophtalmologue originaire de Téhéran a bien voulu nous accueillir, mon père et moi. Mon père avait voulu m'accompagner, de peur de la malveillance des gens et de la mauvaise réputation des habitants du sud, considérés comme des contrebandiers ; « des arabes, pauvres et affamés qui n'hésiteraient pas à couper la gorge à un étudiant français pour un peu d'argent ou pour lui enlever un organe ». La présence de mon père, un peu gênante pour moi, a semblé normale à *bâbâ Ghollam* et une bonne relation s'est établie entre eux. En effet, les *bâba* travaillant habituellement avec une personne et les membres de sa famille, *bâbâ Ghollam* acceptait aisément la présence de mon père et ne semblait pas du tout gêné. Il était aussi à l'aise avec lui qu'avec moi. Il nous a acceptés dans les rituels qui avaient lieu chez lui et nous a également amenés à des rituels sur l'île de Queshme. Un bon rapport s'était instauré avec le *bâbâ,* ce qui nous permit de participer aux cérémonies et de nous entretenir sans problème avec les participants. Les adeptes m'appelaient « docteur » et ne semblaient pas du tout gênés par ma présence. Les secrets des *Ahlé hava* nous étaient peu à peu dévoilés et les noms des vents ainsi que leurs liens de parenté nous devenaient de plus en plus familiers. Il semble que la participation aux rituels doive avoir cet effet pour tous les néophytes. Les cérémonies des « gens de l'air », ouvertes à tout le monde, accueillent toute personne désireuse d'y participer. Les personnes n'ayant aucun lien avec les vents sont appelées *sâfi* (pur, filtre) et au fil de leur fréquentation, ces dernières apprennent les affaires du *zâr* et il n'est pas rare qu'elles attrapent, un jour, un vent. Quoi qu'il en soit, je suis reparti, cette fois encore, sans avoir été possédé, même si mes amis autochtones me demandaient, en ironisant, le nom de mon vent. Ils voulaient savoir si je n'allais pas devenir un *bâbâ* des Champs-Élysées. L'ironie des habitants de Téhéran témoignait d'autres intérêts et d'un autre questionnement à propos des rituels. Ils voulaient connaîtr l'efficacité de ces rituels et les mettaient tout de suite en lien avec un vent intestinal qu'il s'agirait de dégager. Dans la réaction des autochtones, on décèle l'importance que ces rituels accordent à l'obtention d'un nom et la possibilité qu'ils offrent au possédé d'emprunter le chemin initiatique afin de devenir guérisseur. Il est certain que ces questions sont celles qui se posent à chaque sujet quand il commence à fréquenter les rituels. En revanche, la réaction des habitants de la capitale, qui n'ont pas peur de la colère des esprits, est d'un tout autre genre. Sans aucune crainte face aux *bâd*, ils ne refoulent pas l'idée du lien qui existe entre le vent, le souffle et le gaz intestinal. Dans leur ironie, à propos d'une recherche sur des pratiques « sans intérêt et vulgaires », ils pointent une des pensées latentes qui se cache dans les pratiques des *Ahlé hava.* Par ailleurs, la présence de problèmes intestinaux chez les névrosés a été depuis longtemps démontrée par la psychanalyse, et l'ironie des personnes envers une méthode qui traite du vent, parle aussi de la difficulté de chacun, aux prises avec ses propres vents.

Pour mon troisième séjour, je suis allé vivre chez *bâbâ Ghollam.* Ma famille ayant (par mon père) constaté le sérieux de ce guérisseur, voulait bien me laisser aller vivre chez lui. J'y insiste, on ne peut s'empêcher de faire le parallèle entre mon rapport avec le guérisseur et le trajet d'un possédé. Lui aussi est d'abord accompagné par un de ces proches, puis, lorsque ce dernier constate l'authenticité du guérisseur, il accepte de laisser son malade « entre les mains » de celui-ci. Cette fois, voulant vivre chez *bâbâ Ghollam*, j'avais amené du thé, du riz, et du sucre. Quand il a vu tout cela je lui ai dit qu'on pouvait maintenant organiser une cérémonie pour moi et faire descendre mon vent! Cela l'a beaucoup fait rire. Cette fois, nos rapports avaient changé et j'étais beaucoup plus proche de lui. Il m'a présenté un des doyens du village qui était très au courant des affaires des vents. Il m'a amené chez un jeune délirant en décompensation pour qui la question d'une prise en charge ne se posait pas encore. Et, vers la fin de mon voyage, lors d'un rituel, il m'a demandé de jouer du *daf* et s'est même confié à moi à propos de quelques problèmes qu'il avait eu avec d'autres guérisseurs. Un jour, dans le quartier, lorsqu'un commerçant l'a interrogé à mon propos, il lui a dit que j'étais son fils qui vivait à l'étranger. Est-ce que j'étais devenu un fils initiatique? En tout cas, cette réponse au commerçant signifiait mon intégration dans le cercle des adeptes du *bâbâ*. Par ailleurs, m'associer (moi étudiant venant de France) aux croyances des *Ahlé Hava,* était une manière de donner encore plus de valeur à ces croyances aux yeux des non-initiés. Au moment de mon départ, j'ai demandé au *bâbâ* si les esprits voulaient bien m'offrir un *xeizarân* (le bâton que l'esprit demande à chaque possédé). La formulation de ma demande signifiait bien mon adhésion aux croyances des « gens de l'air », puisque je ne demandais pas directement au *bâbâ,* mais aux vents qui le possédaient. C'est eux qui interdisent ou donnent l'autorisation. Dans ma demande, comme le *badi*, je les cautionnais en tant qu'autorité, présidant à notre échange. Le lendemain de cette demande, le *bâbâ* m'a donné un *xeizarân*. Quelques jours plus tard, je suis reparti à Téhéran avec cet objet initiatique, témoin de ma participation au rituel et de mes échanges avec les *Ahlé hava*.

Nous allons tout d'abord, dans les pages qui suivent, présenter le trajet d'un *bâdi*. Les termes *bâd* (vent), *hava* (air), et *zâr*, représentent les esprits qui s'incarnent dans le corps du possédé et avec lesquels il doit faire un pacte. Leur analyse à travers la langue, le Coran et les différentes pratiques du *zâr* constitueront l'étape suivante de notre recherche. L'énergie du vent, son ambivalence et sa recherche de satisfaction évoque de diverses manières une « force démoniaque » qui doit être domptée. Le symbolisme du vent dans la littérature psychanalytique nous montrera le traitement qui était réservé à cette force dans les écrits de Freud et de ses disciples. La dernière partie théorique sera réservée à une analyse du sacrifice, traitement à la fois de la culpabilité et de l'agressivité et touchant de très près la question de la perte. Il sera considéré comme un moment spécifique, ouvrant sur une autre scène qui donne l'occasion d'une re-symbolisation. Pour terminer, après la présentation de plusieurs cas de *bâdi*, nous ferons une description détaillée d'une cérémonie régulière et d'une cérémonie de nomination dans le sud de l'Iran.

Chapitre I

La possession

Le trajet du *bâdi*

La première question qui nous occupe maintenant, à propos des rituels thérapeutiques propres à cette communauté iranienne appelée *Ahlé Hava* (gens de l'air), est de décrire le trajet d'un individu malade (des exemples seront donnés par la suite). Après avoir été amené, sans succès, chez le médecin, puis le *doâ Nevis* (celui qui écrit des prières, mollah, religieux, exorciste), le malade sera conduit chez le *bâbâ* (père, guérisseur). La prise en charge par le *bâbâ* consistera dans un premier temps à statuer sur un diagnostic de possession. La priorité est d'établir si le consultant est possédé ou non par un vent (*bâd*), s'il en est la monture (*Faras*). Ensuite, si la personne est devenue *faras* d'un vent (*bâdi*), le *bâbâ* organisera des rituels afin de parler au vent et de l'apprivoiser de façon à ce qu'il s'entende avec sa « monture ». On peut tout aussi bien dire qu'une harmonique doit se produire et qu'il ne s'agit pas d'une expérience d'exorcisme pure et simple. Bien au contraire, il s'agit d'appareiller le vent, d'opérer une forme de synthèse fonctionnelle entre sa monture et lui. Ainsi, le vent, qui était aveugle (*kour*) et impur (*nâssâf*), deviendra voyant (*binâ*) et pur (*sâf*). L'hétérogène, le vent à l'état « sauvage », sera doté de capacité subjective. On le contraint à dire son origine et à s'y fixer. L'errance psychique du consultant ne sera traitée qu'après une démarche d'identification des vents, après donc que l'errance de ce vent se soit stabilisée. Le vent a besoin du possédé et le possédé peut avoir besoin du vent. Il faut, d'une part, tempérer voire conjurer ce que la possession peut avoir de destructeur et, d'autre part, accompagner le consultant dans ce qui peut pour lui changer à partir de cette possession.

Avec ce rituel des « gens de l'air », ne sommes-nous pas en présence d'un modèle où le bon dedans du consultant sera soigné dès que le mauvais exogène du vent aura été bouté au-dehors ? Une fois qu'il sera apprivoisé, et tout en restant le cavalier de la personne « possédée », le vent ne lui causera plus de tort. Devenu allié du consultant, il pourra même l'aider et le protéger contre d'autres personnes. Il deviendra un système de défense greffé puis adopté et utilisé par le consultant, une fois celui-ci guéri. « La guérison ne peut ni ne va viser le retour de la personne à une situation de bonne santé antérieure. Elle vaut pour une initiation et pour une élection. Un nouveau montage générationnel de type « adoptif » sera même un des résultats de ce soin[1] ». Le corps humain ne revient pas à un état initial, il recommence alors une de ses métamorphoses. Une personne guérie par un *bâbâ* deviendra *Ahlé hava*, fils ou fille de *hava* (air) sous la responsabilité de son guérisseur. Un *bâbâ* de Bandaré Léngué disait : « ce sont tous mes enfants, mes fils et mes filles ».

Première étape, la rencontre avec le vent, premiers signes de possession

Dans les rituels des *Ahlé Hava*, les possédés dans un état inhabituel incarnent donc un vent qu'il faudra faire descendre et avec qui il faudra s'entendre. Comment ce vent entre-t-il dans le corps de la personne ? En ce qui concerne les prémisses de la prise de possession, Saédi donne les symptômes des possédés à travers des cas de *bâdi*. Tel vient ici l'histoire de Mohamad Hadji Soleiman chez qui les premiers signes apparurent au cours d'un mariage. Son coude le démangea. Un second *bâdi*, un jour qu'il se rendait à son travail, est pris de nausée et d'évanouissement. Le troisième est « subitement » pris de nausée. Ces exemples, nullement développés et considérés dans ce qu'ils ont de commun, montrent un moment quelconque, appelé « crise de pré-possession » par Rouget, qui par la suite sera reconnu comme le début de la maladie : la première rencontre avec le vent ou le *djenn* (esprit malin). Il convient de mieux définir cette première étape dans le trajet du *bâdi*. Écoutons le *bâbâ zâr* de l'île de Hormuz : « Quand une personne pendant la nuit reste près de la mer, au milieu de l'opposition entre la mer et le désert, d'un côté le silence

1 Aghakhani N., Douville O., *op.cit.*

du désert et de l'autre le mouvement perpétuel de l'eau de la mer, elle est prise de peur. À cet instant le *zâr* (une catégorie de vents très puissants d'origine abyssinienne) trouve l'occasion de pénétrer dans son corps[1] ». Cette définition très simple demande à être éclairée. Les observations dans la région de Hormozgan (Bandar Abbas, Bandar Lengué, Minab) permettent d'aller plus loin. Quelque chose, une situation fait peur, et le vent profite de ce moment, « au milieu d'une opposition », pour prendre possession du corps de la personne. Cette définition peut englober tout ce que les habitants du sud de l'Iran ont pu dire lors de mes recherches sur le terrain (1998, 1999, 2000). Par ailleurs, son aspect simple et très poétique lui donne un côté mystérieux. Un mystère qu'il serait possible de rapprocher de ce que Freud nomme « l'inquiétante étrangeté ». Un étrangement familier signe d'un retour du refoulé et du retour à des croyances infantiles.

Amour et haine

Les *Ahlé Hava* prétendent qu'une personne devient possédée soit par passion (amour ou haine), soit parce qu'elle est tourmentée par la terre. Dans le premier cas, la possession fonctionne comme une contagion. Un *bâdi*, s'il aime ou hait quelqu'un, peut lui donner son vent. Interrogé sur la raison pour laquelle il a un vent et non son frère, alors que leur père avait un « vent », Ebrahim Fini, capitaine de son propre bateau de marchandise, déclare que « celui qui dans le cœur de son père est le plus cher sera atteint par son *zâr* ». Ziba, une femme qui fréquente assidûment les « jeux », situe le commencement de sa maladie le jour où son père qui était *bâdi* lui a donné un coup de soulier. Dans les cas précédents, hormis la relation affective, il y a aussi un lien familial. Ce lien est très important et il est vrai que chaque possédé a, dans sa famille, un ou plusieurs *bâdi*. Comme si le vent circulait dans la famille en fonction de l'amour ou de la haine qui reliait le *bâdi* aux membres de sa famille.

Bâbâ Gholam explique que « quand on aime une personne et qu'on l'invite à nos réunions, peu à peu, on entre dans son cœur et le vent fait son travail ». « Si une personne assiste volontairement trois fois aux cérémonies des *Ahlé hava* elle n'est plus capable de s'en passer »[2]. Les participants deviennent dépendants de ces cérémonies. Cette dépendance est en rapport avec un lien d'amour qui lie la personne avec le plaisir qu'elle tire de ces réunions, et/ou de l'affection qu'elle

1 Mohadjeri B., "Zâr dar Khalidjé Fars", in *Rastâkhiz*, n° 517, 1977, p. 11.
2 Modaressi Chahrdahi N., "Zâr va zâri yâ *Ahlé Hava*", in *Sélséléhayé Soufié-ye Iran*, 1980, p. 347.

éprouve pour un ou des membres de cette communauté. L'amour qui lie deux personnes et qui fait que le vent de l'une passe à l'autre, fait penser à une envie, un désir chez la victime de recevoir un vent. Ce que dit Freud à propos du choix du symptôme et du bénéfice de la maladie pourrait-il être appliqué ici? Un parallèle semble aussi possible avec « l'identification par le symptôme » dont Freud parle dans la *Psychologie des foules et analyse du moi*. Cette identification peut aussi prendre la place du choix d'objet et dans ce cas « le choix d'objet a régressé jusqu'à l'identification[1] ». Chez les *Ahlé Hava,* il existe le terme *Tâlebé Hava* (désireux de l'air) qui engage à aller dans ce sens. Un habitant de Téhéran, qui s'était marié avec une fille de Queshme, disait avec enthousiasme avoir questionné sa belle-mère sur le moment où il pourrait avoir un vent. Sans aller jusqu'à dire qu'une personne choisit d'avoir un *bâd,* il est possible de dire que certaines personnes constituent un terrain favorable pour les *bâd.* Rechercher un vent peut être expliqué par la poussée de force encore inconnue vers une jouissance qu'il faudrait déchiffrer. Dans tous ces cas, le fait d'incarner un vent semble être une sorte de choix d'amour.

Sauf dans de rares cas de grands illuminés, possiblement psychotiques, les vents n'habitent pas les sujets « possédés » en permanence. Quand un vent vient faire effraction dans l'économie psychique et somatique d'un individu, ce dernier ne s'installe pas nécessairement dans une relation persécutive avec lui. Nommé, prié et rendu conciliant, le vent ne jouit plus abusivement de la personne qu'il a élue. La thérapeutique mobilise ce vent, dont elle fait une source de chance ou d'inspiration bénéfique à l'individu. Les vents sont aussi regroupés par leur lien de parenté ou par leur provenance. La personne trouve par le biais des rituels une « famille parallèle »; ainsi, par le moyen d'alliances verticales, on lui constitue une généalogie horizontale, une filiation de *djenn*, de *zâr*, d'esprits. Ils pourront être leurs doublons, leurs richesses. Dans tous les cas, ils seront leurs intercesseurs et leurs garants vis-à-vis des mondes occultes.

Cette vie des *zâr,* lorsqu'ils doublent les aléas des moments relationnels concrets, se manifeste spécialement dans des rituels d'offrande organisés pour apaiser le vent d'un *bâdi* qui avait été offensé. La personne doit devant tout le monde s'excuser de son méfait envers le *bâdi* en faisant une offrande. Une faute commise devra être réparée. Ces rituels d'offrande démontrent clairement

1 Freud S., « Psychologie des foules et analyse du moi », in *Essais de psychanalyse*, Payot, 1921, p. 169.

le rôle joué par la croyance aux vents dans la vie quotidienne. Ils s'insèrent dans les relations familiales et dans les rapports à la loi et à l'autorité. L'offrande, pour racheter une faute commise, s'approche de la deuxième façon dont on peut être possédé, et elle permet de déceler d'autres points importants dans la crise de pré-possession.

Appréhensions obsédantes

Bâbâ Gholam insiste sur le fait que celui qui frappe un *bâdi* peut ressentir dans son cœur le surgissement de la voie intérieure qui dit la peur de tomber malade. Rien que cette pensée, non intellectualisée mais réel surgissement d'une sensation dans son cœur, fait qu'il s'affaiblit de jour en jour. Il tombe malade et entre dans la manie et l'inquiétude. Mis à part le rôle, possible mais hypothétique, de la culpabilité (présente chez chaque névrosé et jouant un grand rôle dans la pathologie névrotique), il faut, dans ce que dit le *bâbâ,* souligner la fonction de déclenchement de cette pensée « j'ai peur de tomber malade » qui équivaut à un moment d'évanouissement du sujet. Selon le *bâbâ,* cette pensée fait entrer la personne dans l'inquiétude, la manie et la rend malade. Freud, dans le cas de l'homme aux rats, aborde cette catégorie d'impression. Il les appelle « appréhensions obsédantes » et, dans une exposition théorique à son patient, il lui dit que cela peut correspondre à un ancien souhait, actuellement refoulé. Quelle que soit l'interprétation proposée et qui, de toutes les façons, se nuancera en fonction de chaque cas, il est possible d'affirmer que la rencontre avec le vent se joue sur un mode traumatique, marquée par une aphanisis du sujet. Cela n'implique pas que toute rencontre soit de même nature traumatogène, mais indique la similitude entre théorie traditionnelle de la possession et théorie « contemporaine » du trauma. Le scénario campe une scène traumatique, comme cadre de dramaturgie a priori. Il s'agira à chaque fois de rechercher ce moment originaire, cause de la souffrance de la personne, pour tenter de l'intégrer dans une « chaîne associative ». Cette scène qui envahit et dépasse le sujet doit trouver un sens dans le rituel.

En somme, dans la recherche de la signification des manières dont un vent peut entrer dans le corps d'une personne, ont été mis à jour divers paramètres :

- la présence d'une force,
- un choix d'amour,
- la recherche d'une satisfaction,

- le rapport de ces dernières avec une pensée obsédante reliée à un matériel refoulé.

Situation incongrue, inexplicable comme cause occasionnelle de la maladie

Le traitement de la prise de possession par le vent en étant « tourmenté par la terre », permet d'aller plus loin dans la compréhension du trajet d'un *bâdi*... Selon *Bâbâ Gholam* : « en premier lieu, la personne est tourmentée par la terre. Elle quitte sa maison, un « truc » noir apparaît devant ses yeux, elle prend peur et de retour chez elle, elle tombe malade ». *Bâbâ Ahmad* est, quant à lui, plus explicite : « tu es en train de marcher, tout d'un coup, tu as l'impression que quelqu'un te suit ou tu perçois une ombre. Si tu perds le contrôle; tu tombes dans la peur et le soir, tu fais des cauchemars, tu as peur d'aller dans le noir, tu seras pris. La rencontre avec le *zâr* ou le *djenn* se passe à ce moment-là. Ceux qui viennent nous consulter, sont ceux qui, à ce moment-là, ont perdu leur propre contrôle et se sont laissés prendre ». À cet instant, apeurée, la personne perd ses moyens. *Bâbâ Gholam* rajoute : « quand les gens sont pris de panique, ils deviennent angoissés et se mettent à réfléchir ». Quand on leur demande pourquoi ils n'ont pas de vent, la femme de *bâbâ Gholam,* qui fréquente beaucoup les *bâdi,* ainsi que le mari d'une *bâdi* disent : « C'est parce que nous n'avons pas peur ». Le dernier raconte : « dans le désert, j'ai même vu leur mariage (des *djenn*) et des poussins se sont mis à courir après moi. Ils m'ont invité mais j'ai refusé. Comme je n'ai pas peur ils ne peuvent pas me posséder ». Nous aidant à mieux situer le sens de cette peur, d'autres témoignages sont éclairants; *Bâbâ Ahmad* raconte : « j'amenais de l'eau pour les îles et j'ai eu l'impression de naviguer sur terre ». Pour le père du capitaine Fini, c'est le soir de sa nuit de noces que cela a commencé. « Après avoir consommé son mariage, il va se laver et à son retour il ne retrouve pas sa femme. Une personne qui ressemble à sa femme est couchée sur le lit... Il s'évanouit ». Pour Qambar Rastgou et Hossein Gheimi cela se passe lors d'un « jeu ». L'inhalation de la fumée donne au premier l'impression « d'entrer dans un autre monde » et à l'autre la sensation « que sa tête explosait ».

Ces sujets en prise avec les vents vivent, avant d'êtres soumis aux rituels de soin, une situation absurde, incongrue. Ils n'arrivent pas à l'expliquer. Certains sont tout de suite possédés; d'autres, avant de se décider à consulter un *bâbâ,* sont malades, ont des pensées obsédantes, tandis que d'autres encore n'ont pas peur et les vents « ne peuvent les posséder ». Il y a là une différence qui demande à être traitée. Il s'agit peut-être d'une différence de structure psychologique, de vécu de l'événement, de suppléances symboliques qu'offre au « possédé » le groupe familial ou social le plus proche de lui.

Un événement vient déclencher une poussée pulsionnelle. Tout événement, en Iran comme ailleurs, joue sur la structure et provoque des suppléances. Une appréhension métapsychologique structurelle trouve comme argument explicatif que le premier moment, l'événement qui fait effraction, peut se lire comme un retour du refoulé. Cette angoisse que les *Ahlé Hava* présentent comme venant du dehors serait en réalité causée par un danger intérieur. L'événement, « cause occasionnelle de la maladie », est déjà une construction, c'est-à-dire une tentative de l'énergie pulsionnelle de se frayer un chemin vers le monde extérieur. Devant ce danger intérieur, il n'est pas possible de prendre la fuite. Projeté au dehors, il sera possible de le traiter. Les vents apparaissent alors comme des médiateurs; ils portent et mettent en forme un conflit qui doit ainsi rester refoulé. Mais, parfois, ils viennent rendre compte d'une autre fonction. Véritables « pare-excitations », ils permettent de mettre en scène et en scénario une rencontre traumatisante, effrayante, avec un bout de Réel. Les vents seraient alors ce qui vient stopper l'hémorragie du sens lorsque le Réel se met en travers de la route du sujet.

Aspects du rituel : l'initiation

Le traitement d'un *bâdi*, d'après les *bâbâ*, commence toujours par une errance, qu'il est permis d'appeler trajet thérapeutique. Ce trajet, commençant par des tentatives de soin échouées, continue par la rencontre avec un *bâbâ*... Il est vrai que pour certains, plus familiers avec les « jeux », ce trajet peut être très court. « Le vœu » (*niat*) est la première obligation symbolique à laquelle doit se soumettre le *bâdi*. *Bâba Ahmed* insistera sur ce point : « La première chose à faire c'est le *niat* (faire vœu). Le *bâbâ* dort avec une chemise de l'homme ou le tchador de la femme, il fait cela « un mercredi ou un dimanche soir et il entre en extase ». Le témoignage de *Bâbâ Ghollam* est tout aussi éclairant : « Quand ils viennent vers nous, on ne les reçoit pas comme ça. On demande s'il est allé voir un docteur. S'il y est allé sans résultat, alors nous, un soir, on « fait vœu » en dormant, pour voir ce qui le tourmente. Si les vents nous permettent de le recevoir, on l'accepte. Sinon, on n'y peut rien et on ne le fait pas dépenser pour des rituels qui ne serviront à rien. Quand on dort, en faisant *niat*, le vent qui est le garant vient et nous dit si on peut recevoir la personne ».

La personne donne un habit au *bâbâ,* qui le met sous sa tête pour dormir. Un des vents du *bâbâ* (chaque *bâbâ* en possède plusieurs), vient lui dire dans son rêve s'il peut faire quelque chose pour la personne, ou pas. Il ne s'agit pas de travailler sur la plainte, mais de trouver l'origine du mal et de construire son histoire à l'aide de la mythologie existante. La plainte n'est pas l'agent direct du discours thérapeutique. Le corps et la parole du consultant ne sont pas aplanis par une objectivation, ils sont, au contraire, travaillés et dispersés dans le procédé du rêve. Un nouage de l'imaginaire et du réel s'effectue et il est la condition indispensable d'un travail thérapeutique. C'est par sa reprise dans l'onirisme que le corps du consultant commence à devenir traitable.

Le *bâbâ* sera l'intermédiaire entre la personne et son vent. Avec l'aide des siens (généralement parmi les plus puissants vents) il fera, au cours de rituels regroupant la communauté des *Ahlé Hava,* descendre le vent de la personne pour lui parler, lui poser des questions et savoir ce qu'il désire.

Avec la permission de son vent, le *bâbâ* organise un « jeu » pour « éprouver » le malade. Il prépare le malade pendant une période d'isolement, qui à l'époque durait sept jours, et à l'heure actuelle peut être de trois jours ou moins. En réalité cela reste variable et peut aussi dépendre du vent. Pendant cette période où le malade ne voit personne d'autre que le *bâbâ* (ou quelqu'un qui reste pour le veiller), il est massé trois fois par jour avec différents produits et ne fait rien. *Bâbâ Gholam* disait à un malade : « va te reposer, jusqu'à demain, tu peux donner des ordres, on t'obéira », et s'adressant à d'autres « lui, à partir de maintenant jusqu'à demain il est en dehors de nos affaires ». Le malade ainsi servi est peu à peu préparé pour la cérémonie et on tente de le sortir de « nos affaires ». Le *bâbâ,* pendant cette période, tente, par l'isolement et des manipulations corporelles, une implication complète du malade (corps et âme) dans la prise en charge de sa maladie.

Pendant la cérémonie, le malade sous le *langouté* (un morceau de tissu de quelques mètres, un tchador que chaque *bâdi* possède) est mis à côté du *bâbâ.* Ce dernier, avec son équipe composée de *moghani* (chanteurs) et de *doholi* (percussionnistes), chante les airs des vents. Le vent du malade entendant son nom descend et celui-ci commence à trembler, à « jouer ». La musique s'arrête et le *bâbâ* lui-même, ou son vent qui est descendu, va interroger le vent du malade qui s'exprime par sa bouche. Le vent peut parler dans une langue que le malade ignore. Chaque fois qu'un vent descend, on arrose le possédé d'eau de rose et on lui envoie de la fumée.

Le *bâbâ* avec son *xeizarân* (un bâton que chaque vent demande à sa monture) demande au vent ses origines : D'où vient-il ? Quelle est sa descendance ? Pourquoi ennuie-t-il le malade ? Et que lui veut-il ? Si le vent ne répond pas, le *bâbâ* le frappe jusqu'à ce qu'il donne son nom. Par la suite, il lui fait promettre de laisser tranquille le malade s'il répond à ses désirs. La personne ne pouvant pas faire les dépenses dans l'immédiat, le *bâbâ* demande un délai et met un *rahn* autour du bras de la personne pour lui rappeler son contrat. Durant cette période le vent devra laisser tranquille sa « monture ». Chaque vent aura besoin d'un *xeizarân* et d'un *langouté*. Il peut les désirer à la taille, à la qualité et à la décoration de son goût. Il aura d'autres demandes qu'il faudra satisfaire aussi (une bague, une chemise...). Le malade exhaucera tous les vœux de son vent lors d'un « jeu » avec sacrifice, que le *bâbâ* organisera pour lui. Il devra, pendant la période que son vent lui laisse, réunir l'argent nécessaire à son « jeu », à l'achat de ce que son vent lui a demandé et de l'animal du sacrifice.

Pour ceux qui ont été « tourmentés par la terre », la chose est un peu plus complexe. Dans le corps de ceux-là, il y a un *djenn* qu'il faudra d'abord extraire avant de parler avec le vent. « Le *zâr* (un grand vent) est quelque chose de pur, s'il y a un mélange, la personne ne guérira pas » (*bâbâ Ali*). Le *djenn* n'est pas fiable, on ne peut pas s'entendre avec lui, mais le vent respecte toujours son contrat. *Bâbâ Gholam* dit : « Si le malade a un *djenn*, on applique sur son corps des produits contre le *djenn*. Avec le *xeizarâni* (le bras droit du *bâbâ*, celui qui s'occupe de tout pendant la cérémonie), on lui attache les pieds et on brûle du *anguizé* (poil de chèvre qui, en brûlant, dégage une mauvaise odeur) sous son nez. Le *djenn* rit et pousse des cris. Nous, nous devenons garants pour qu'il arrête. Ils ont (les *djenn*) peur lorsque nous attachons le malade ou lorsqu'on fait de la fumée. Ils disent : on ne part pas, c'est notre maison. On veut ceci ou cela pour partir. Si nous lui donnons ce qu'il demande, nous n'avons plus rien en main et nous ne pouvons plus rien faire. Le *djenn* restera dans le corps du malade. Il faut que nous fassions quelque chose pour ne pas lui donner. Et nous lui disons de sortir en premier ». Est-il possible de lire ce procédé comme l'expulsion du mauvais objet et son remplacement par un bon objet ? Ou bien faut-il l'expliquer simplement par une séparation, une reconnaissance de forces opposées ? L'hypothèse pourrait être la suivante : ce que le rituel reconstruit c'est, en deçà d'une nouvelle relation entre un sujet et son altérité (le vent nommé et apprivoisé), une nouvelle genèse du corps humain qui se construit autour d'un vide central, d'un souffle central, d'un principe de pneuma qui lui revient par le « vent ». C'est bien alors l'origine spirituelle et psychique de tout corps humain qui est à la fois mise en scène et mise en acte dans ces rituels. D'où des formes de parenté, ici comme ailleurs, entre rite de naissance et rite thérapeutique. Ces processus de subjectivation du corporel passeraient-ils par une sensibilisation extrême du corps pulsionnel, ne s'agit-il pas alors de réapprendre au sujet à entendre et à voir, mais aussi à expérimenter sa destructivité interne afin de la sublimer vers un horizon de socialisation et d'alliance ?

Nous allons, pour finir cette première approche du processus thérapeutique des *Ahlé Hava*, détailler quelques points d'articulation de ce rituel.

Dans tous les cas, après avoir sorti le *djenn*, et parlé avec le vent, le *bâbâ* devient le « garant » du malade, « l'avocat » qui traitera les affaires entre le malade et son vent. À partir de là, le malade consultera le *bâbâ* pour toutes les affaires qui concerneront son vent. Il n'est pas évident de faire la part entre les affaires qui concernent le vent et celles qui ne le concernent pas. Ce qui est facilement observable, en revanche, c'est que les « jeux » établissent une relation étroite entre le malade et le *bâbâ*. Une relation qui est en partie à l'origine de la guérison de la personne. Les rituels auraient-ils pour seul but d'établir cette relation ? Peut-on appeler cela le transfert ? *Bâbâ Gholam* dit : « Ils viennent avec les croyances de leur cœur pur », et *Bâbâ Ahmad* appelle les *Ahlé Hava, Ahlé del* [1] (les gens du cœur), « les gens qui sont dans un autre monde ». Cet autre monde correspondrait-il à « l'autre scène » régie par d'autres lois et d'autres règles que le monde des représentations ?

Dans ce qui précède, s'illustre surtout la relation du *bâbâ* et du malade ; or *bâbâ Ahmad* dévoile un autre aspect important des rituels. Une des étapes du « jeu » est le *mojmer :* « Le malade est mis sur le *farash* (un petit tapis qu'on étend devant le *bâbâ*) et, si la personne a des amis qui ont le *zâr*, ceux-là parleront ». Toutes les hypothèses sur la cause de la maladie seront entendues. Pour Zemplini, cette manière de procéder des méthodes traditionnelles intègre la maladie dans la communauté qui participe à son décryptage et accepte la

1 Dans *Farhangué loqât va estellahat erafani, zabân va farhangué irani*, Docteur Seid Ja'far Sajâdi (1971) donne une définition de *Ahlé del* : Ceux qui « se passent de leur tête » (téméraires, acceptent de perdre leur tête) et sont à la recherche du secret. Ils sont pardonnés et ont la permission d'interpréter comme bon leur semble leur état intérieur.

définition qui est donnée par le guérisseur. Les rituels réintégreraient la personne dans un ensemble. Ce qui serait traité dans le rituel serait une affaire de société, de groupe, de communauté[1]. Plutôt que d'envisager les choses dans ce sens, il est préférable de rejoindre Laplanche, qui se demande à qui servent les rituels. Est-ce pour le malade qui souffre, qu'on organise les « jeux »? Ou est-ce pour le groupe qui ne peut supporter la personne souffrante? Il est clair que chaque partie devra y gagner quelques satisfactions.

Bâbâ Gholam affirme que la personne devenant, après la cérémonie, un *Ahlé hava,* sera comme le frère ou la sœur de tous les autres. Dorénavant, il fera partie de la communauté des *Ahlé Hava* de ce *bâbâ* et il devra se plier aux règles de cette communauté. On rejoint de nouveau, par cette affirmation, l'hypothèse de Zemplini. Mais pour aller un peu plus loin, il serait intéressant de se demander comment le malade réintègre la communauté et à quelle place. Dans ce cas, on pourra poursuivre la recherche sur le but des rituels en se posant la question de ce qu'ils font gagner et perdre à la personne pour laquelle ils sont organisés. Pour répondre à cette dernière question, il est nécessaire de regarder ce qui arrive à la personne qui devient membre des *Ahlé Hava,* et quelles sont les règles auxquelles il doit se plier. Saédi donne la liste de ces règles :

1. Ne pas toucher les morts (ni homme, ni animal);
2. Ne pas toucher ce qu'interdit la religion;
3. Balai, chaussures, et narguilés ne doivent pas passer au-dessus de leurs têtes;
4. Porter toujours des habits propres;
5. Ne pas s'enivrer, ni s'approcher des *nâ mahram* (non familier, d'après la religion, homme et femme qui n'ont pas de lien de parenté).

Les *Ahlé Hava* ne doivent pas se faire de mal entre eux et doivent se présenter aux « jeux » faits pour la guérison d'autres personnes[2]. Ces *bâzi* serviront en même temps à entretenir leur propre vent. Ce dernier point souligne ce fait observable pendant les rituels, qu'il n'y a pas que le vent du malade qui descend mais également les vents d'autres anciens *bâdi*. Le *bâbâ* doit, au cours du même rituel, s'en occuper. Cela fait entrevoir toute la complexité de ces rituels et tout

1 Zemplini A., (1968) *L'interprétation et la thérapie traditionnelle du désordre mental chez les Wolof et les Lebou du Sénégal,* Thèse de doctorat de 3e cycle, 1968.

2 Saédi G. H., *Ahlé Hava,* Amir Kabir, 1966, p. 49.

le développement nécessaire à leur compréhension. Il est évident que l'attitude d'un *bâdi* et son rapport avec son vent ne sont pas les mêmes pour un néophyte et pour un initié. Ce que perd le possédé par les rituels, c'est surtout un rapport fusionnel, de toute puissance, dans une logique de tout ou rien avec son vent. Et ce qu'il gagne, c'est une relation contractuelle, faite d'entente et une sorte de maîtrise de son vent allant de pair avec une soumission absolue aux lois des vents. Ce qui est semblable pour tous, c'est le respect des règles. Le respect de ces règles et les contraintes que l'appartenance au *Ahlé Hava* fait naître poussent à se demander si c'est le vent qu'on apprivoise ou le *bâdi*. Une telle interprétation des rituels rappelle le rapprochement que Freud fait entre le rituel obsessionnel et l'exercice religieux[1]. Ils servent tous deux à organiser et à maîtriser une force pulsionnelle qui sans cela serait destructrice et causerait la perte du sujet.

Avant même qu'un consultant puisse à nouveau reprendre à son compte les marques de son identité, se nommer à nouveau dans sa lignée et répondre de son nom, c'est bel et bien le vent qui est travaillé, interrogé, manipulé afin qu'il puisse avouer son nom et s'inscrire dans sa famille de vents. La puissance de ce vent suscite des réactions profondément ambivalentes. Les vents sont à la fois recherchés et redoutés. Il serait faux de les assimiler à des agents strictement pathogènes ou reconnus comme tels. Profondément désorganisateurs des constructions psychiques et somatiques, ils s'apparentent plus exactement à des formes de pulsions non reliées, mal identifiées, potentiellement autant destructrices que sublimables. Les nommer revient à leur donner une source. Poser comme temps premier du soin cet acte de nomination, c'est pour le rituel thérapeutique affirmer la prééminence d'une relation d'échange. Le son (les chants) et l'odeur (les encens) gardent la mémoire de la rencontre pathique entre le sujet et son vent. Non seulement ils en ont l'intelligente garde, mais plus encore ils construisent cette rencontre, cet événement, en termes d'alliance. De toutes les manières, les éléments fondamentaux du traitement qui sont, ici comme ailleurs, l'interrogation, la transe et le sacrifice, doivent déboucher sur une relation contractuelle entre le sujet et son « vent ». Une telle relation d'apparence duelle, bien que formidablement médiatisée, ne prend consistance qu'insérée au sein des relations familiales et sociales totales.

1 Freud S., « Actes obsédants et exercices religieux », in *L'avenir d'une illusion*, PUF, 1907.

Chapitre II

Le vent, un signifiant surdéterminé : le divin et le démoniaque

La hiérarchie des vents en Iran

La thérapeutique des *Ahlé Hava* (gens de l'air) ne pourrait exister sans l'intervention d'entités spirituelles appelées vents, et toute une mythologie les concernant. Conçus, pensés et utilisés comme semblables aux humains, les vents, invisibles et donc, à la différence de l'humain, dépourvus de toute spécularité, regroupent une population hétérogène d'esprits masculins et féminins organisés en hiérarchie. « Les vents sont des puissances mystérieuses et magiques qui se trouvent partout et dominent tout ». « Tous les monstres (personnages imaginaires) et les créatures invisibles comme les fées, les géants, les esprits sont du vent de l'air de l'imagination[1] ». Les *bâbâ* interrogés disent eux aussi que tout cela « c'est des vents, de l'imagination, de l'air ». Les *bâbâ* et les habitants du sud de l'Iran reconnaissent que ces puissances appartiennent au monde de l'imaginaire qu'ils assimilent au vent et à l'air. Or, par la même occasion, ils accordent une grande puissance à ce monde et, par l'intermédiaire des vents, essayent de traiter les affaires qui concernent ce monde imaginaire, accolé au monde réel. La différence entre les pratiques des *Ahlé Hava* et les autres pratiques qui n'ont pas pu soigner le malade résiderait-elle en ce point ? En tout cas, cette façon d'expliquer la maladie encourage à ranger ces pratiques dans les psychothérapies en ce sens que ces dernières, comme l'écrit Mengal, « s'accordent à reconnaître le rôle capital de l'imagination, tout autant dans la cause de la maladie que dans sa guérison ».

1 Saédi G. H., *Ahlé Hava,* éd. Amir Kabir, 1966.

Les lignages de vent

En Iran, les *bâd* (vents) sont classés en trois catégories. Selon des règles précises, les modalités de « jeu » changent pour chaque catégorie. Nous présenterons les vents *zâr, nobân* et *masâiex*, selon la classification rapportée par Saédi. Ensuite, nous y ajouterons quelques vents que les *bâbâ* que nous avons rencontrés nous ont nommés. Enfin, regroupant nos informations avec celles de Saédi, nous présenterons plusieurs familles de vents, familles qui se différencient à l'intérieur de chaque lignée. Même si nous avons pu répertorier des vents qui ne se trouvent pas dans la liste des vents présentée par Saédi, encore aujourd'hui, ils se rangent tous selon les trois catégories différenciées par lui.

- *Zâr* : Ce sont les vents les plus dangereux. Il en existe soixante-douze. Ils sont non-musulmans. Ils viennent des côtes est de l'Afrique. Certains viennent des côtes indiennes et des pays arabes. Ils rendent malades et sans vie et « s'attrapent » à n'importe quel âge. Les grands *zâr* du sud de l'Iran sont *Matouri, Chinyâse, Cheixé changar, Ding mâro, Boujambé, Boumarioum (père de Mariam), Daykéto, Pépé, Bâbour, Omgare* et *Qasas*. Pour *Bâbâ Ahmad* de Bandar-Abbas, ils se divisent en *zâr Jangali* (de la forêt) et *Savaheli* (de la côte).

Matouri : Ce vent vient des côtes d'Afrique (forêt et désert). En Iran, peu de personnes sont atteintes par ce vent, seulement celles et ceux qui sont allés en Afrique. Il tue souvent sa « monture », est « impur » et il est rarement possible de le rendre « pur ». Il est très exigeant; par exemple il demande des *xeizarân* en or à sa « monture ». Celui qui en est atteint déprime, a des attaques cardiaques, devient violet et tombe rigide. Au commencement, il crie, veut fuir pour se tuer, se jeter dans un puits ou un réservoir d'eau. Le malade a un regard inquiet, on peut croire qu'il ne voit plus, sa langue reste en dehors de sa bouche et il ne répond pas aux appels de son entourage. Le plus souvent, il ne peut être guéri. Les instruments utilisés pour les « jeux » sont six *dohol*, un pipé, un *zamari*.

Chinyâse : Il vient des forêts et des côtes. On ne le trouve pas chez les Iraniens, hormis chez les personnes qui sont allées en Afrique. Il y a plus de risques pour les hommes d'en être possédés que pour les femmes. Il peut aussi se trouver près des eaux sans sel. Ce vent n'a pas de *bâbâ* ou de *mâmâ* spécifiques. Les instruments utilisés sont cinq *xalâl* et deux *naghâré*.

Cheixé changar : C'est un *zâr* très dangereux qui tourne dans les montagnes et chasse dans le désert. Il est très agité et fait « bouillir le corps du malade ». Sous la forme d'une brebis noire, il vient dans le rêve de la personne qui, prise de panique, se réveille en criant. Cet état s'intensifie de jour en jour. Après quelques temps, il a des cloques sur le corps. Pour « faire descendre » ce vent, il faut de grands *bâbâ* ou *mâmâ* qui possèdent au moins dix-sept *xeizarân*. Les instruments utilisés sont deux *dohol dosar* (tambour à deux têtes) et un *dâyere*.

Ding mâro : Un jour est aperçue une vieille bossue dans la montagne. Un *bâbâ* est appelé. Il va dans la montagne, accompagné par les « filles du vent ». En voyant la vieille, tout le monde est pris de panique. Quand le *bâbâ* lui demande son nom, elle dit : « *Ding mâro,* et ici c'est mon territoire ». Quand les gens reviennent au village, ils sont tous atteints du *zâr*. Ils ont mal aux yeux et ensuite à la tête. Il est très rare que ce vent tue sa « monture ». Ce vent se présente à tous les endroits où on joue le *dohol*; pour cette raison il est souvent vu à Bandar-Abbas, où beaucoup de fêtes ont lieu. Les instruments nécessaires sont un *dohol bozorg* (grand) et un *jaré*.

Boujambé : Il vient des régions désertiques mais peut aussi être rencontré dans les montagnes. Il est en habit blanc. La première personne qui l'a vu a été prise de panique. *Boujambé* lui a demandé de ne le répéter à personne, mais elle en a parlé et beaucoup de gens sont allés voir ce vent. Ils sont tous pris de fièvre, ont mal à la gorge et tombent au sol. C'est un des seuls *zâr* qui jouent avec des sabres (en Iran). Les instruments sont un *bolkom,* dont un *dohol* à deux têtes moyen.

Boumarioum (père de Mariam) : C'était un noir non musulman qui avait une fille, laquelle est tombée amoureuse d'un esprit et s'est mariée avec lui. Le vieillard, de chagrin, se transforma en vent de *zâr* et devint l'ennemi des femmes. Seules les femmes sont atteintes par ce vent, et il n'est pas très exigeant. Il attend qu'une dispute ou un problème surgisse pour se précipiter sur sa victime. La personne commence à avoir mal au dos, des pertes de sang et pleure beaucoup. Elle ne peut aller sans invitation aux réunions des *Ahlé Hava*. Ce vent ne tue pas; trois *dohol* à deux têtes sont utilisés pendant son « jeu ».

Daykéto : C'est un vent « impur » et vicieux, souvent rencontré sur les côtes iraniennes. Les femmes en sont atteintes plus que les hommes. La personne devient faible, reste immobile et peu à peu se rigidifie. Il est plus fréquent d'être atteint par ce vent en hiver qu'en d'autres saisons. Pour son « jeu », il n'y a pas besoin de *xeizarân* ni de *gastesouz*. Les instruments utilisés sont un *dohol* grand à deux têtes, et deux petits.

Pépé : Ce sont surtout les Arabes qui sont atteints par ce vent, les femmes moins que les hommes. Les signes de la maladie ressemblent beaucoup à une angine. La personne a de la fièvre et tousse. Si on la soigne pour l'angine, *Pépé* se déchaîne et peut tuer sa monture. Pour cette raison, quand ces signes apparaissent, un *bâbâ* est consulté d'abord. Ce vent se présente souvent après une dispute ou un chagrin. Les instruments utilisés sont un *bolkom*, un *jaré*, et un *dâyéré zingi*.

Bâbour : C'est un vent marin. Il vogue autour des bateaux au long cours. La personne à des attaques suivies de tremblement. Les pieds et les mains de l'individu se rigidifient et il est en pleurs. Les instruments sont deux *dohol* à deux têtes.

Namroude : Il vient de l'Arabie désertique. Il laisse une marque sur le ventre. La personne pense que quelque chose est entrée dans son ventre, et elle est prête à subir une opération. Les instruments : trois *dohol dosar* moyens.

Omgare : Bien qu'il soit non-musulman, il n'est pas vicieux et ne tue jamais ses victimes. Le malade est inquiet et préoccupé, marche beaucoup et ne peut dormir. Il quitte sa famille et son foyer et on le perd de vue. Il rit et mange beaucoup. Ce vent aime la musique et la gaieté, pour cette raison beaucoup de personnes le demandent. Il est peu répandu dans le sud de l'Iran. Les instruments utilisés sont trois *dohol*, grands ou moyens.

Qasas : C'est un vent qui s'abat sur une personne ayant fait du mal à un membre des *Ahlé Hava*. Il n'a pas besoin de « jeu » spécifique et peut se « faire descendre » avec tous les « jeux ».

Les *zâr Eskandar, Omalghari, Omalbadou, Zob'aé, Ma met, Of Mamet, Mabeit, Guira, Yalouf, Bat Elghis et Sidi* sont les *zâr* dont les *bâbâ* nous ont parlés et qui ne figurent pas dans la liste de Saédi. Nos informateurs ont aussi nommé un autre *zâr* que cet auteur présente sans le ranger dans une catégorie. Nous le présentons ici.

Liva : C'est un vent léger. C'est une fête et une occupation publique. Tous les possédés peuvent y participer, les gens qui ont du chagrin aussi. On y utilise deux *pipé* et un *sorna*. Il n'y a pas besoin de guérisseur pendant ces « jeux ». Dans certaines régions (Hormozgan), ces fêtes sont organisées une fois par semaine, et pendant toute l'année. Ces fêtes sont une occasion de bien s'habiller et de se maquiller pour les habitants de ces régions. Pour certains, les jeux pour le vent *Liva* ressemblant à une fête publique, ont une fonction sociale. Certains pensent que c'est par l'intermédiaire de ces fêtes que les coutumes des *Ahlé Hava* auraient été introduites en Iran. Les cérémonies étaient des fêtes en plein air qui, de plus en plus restreintes, se seraient transformées en culte des vents avec une fonction précise de guérison. Actuellement, c'est cette seule fonction qui autorise les rassemblements des « gens de l'air ».

- *Nobân :* Ce sont des vents musulmans. Ils sont sacrés et l'on peut compter sur eux. Ils sont aussi appelés des *nobi*. Ils sont très fréquents en Somalie et en Iran. On dit que « les *nobân* sont *ajam* (arabes) ». Dans certains pays, tous les vents sont appelés par ce nom. Le début des symptômes des personnes atteintes sont identiques pour tous les vents *nobân*.

Tout d'abord, la personne déprime, n'a pas la tête au travail, travaille lentement, et ne veut plus aller en mer. Elle n'a pas d'appétit, somnole, et se retire seule dans un coin. Elle parle peu. Elle peut mourir de ce vent. Les *bâbâ* et les *mâmâ* sont différents de ceux du *zâr*, cependant il est fréquent que la même personne exerce les deux fonctions. Saédi ne nomme pas de vents *nobân*. Les *bâbâ* que nous avons rencontrés en présentent plusieurs. Il y a *Sharif Shoufani* qui a *Abdollah ben Sharif* et *Sidi ben Sharif* comme fils. *Sidi Mohamad, Salman, Davoud, Sidi Abdollah*, et *Shams*, sont aussi des *noban*. Les vents, *Taghrour* (homme) et *Za'four* (femme), sont les esclaves des *nobân*.

- *Masâiex* : Ce sont des vents arabes sacrés et l'on peut compter sur eux. Ils sont plus supportables que les autres vents et acceptent les demandes et les vœux. Ils possèdent des lieux de pèlerinage et des mausolées. Certains *bâbâ* les appellent *shâm*, ce qui signifie Damas, la capitale de la Syrie.

Les grands *masâiex* sont *Seix Faraj, Seix Adrous, Seix Osman, Seix Johar, Seix Albahâr (seix albahr), Seix Shâéb, Seix seid Ahmad, Seix seid Mahmoud, Seix jonoun ou jeni, Bâd-e djenn* :

Seix Faraj : Le plus grand et le plus dévastateur. Sa tombe est connue puisque, dans chaque village, il y a un monument pour lui. Son surnom est *Seix Fary*. C'était un grand vieillard noir, maître de tous les noirs. Il savait jeter des sorts et connaissait des incantations. Les femmes lui demandaient d'avoir des enfants qu'elles vendaient par la suite pour lui donner l'argent dû par ce pacte. Quand *Seix Faraj* meurt, certains tombent malades et leur état ne s'améliore pas, jusqu'au jour où des « jeux » sont organisés sur sa tombe. Dès cet instant il devient connu et, identifié, se répand. Il est dit qu'au début, ce sont les personnalité importantes des *Ahlé Hava* qui l'ont eu, par la suite les pauvres aussi. Son « jeu » nécessite un drapeau rouge, carré, avec une lune et une étoile au milieu. La bordure est blanche. Les instruments utilisés sont un *dohol rahmâni*, un *dohol balkam*, un *jaré*.

Seix Adrous : Un des grands *masaiéx*, il paraît que dans son lieu de pèlerinage, il existe un cahier où sont écrits les noms de tous les *bâbâ* et *mâmâ*. Il chasse les grands et les riches. Pour son « jeu », on utilise des lances et trois drapeaux qui sont célèbres. Un drapeau vert avec une lune et une étoile blanche au milieu, un rouge avec une lune et une étoile blanche, un blanc avec une lune et une étoile verte. Son « jeu » se pratique debout et on y utilise un *voqouf* qui a vu le sang, un *dohol kasr*, et un *bolkam*.

Seix Osman : Il est souvent appelé *Shah Osman*. Il n'a pas de pèlerinage en Iran. Il ressemble à *Seix Faraj*. Les instruments sont deux *dohol voqouf*, un *dohol rahmâni*, et des clochettes.

Seix Johar : C'était le servant de *Seix Adrous*. À sa mort il a été enterré à côté de lui. Si quelqu'un est atteint par son maître, il aura aussi *Seix Johar*. Il est joué comme son maître.

Seix Albahâr (Seix Albahr) : Il vient de la mer et attaque les plongeurs dans les profondeurs. Ces derniers, plongeant souvent de force et dans de très mauvaises conditions, revenaient souvent de la mer très diminués, physiquement et moralement. Les possédés ont vu un grand homme noir ou son ombre au fond de l'eau. Il va plus vite que les poissons. En le voyant, les plongeurs perdent leur courage, et sortant de l'eau ils crient et se débattent. Ils tiennent des propos incohérents, ont peur du noir et du blanc, et veulent fuir dans le désert. Sur le bateau, ils sont attachés pour les empêcher de sauter par-dessus bord. Sur terre personne ne les attrape. Les instruments de musique sont plusieurs *dohol dossar*.

Seix Shâéb : Un des grands sages des *Ahlé Hava* vivant il y a cinquante ans. Ils se rassemblaient chez lui et « les filles du vent » y étaient souvent. Après sa mort, quand elles sont retournées chez lui, elles se sont mises à rouler par terre et les autres *bâbâ* ont compris que l'ancien *Seix* s'était transformé en vent. En Iran, il n'y a que les voyageurs qui en sont atteints. Le possédé ne peut bouger, il se retire de la société et tremble très fort. Les instruments sont un *dohol arous*, un *voqouf*, et un *pipé*.

Seix Sharif : C'était un noir pieux qui priait dans les montagnes. Beaucoup croyaient en lui. De son vivant on le pensait doué du don d'ubiquité. Après sa mort, il est devenu un grand vent. La personne qui le voit en rêve est prise de panique et se retire dans la montagne ou le désert. Pour son « jeu », six *dâyeré* sont utilisés.

Seix seid Ahmad : Il est dans les déserts et les montagnes. Celui qui y va seul se fait chasser par lui. Une *mâmâ zâr* va dans le désert et voit un noir qui prie. Après sa prière, il réprimande la *mâmâ* de l'avoir regardé... Elle s'enfuit et tombe malade pendant sept jours. Les instruments sont trois *dayéré*, un *dohol dosar.*

Seix seid Mahmoud : C'est le fils de *seix seid Ahmad.* Il déclenche les mêmes symptômes et il est « joué » de la même manière.

Seix jonoun ou jeni : Il peut être bon ou mauvais, il n'y a pas d'instrument spécifique pour son « jeu ».

Bâd-e djenn : Djenn veut dire esprit. Ce vent se trouve surtout sous les arbres et près des puits. Il faut donc éviter ces endroits. Il chasse aussi bien les riches que les pauvres. La personne qui en est atteinte change plusieurs fois de visage. C'est un vent mauvais, vicieux et dangereux. Il n'aime pas le sang. Les instruments sont plusieurs *dohol.*

D'autres vents, *mashâiex* ou *shâm*, que Saédi ne présentent pas, existent. Nous avons pu en répertorier quelques-uns. Il y a : *Seid adnan, Seid Fazel, Seid Youssef, Seid Abdollah, Seid Esmail, Seid Yahya, Refahi, Jaber, Seid Sharif, Youssef, Seix Abdolrahman, Seix Xalil al xaledi, Seix Marzough, Shams, Seix Abdolghader Guilani, Seix Hadi.* Les *mashiex* féminins sont : *Seixé Fatémé et Seixé Mariam.*

Cette liste des vents, bien qu'importante, comporte certes le nom de nombreux vents, mais reste toujours incomplète. En effet, chaque *bâbâ* peut connaître des vents que d'autres ne connaissent pas et à chaque nouvelle rencontre, il est possible de découvrir de nouveaux vents. *Bâbâ Ghollam* dit qu'il y a trois cent soixante vents différents. Par ailleurs, d'après *Bâbâ Ahmad,* les vents ont la possibilité d'enfanter et il y a encore aujourd'hui de nouveaux vents qui apparaissent. Ce dernier, de Bandar-Abbas, nous parlait de vents iraniens comme *Parviz, Bâbak.* Ces nouveaux vents, avec des noms sans aucune connotation étrangère, et fondamentalement persans, démontrent toute la plasticité et les possibilités de création dont ces rituels sont capables. Ils font état d'un changement de ces rituels qui doivent s'adapter aux grandes villes (Bandar-Abbas) et à la modernité. Cependant, les trois grandes catégories repérées par Saédi perdurent.

Nous pouvons constater que des vents incroyants, sauvages et assassins, que sont les *zâr* venus de loin, on arrive avec les *mashiex* à des vents locaux, plus conciliants, plus dociles et qui peuvent même exaucer des vœux. Les maladies causées par les *zâr* sont plus dangereuses que les autres et peuvent même entraîner la mort de la personne. Ces catégories servent donc à distinguer différents états et par conséquent des procédés de prises en charge. Cette tentative de différenciation se constate aussi dans la manière d'appréhender l'origine (mythique) de chacun de ces vents.

Dans les légendes que Saédi décrit, on remarque que les *zâr* se rapportent très rarement à des êtres humains, et même lorsque c'est le cas, ces personnes ne sont pas décrites clairement et restent assez fictives et inquiétantes. Ces vents venus d'Afrique seraient les manifestations étranges d'un monde primitif. Plus dangereux et destructeurs que les autres vents, ils évoquent le temps archaïque de la petite enfance et les créatures informes qui peupleraient l'univers du nourrisson. Ce n'est pas la même chose pour les *mashiex*. Leur origine est souvent liée à un personnage pieux, croyant, qui reproche quelque chose à une personne qui l'a regardé ou qui s'est trouvée, par hasard, près de lui. Ou bien c'est après la mort d'un grand *bâbâ* que celui-ci s'est transformé en vent. Ces vents, reliés à une personne qui a existé et sur la tombe de qui on fait des pèlerinages, n'ont pas de pays originaires de prédilection, mais un lieu saint où ces personnes seraient enterrées. L'origine de ces vents, liée à un personnage saint, montre un aspect plus supportable, humanisé, de ces entités surnaturelles. Elle ferait appel à une autre énigme de la vie, la mort, qui hante l'humanité autant que celle des premières angoisses de la vie infantile évoquées par les *zâr*. Nous allons pousser plus loin notre investigation des vents *mashaiex*. En ce qui concerne les *zâr*, nous les étudierons plus amplement dans une partie réservée au *zâr* dans le monde.

Deux des grands vents *mashaiex* sont des personnages très célèbres des confréries *soufi*. Le vent *Seix Abdolghader*, du même nom qu'Abu Mohamad Abdolghader ibné Saleh Guilani (1078 - 1166), fondateur de la confrérie Ghadérié ; et le vent *Refa'i* du même nom que Ali Refa'i, le père de Seid Abolabas Ahmad (1108-1186), fondateur de la confrérie des Réfa'ié. Le premier, mystique, ermite et prêcheur Habali du XIe siècle, est originaire de Guillan et dit être de la lignée d'imam Hassan et d'imam Hossein. À dix-huit ans, il part à Bagdad pour poursuivre ses études. « Par la suite, il devint célèbre et eut beaucoup d'élèves dans le monde musulman. On dit que ses prêches fascinaient tellement qu'ils ont fait se convertir beaucoup de juifs et de chrétiens à l'Islam »[1]. On dit que le Seix (maître spirituel actuel) est relié à Abdolghader et que la main de Abdolghader est dans celle d'Ali, le premier imam des chiites[2]. Refa'i Ahmad est né à Bassorat. Il vivait à Omoba'idé, un village de Batah entre Bassorat et Vasset[3]. Il était le *Seix* de l'ordre des bata'ihé et par la suite il fonda le réfa'ié à Bassorat. D'après ses adeptes, il montait sur des lions, entrait dans les fours…[4] Réfa'i, comme Seix Abdolghader, prétendait être le douzième imam que tous les musulmans attendent.

Dans ces confréries, quand on est en transe, on peut se donner en spectacle. Les adeptes peuvent être en transe soit par eux-mêmes, soit par l'intermédiaire de la force du maître[5]. « Guilani était fervent de *Sama'* (extase), de belles voix, de *ney* et de *daf*[6] ». Dans l'ordre des *refa'i*, on ne possède rien et on doit voyager. Les adeptes se répandent dans tout le Moyen-Orient et surtout en Iran. Plus ascétiques que les autres confréries, dans leur cercle d'extase qui comporte l'oubli de soi, des mouvements du corps deviennent spectaculaires et même effrayants. Il paraît que les adeptes (ghaderi et refa'i) s'oublient tellement que les coups de bâton ne leur font plus rien. Dans cet état, ils tombent à terre devant les pieds du Seix et se font piétiner. Il est dit qu'ils mangent des serpents vivants, entrent dans les fours en feu et jouent avec le feu. Il paraît que deux adeptes ont fait se convertir un roi à l'Islam en buvant du poison et en entrant dans le feu ardent qui s'est apaisé.

Ces réunions spectaculaires des confréries soufis rappellent, par plusieurs aspects (musique, transe, appel à un invisible), celles des *Ahlé Hava*. Sont-elles dérivées de ces dernières où possèdent-elles une autre origine? Nous présenterons notre hypothèse à la fin de ce chapitre. Pour le moment, nous constatons que les *Ahlé Hava*, par l'intermédiaire des vents *mashaiex*, se trouvent reliés à des lignées reconnues et d'une grande renommée. Celui qui est

....

1 *Encyclopédie persane* volume II.
2 Modaressi Chahrdahi N., « Sélséleyé Ghadérié », in *Sélséléhayé Soufié-ye Iran*, Batouk, 1980.
3 Kiani nejad Z., *Tassavof dar Eslam*, éd. Echraqui.
4 *Encyclopédie persane* volume I.
5 Modaressi Chahrdahi N., « Sélséleyé Ghadérié », in *Sélséléhayé Soufié-ye Iran*, *op.cit.*, p. 107.
6 *Ibid.* p. 125, le *ney* est un instrument à vent et le *daf* une percussion.

possédé par ces vents est introduit dans une famille de saints. D'abord personne malade, touchée par le malheur, une fois son vent nommé, le *bâdi* incarne une figure de légende et est promu à une place de choix, hautement valorisée. Une telle généalogie verticale n'est pas une spécificité des vents *mashaiex* et peut être énoncée pour d'autres vents sans lien avec les personnages saints. Par ailleurs, même en ce qui concerne les saints, leur généalogie est réinventée par les *Ahlé Hava* qui leur accordent une descendance fictive qu'ils n'ont jamais eue.

D'après un chant, la lignée de *Refa'i* se compose ainsi : *Seid adnan* est le fils de *Seid Fazel*, qui est le fils de *Seid Youssef*, qui est le fils de *Seid Abdollah*, qui est le fils de *Seid Esmail*, qui est le fils de *Seid Yahya* qui est le fils *Seid Ahmad* qui est le fils de *Refa'i*. *Refa'i*, un très grand vent pour lequel les autres vents ont beaucoup de respect, a aussi une fille qui s'occupe des femmes stériles. Chacun de ces vents peut avoir des enfants. Le possédé est donc aussi doté d'une généalogie horizontale qui constitue sa famille de vents. Par le rituel, il trouve des frères et sœurs de ces vents. Par exemple, *Seid Ahmad* qui, à part *Seid Yahya,* a onze autres fils dont *Seid Mahmoud*, *Seid Mahmoud*, *Seid Sharif*, *Youssef*... et une fille appelée *Fatémé*. *Adrous* a *Seix Ahmad* et *Seix Abdolghader* comme fils, et *Seixé fatémé*, *Seixé mariam* sont ses filles. *Seix Abdolghader Guilani* a plusieurs fils : *Seix Mahmoud, Seix Hadi, Seix Esmail*. Les fils de *Mokhtar* sont : *Seix Abdollah, Issa, Seidi Mohamad. Seix Abdolrahman, Seix Xalil al xaledi, Seix Marzough* sont les fils de *Shams*. *Seix Abdolrahim* a un fils *Seix Ahmad* qui a un fils *Ben Shouf*. *Seix Janani* est le père de tous les *Djenn*.

Dans le *Noban, Sharif Shoufani* a *Abdollah ben sharif* et *Sidi ben Sharif* comme fils. *Sid* « le maître des *zâr* à Bandar-Abass » est le fils de *Belte Gheiss*. *Zâr Eskandar* est le fils de *Seix Shangar*. Il a *Omalghari, Omalbadou* et *Namroud* comme filles. Le *zâr, Ma met,* a une fille, *Of Mamet*, et les *zâr, Guira* et *Yalouf*, sont les enfants de *Mabeit*. Nous voyons que chaque vent peut avoir des enfants et ses enfants à leur tour auront des enfants. *Bâbâ Ghollam,* avec qui nous avons passé la plus grande partie de notre temps, nous a retracé la généalogie de *Refa'i* jusqu'à huit générations. Lui-même était possédé par le vent *Seid Ahmad* et disait que ses enfants (ses adeptes) avaient tous les autres (les enfants de *Seid Ahmad*) sauf *Seid Yahya et Seid Fazel*. Les adeptes deviennent donc les fils du *bâbâ* dont le vent est le père de leur vent. Le *bâbâ*, devenu leur père initiatique, les introduit du même coup dans une généalogie, verticale et horizontale, qui peut, comme dans le cas de *Seid Ahmad,* comporter huit générations et leur fournir plusieurs frères et sœurs de vent. C'est ainsi qu'à Bandar-Abass, d'après *bâbâ Ahmad, bâbâ Habib* représente les vents *Savaheli, Bâbâ Torab* les *Matar* sunnites et *bâbâ Shanbé* les *matar* chiites. Nous pensons que la généalogie de *Réfa'i,* que *bâbâ Ghollam* connaissait aussi bien, était si complète du fait que son vent (*Seid Ahmad*) en faisait partie. Pour avoir des adeptes, dont les vents seraient les descendants du sien, il devait connaître et savoir reconstituer l'arbre généalogique de ce vent.

Chaque *bâbâ,* possédé par plusieurs vents, réunit autour de lui les enfants de tous ses vents. Le possédé, par le biais du rituel et de la nomination de son vent, trouve donc un père imaginaire (le *bâbâ*) et un père symbolique (le vent). Le père surnaturel (symbolique) trouverait un substitut en la personne du *bâbâ* (père imaginaire) qui normalement détient la confiance de toute la communauté (et de la mère). D'autre part, Hadji Aziz nous dit que « quel que soit le mal, on l'attrape par la mère ». Même si un *bâdi* a souvent plusieurs membres de sa famille qui sont possédés, il est vrai que ce passage de vent d'une personne à une autre est souvent dans une lignée féminine, et même maternelle. Dans la réalité, le vent passe donc par la mère. Or, en ce qui concerne les vents, ils ne possèdent qu'une lignée paternelle. Une légende soudanaise raconte que les esprits *zâr* sont les fils invisibles d'Eve que celle-ci voulait cacher du regard de Dieu[1]. *Bâbâ Ghollam* nous dit que la mère de tous les vents est *Hava.* Ce mot signifie « air » mais, avec un petit changement au niveau de la prononciation, désigne aussi le nom d'Eve. Dans ce cas, la mère de tous les vents deviendrait l'air qui est Eve, la mère de toute l'humanité. La personne possédée, par le biais des rituels, trouve donc une lignée paternelle constituée par la généalogie des vents et le vent transmis par la mère se trouve introduit dans une lignée maternelle (terrestre).

Un autre point caractéristique des vents est leur provenance. Ils viennent, avons-nous dit, d'Afrique, des pays arabes, d'Inde et des côtes iraniennes. *Bâbâ Gholam* et *bâbâ Ahmad,* questionnés sur l'origine des vents répondent : « *Xadam, Mabrouk, Fâtémé Taleb, 'Aioud, Adrous* (les premiers possédés) sont venus de là-bas et l'avaient déjà ». Quelques-uns de ces grands personnages à l'origine de la communauté des *Ahlé Hava,* les premiers *bâdi* venus d'ailleurs,

1 Abdelsalama S., "hôte divin, Étymologie du mot Zar", in *Petit manuel de psychothérapie des migrants* n° 24, 1995, p. 81.

se sont transformés en vent après leur mort. Nous avons vu que le même lien existait entre les *mashaiex* et de grands saints defunts. *Bâbâ Ghollam* cite un vers des chants des cérémonies *zâr* dont la traduction est : « Je suis d'Istambo et je suis coincé ici, donc je me lâche dans la ville, comme un loup dans un troupeau ». Chaque vent a une histoire qui raconte d'où il est venu et où il est allé. *Ding Maro* appartient à Bandar-Abbas, il est arrivé là avec les Hindous. « *Matar* notre aïeul est venu d'Omman. Il était petit, il est arrivé sur un bateau qui a brûlé. Il avait déjà le *zâr* à Omman. Là-bas on pratiquait la magie et la voyance. Ici, il s'est marié et a été à l'origine de deux lignées différentes de *Matar* : sunnite avec *bâbâ Torab* et chiite avec *bâbâ Shanbé* ». Dans ces définitions sur l'origine des vents, les *bâbâ* s'accordent à dire que cela vient de l'étranger. Rouget interprète cette définition donnée de la maladie dans les sociétés qui ont recours à des pratiques de possession, de la façon suivante : « Dans un contexte semblable rien ne me paraît en effet plus sensé, ni plus logique que d'interpréter la maladie comme une dépossession de soi par un autre qui vous prend vos forces, qui vous divise, qui vous aliène vos capacités physiques ou mentales... Pour un individu qui ne se représente pas son propre corps sous les catégories biologiques qui sont celles du monde moderne... rien n'est plus normal que de ressentir la maladie comme le résultat d'une présence étrangère, puisque, dans la maladie, on ne se reconnaît pas soi-même, le membre malade devient un corps étranger, les organes atteints prennent une existence indépendante et sont comme habités par une vie distincte[1] ». Plus loin, il avance que des expressions comme « être *dévoré* par la fièvre, *rongé* par la maladie sont des expressions qui montrent que la maladie est vécue comme s'il s'agissait d'un être vivant logé dans le corps ». De cette manière, le malade peut se sentir déculpabilisé et s'engager pleinement dans sa guérison.

Cet étranger peut aussi bien être originaire d'un pays lointain comme pour les *zâr*, d'un pays plus proche comme pour les *mashaiex*, ou alors dans une relation cette fois non pas fictive mais réelle, le vent d'un des proches du malade qui lui veut du mal ou du bien. Dans ce cas, l'étranger serait plutôt ce que Freud développe à propos de l'inquiétante étrangeté, un tellement familier en chacun de nous qui nous devient étrange et qu'on voudrait éloigner le plus possible. Le vent qui viendrait de l'étranger ne serait-il pas plutôt l'âme d'un proche qu'on voudrait éloigner et avec qui on doit pactiser? Rouget affirme que « dans de nombreuses sociétés, la

1 Rouget G., *La musique et la transe*, Gallimard, 1980, p. 237-238.

majeure partie des âmes qui peuplent l'invisible est celle des morts ». Modaressi Chahardahi, auteur des *Confréries soufis d'Iran*, dans un petit article qu'il consacre au *Ahlé Hava*, rapporte des informations qui soutiennent cette hypothèse. Les *Ahlé Hava* qu'il a rencontrés prétendent que chaque *zâri*, pendant les cérémonies, se met en contact avec l'âme des défunts de sa famille. Chaque *bâdi* « serait le double, le jumeau de l'esprit de l'un de ses aïeux[1] ». Ces esprits leur deviennent visibles quand ils sont en transe. Ils peuvent alors prévoir l'avenir et exaucer des vœux. Sans aller jusqu'à affirmer que chaque *bâdi* est le jumeau d'un esprit, les informations de cet auteur confirment notre hypothèse à propos du lien existant entre le monde des vents et celui des morts. Ce rapprochement, déjà signalé à propos des grands saints transformés en vents, trouve son application et plus de sens quand nous constatons que le vent d'un membre de la famille, après sa mort, peut passer dans le corps de l'un de ses proches. C'est le cas d'Ebrahim Fini qui, après la mort de son père, attrape son vent. Pour Hadji Aziz, c'est le vent de sa mère qui le possède après la mort de celle-ci. Une mémoire transgénérationnelle peut donc ainsi se transmettre par le biais des vents. Dans ce cas, est-ce la mort ou plutôt quelque chose de l'ordre d'un souvenir qui est repris et traité dans le rituel ?

Dans tous les cas, le système rituel réintroduit le sujet dans une histoire, avec une famille parallèle et une généalogie fictive. Il obtient ainsi une occasion de s'inventer un nouveau rôle social, une nouvelle manière de se comporter. Ainsi, avec l'entrée d'une famille fictive, calquée sur la propre histoire du sujet, la possibilité est offerte à l'individu d'exprimer son mal dans un style propre et de trouver enfin un moyen de l'élaborer. Ainsi, la différence entre les catégories de vents et leur classification à l'intérieur de chaque catégorie donne l'occasion au *bâbâ* (et au possédé) de choisir un trajet thérapeutique possible, en fonction de la structure et de la pathologie de la personne. Le grand nombre de vents (avec leur particularité) à l'intérieur de chaque catégorie permet d'être au plus près de la particularité subjective du consultant. Il est vrai que les *bâbâ* ne sont pas tous d'accord sur les caractéristiques et la classification de chaque vent. Mais leur querelle ne diffère guère des querelles nosographiques qui ont lieu entre différentes écoles psychiatriques. Reprenons quelques traits caractéristiques qui différencient les vents pour les « gens de l'air ».

1 Modaressi Chahardahi N., "Zâr va zâri yâ *Ahlé Hava*", in *Sélséléhayé soufiéh-yé Iran*, Batouk, 1980, p. 347.

Hadji Aziz, le *xeizarani* de *bâbâ Ghollam,* dit : « Le *zâr* pèse sur les épaules et le cou. Le *Sham* alourdit les jambes, donne mal au ventre et des palpitations. Le *Xamari* se jette ». Quand on interroge les *bâbâ* à propos d'un vent, ils peuvent être beaucoup plus précis. « *Seix Farrar, Seid Ahmad, Seix Abdolghader* s'emportent vite. *Seix Farrar* est colérique, « fait la tête » et ne répond pas aux questions; si on les lui repose il s'énerve et s'en prend à tous. *Seid Ahmad* a une voix aiguë et parle du fond de la gorge. Il parle en arabe. *Refa'i* est colérique, « fait la tête » et possède une voix grave. Pour *mama Zam zam,* possédée par *Refa'i,* c'était comme si deux hommes parlaient par sa bouche. Il porte un habit blanc et retrousse ses manches. Il fait attention à tout et tout le monde doit respecter le silence. *Seix adrous* change de visage. *Eskandar ben Salem* a bon caractère, se met un foulard sur la tête et ne fait pas trop de bruit. Il s'habille avec goût et est religieux. *Sid,* « maître des *zâr* à Bandar Abbas », est assez calme. *Mameite* cache son visage, on ne voit que ses yeux, elle parle derrière son tchador et les hommes ne doivent même pas voir ses doigts. *Of Mameit* demande des bracelets. Le *zâr Liva* boit de l'eau de mer et mange du feu. *Shamatrou* est un tyran. Il est très fort et se mélange avec tout le monde. Il est très malicieux ».

D'après ces descriptions assez précises de chaque vent, nommer un vent devient une manière de nommer une attitude, une souffrance, un rôle. Dès lors, la cérémonie devient une possibilité de diagnostiquer une structure qui fait appel à une mythologie des vents. Cette mythologie devenue active par le biais du rituel (une mise en scène), offre au sujet une ouverture. Un « jeu »[1] lui est donc proposé. Il permet une réélaboration de son mal, une réinvention (reconstruction) de son histoire, par un « dressage » de son vent. À partir du moment où le vent est nommé, de nouvelles articulations significatives sur le mal qui affecte le sujet seront possibles. Dans tous les cas, il est évident que nommer le vent d'une personne permettra, en différenciant son vent des autres vents, de la différencier de toutes les autres personnes et de lui accorder une place spécifique choisie en fonction de ses particularités. Tout au long des cérémonies, la personne apprendra à connaître son vent et leur rapport évoluera.

Il existe un autre vent dans le sud de l'Iran qui est cité séparément par Saédi. Nos informateurs ne le rangent pas dans les trois catégories que l'on vient de citer.

1 Nous rappelons que le rituel dans le sud de l'Iran est appelé *bâzi* qui littéralement signifie jeu.

Omolsabiân : C'est le vent qui s'attaque spécialement aux enfants. Ils deviennent rigides et sans vie, les yeux sont sans expression, leur teint est pâle. Les prières accrochées au bras de l'enfant peuvent améliorer son état. Ce vent, « la mère des enfants », apparaît dans les mythes islamiques populaires rapportés par Sadok Abdelsalam dans son article *L'Hôte divin, Étymologie du mot zâr. 'Um as-Sibyan* est une vieille et laide sorcière qui ne sort que la nuit. Elle a rencontré Salomon et s'est présentée en ces termes : « Je domine les fils d'Adam et Eve, j'entre dans les maisons, j'y pousse le cri du coq, j'y aboie comme les chiens, j'y siffle comme les chevaux... et je prends toutes les formes de ces animaux. Je noue les matrices des femmes, je fais périr les enfants sans qu'on me reconnaisse, je stérilise les entrailles des femmes... Je vais vers la femme qui va bientôt concevoir, je souffle sur elle et lui fait faire une fausse couche ; ... je vais vers la fiancée, je noue les pans de son vêtement – pour l'empêcher de se marier – ; je porte malheur aux jeunes époux. Ensuite, je vais vers l'homme dont je bois le sperme épais, ne lui laissant qu'une liqueur sans force et sans épaisseur et l'on dit : un tel est impuissant.[1] » Cette légende, en rapport avec un vent qui tue les enfants et peut rendre stérile hommes et femmes, démontre les limites d'une hypothèse qui ne verrait l'origine du vent que dans son seul rapport avec l'âme des morts et nous engage à un examen plus approfondie du terme *bâd*. Quelle force se cache en réalité derrière ce terme ? Jusqu'ici, nous avons vu que chaque vent avait son histoire, son caractère, et sa généalogie. Il nous faut maintenant aller plus loin et tenter de comprendre l'origine de cette force mystérieuse.

Même si nous réservons une place à part à l'étude des esprits *zâr*, nous tenons à rapporter ici quelques éléments de cet article de S. Abdelsalam, qui, par ses apports et par ses manques, nous indiquera le chemin à suivre pour la suite de notre étude. Abdelsalam a effectué ses recherches dans la région de Gazira, au Soudan. Il axe ses recherches étymologiques sur l'appartenance du mot *zâr* à un système linguistique « du type sémitique, qui est l'arabe[2] ». Dans cet article sont présentés plusieurs synonymes du mot *zâr*. Le rapprochement avec *az-zahr* (apparition), bien que très intéressant, semble injustifié, puisque ce mot n'a pas la même racine que *zâr* qui, d'après cet auteur, veut dire le visiteur ou visité. Par la suite, il examine les termes qui sont utilisés dans la pratique du culte du

1 L'Hôte divin, « Étymologie du mot *Zâr* », in *Manuel de psychothérapie des migrants* n° 24, La pensée sauvage, 1995, p. 85.
2 *Ibid.* p. 74.

zâr au Soudan. *Al-Gama'a* (les gens) désigne l'ensemble des esprits. Un second terme utilisé est *destar*, l'état d'être en possession. En le rapprochant du terme *dasatir* dans le sens de cheville, piquet... il conclut que : « dans la sémantique propre au *zâr*, cela signifie que la personne possédée a été fixée par un esprit ». Un autre terme significatif est *'awlad* (les enfants) *Mama*. Le nom de famille du zâr, *Mama*, est conçu comme leur ancêtre à tous. Nommer l'esprit servirait à assigner une personne à une descendance, la relier à une origine mythique. Le premier esprit *zâr* était donc féminin et, sous l'angle de la mythologie, Abdelsalam trouve que cette *Mama* originelle pourrait être Eve. « Dieu avait demandé à Eve de lui montrer ses enfants; celle-ci, craignant la force de son regard, en cacha la moitié, les plus beaux. Dieu les condamna à rester invisibles et en fit les persécuteurs de leurs jumeaux. Ensuite, les esprits *zâr* ont envié leurs frères humains, créés par la lumière[1] ». Nous avons vu que la filiation des vents se construisait à partir du père et leur mère était Hava (l'air), terme qui s'apparente au nom d'Eve (Havva).

« Dans la conception soudanaise, le *zâr* est aussi désigné par un autre terme : *Al-Rih-Al-Ahmar* (le vent rouge), un *djinn* qui a refusé de se prosterner devant Salomon. Ce terme, composé de deux mots, est surtout employé par les pieux thérapeutes musulmans qui ne veulent pas utiliser le mot *zâr* [2]». Au Soudan, il existe aussi le vent noir (ou blanc), le premier groupe étant à l'origine de maladies curables et le deuxième responsable de la folie. Ce terme composé du mot *rih* (vent), qui peut être rouge ou noir, est vraisemblablement à l'origine du mot « vent » utilisé en Iran pour désigner les esprits. D'autre part, le mot *rih* peut signifier odeur, et désigner l'odeur de quelque chose qui permettra d'en reconnaître l'existence. En effet, certains *bâbâ* en Iran emploient le terme *bâdé sorx* (le vent rouge) pour désigner l'ensemble des vents et, dans leur pratique, la fumée et l'odeur prennent beaucoup d'importance. Ceci serait une manière d'islamiser les *zâr* en les rapprochant des vents dont il est souvent question dans le Coran. Les vents seraient une autre catégorie d'esprit, différents des *djinns*. Dans cette optique, Abdelsalam rapporte plusieurs légendes. D'après l'une de ces légendes, il conclut que le *zâr* « est toujours compté parmi les *djinn* musulmans et est présenté comme le seul d'entre eux à avoir échappé au contrôle du prophète Sulayman. »

....

1 *Ibid.*, p. 81, cette légende est aussi rapportée par Messing, Mercier et An-Naggar.

2 *Ibid.*, p. 78.

D'après, Cerulli, le terme *zâr*, originaire d'Éthiopie, se ramène à esprit et fantôme dans la langue amharique. Dans ce cas, il serait la déformation du mot *Jar*, Dieu du ciel ou des airs pour les Agaw couchiques. Ce dieu pré-abyssin serait devenu un démon à l'époque chrétienne[1]. Cette origine du mot *zâr* confirme l'hypothèse, très intéressante, d'Abdelsalam qui présente les *zâr* comme une catégorie d'esprits différent des *djinns*. Mais dans son article, cette différence est difficilement perceptible : le *zâr* serait un *djinn* joyeux (*lu'abi*), comme le *djinn* il aimerait la danse, la musique et les parfums. Partant du terme *Al-rih Al-ahmar* (le vent rouge) qui est une manière d'islamiser le *zâr*, nous allons d'abord analyser cette autre catégorie d'esprit en fonction de l'emploi du terme « vent » dans le Coran. Ensuite, nous nous pencherons sur le terme « souffle » et sur un autre dieu préislamique, *Vayu*, dieu à double visage, maître du vent, de la pensée indo-iranienne. Pour terminer ce chapitre nous étudierons le terme *zâr* dans ses déplacements à travers différents pays. Mais tout d'abord, reprenons la signification littéraire de quelques termes employés dans la communauté des *Ahlé Hava*.

Analyse linguistique de quelques mots utilisés dans le rituel

Hava (air), *Bâd* (vent)

Ce sont deux termes principaux dans les pratiques « des gens de l'air ». En fait, tout est expliqué par ces termes. « Toutes les créatures imaginaires, tous ceux qui sont invisibles, les fées, les dives, les esprits bons ou mauvais sont tous des vents, des pensées, ou de l'air[2] ».

Le mot « hava », mis à part le sens d'air, possède plusieurs significations dans la langue persane. Il peut vouloir dire mélodie, air de musique, ou alors souhait[3]. Dans le sens de cette deuxième signification on trouve aussi espérance, envie, et souhait du cœur[4].

L'adjectif « Havaî » désigne quelqu'un à la recherche du plaisir (fêtard), ou celui qui est à la « recherche de l'air », c'est-à-dire de rien, ou un souhait innommable qui ne peut s'expliquer. Cet adjectif s'emploie aussi pour désigner quelqu'un qui a connu un endroit et ne peut pas ne plus y penser; dans ce sens il peut aussi s'employer avec le verbe « shodan » (devenir), ou le verbe être. Dans le langage

....

1 Cerulli E., *Encyclopèdie de l'islam* cité par Saédi G. H., in *Ahlé Hava*, Amir Kabir, 1966.

2 Saédi G. H., *Ahlé Hava*, Amir Kabir, 1966, p. 45.

3 Nafissi M., "Bâd & Hava", in *Farhangué Nafissi*, Khayamm, 1965.

4 Mo'ine S., "Bâd & Hava", in *Farhangué Mo'ine*, Amir Kabir, 1968.

populaire, on désigne ainsi une personne qui est nostalgique d'un ailleurs. On peut dire « un tel, depuis qu'il nous a vus ou qu'il a vu telle chose, est devenu « havaî » ». Dans le dictionnaire de Daî Alsalam, nous trouvons la signification suivante : quelque chose sans raison, de gratuit, une parole mensongère qui ne sert à rien. Dans les pratiques des *Ahlé Hava*, ce quelque chose de « gratuit », « sans raison » devient la cause de la maladie et il faudra alors lui trouver un sens. Une de ses significations peut être la nostalgie, le désir, l'envie d'un ailleurs. Ce mot est aussi utilisé dans des formes composées dans plusieurs expressions de la langue persane.

« Bé Havié Kassi » veut dire « à l'attention de quelqu'un ».

« Hava bé saré kassi zadan » veut dire « quelqu'un qui a envie de quelque chose ».

« Bi hava » veut dire « soudain ».

Dans ces expressions, on voit s'exprimer un désir soudain qui peut concerner quelque chose ou quelqu'un. Une méthode appliquée au traitement de ce désir devra permettre son expression et son élaboration. Dans le cas contraire, la personne sera tourmentée par ce désir inavoué.

Bâd (vent), signifie gémissement, plainte. Dans le dictionnaire de Moî'ne, nous trouvons aussi orgueil, vanité, grandeur d'âme, blessure, accident, ou alors souhait, espoir. Bâd, défini mécaniquement, serait un sens que l'air prend. Le vent serait le sens que prendrait le désir caché d'une personne quand il sera exprimé. Il existe aussi beaucoup d'expressions formées à partir de ce mot :

« Bâd bé Ästine andâxtan », littéralement mettre du vent dans sa manche, veut dire « être fier de soi- même ».

« Bâd Xali shodan », être vidé de son vent, veut dire « perdre son orgueil et sa vanité ».

« Bâd bé poshté kassi xordé » (le vent a touché le dos de quelqu'un) veut dire « être resté un moment sans avoir travaillé et avoir perdu l'habitude du travail[1] ».

Si nous regardons les significations de ces deux mots ensemble, nous pouvons trouver une première catégorie de sens, signifiant souhait et espoir. Nous avons aussi une deuxième catégorie, de sens avec l'idée de quelque chose d'accidentel, sans raison et gratuit. Ces

1 Nézâm H., "Bâd & Hava", in *Farhangué Nézâm*, Dânesh, 1983.

deux premières catégories, peuvent être reliées au premier moment de la crise chez les *Ahlé Hava*. Nous avons pu, dans notre partie sur la possession, relier ce premier moment imprévisible au hasard et au coup du sort. Or, ici, en observant plus précisément le sens des mots « bâd » et « hava », nous constatons que le sens d'accidentel est caché dans ces mots. On peut aussi trouver ce sens dans le mot composé avec le mot « hava », « bihava », qui veut dire soudain. Par ailleurs, le sens de souhait ou d'espoir se trouve également dans la thérapie des *Ahlé Hava* puisque la crise est toujours le souhait ou l'espoir de quelqu'un ou de quelque chose; soit d'une personne, soit d'une divinité (un vent). Ce souhait devra être réalisé et traité si on veut que le possédé retrouve son état normal.

En rapport avec ce premier moment de la crise, il y a aussi la signification de l'adjectif formé à partir du mot « hava », « havaî », désignant celui qui est à la recherche de rien, de l'air. Le sens en devient un peu plus péjoratif et la personne peut mériter des réprimandes quand la signification devient fêtard, celui qui est à la recherche de son plaisir. Ce sens peut être mis en rapport avec les significations vanité et d'orgueil du mot « *bâd* », dans la mesure où, dans les deux cas ce sont des façons de se comporter qui ne sont pas conseillées dans la société. Dans ce cas, le traitement du vent sera une manière de réintroduire la personne dans les règles de la vie en commun. Les expressions formées à partir du mot « *bâd* », « fier de soi », et « perte d'intérêt pour le travail après une période d'inactivité », peuvent aussi se ranger dans ce groupe de significations, où l'individu, du fait de son comportement, s'expose aux reproches des autres membres du groupe. Il devra alors changer de comportement pour pouvoir vivre en bonne entente avec les autres. Par ailleurs, les manifestations du vent d'une personne peuvent être un subterfuge, une manière méthaphorique qui permet à l'individu d'exprimer sa différence, son individualité, ses tendances anti-sociales. Leur expression possible, dans les « jeux » des *Ahlé Hava*, sera l'occasion d'un gain de plaisir pour l'individu et, d'autre part, elle offrira un moyen de leur traitement et de leur prise en charge par le groupe. Ces attitudes peu recommandables peuvent à notre avis être en rapport avec le tabou. En fait, elles suscitent l'envie et, pour cela même, elles pourraient éveiller un sentiment de crainte chez la personne aussi bien que chez son entourage.

Nous pensons pouvoir mettre ce groupe de significations en parallèle avec ce qui, chez un individu peut éveiller un sentiment de culpabilité qui, poussé à son extrême, l'entraînerait à chercher une issue dans la possession. La signification de l'individu nostalgique d'un ailleurs (*havaî*) peut aussi être rangée dans le groupe des symptômes qui poussent à entreprendre des « jeux thérapeutiques ».

Le sens du *bâd*, en tant que gémissement, plainte, blessure, nous semble être aussi en rapport avec les coutumes des « gens de l'air » puisqu'à notre avis il s'agirait, dans les « jeux », de soigner une blessure par des plaintes et des gémissements. Mais aussi par des mélodies et des airs de musique qui sont deux significations du mot « hava ». Il s'agira par le rituel de permettre l'expression d'une plainte, ce qui se transformera peu à peu en chant et s'intègrera à un ensemble de pratiques et de coutumes.

Le vent dans le Coran

Dans le Sourate Al Jassié, il est dit : « Les intelligents sauront tirer des leçons du va-et-vient du jour et de la nuit; du tonnerre, envoyé du ciel par Dieu pour faire vivre la terre morte et dans le souffle des vents ». Les pratiques des *Ahlé Hava* seraient-elles une intelligence tirée des leçons données par les mouvements de l'air et du vent? Quel mystère se cache derrière cet élément invisible?

Dans le monde arabe, pour parler de la destruction ou de la perdition de quelque chose, on utilise les expressions de *Sâ'eghéyé Samoud* (l'éclair de Samoud) ou *Rihé Ad* (le vent d'Ad)[1]. Ad était l'un des enfants de Sâm ibné Nouh. Sa tribu était appelée Ad, comme lui. C'était un peuple idolâtre, habitant le Yémen. Dieu leur a envoyé Houd (ou Ad) pour les convertir. Il leur a prêché la bonne parole pendant cinquante ans, mais ils l'ont traité de fou et lui ont dit : « Nous ne nous rallierons pas à toi et ne nous détournerons pas de nos idoles. Alors un vent s'est abattu sur eux pendant sept soirs et huit jours[2] ». Cette histoire est aussi racontée dans les sourates Houd (verset cinquante) et, dans le verset soixante, on apprend que le peuple Houd est le même que le peuple d'Ad. Dans la littérature persane, le peuple d'Ad est considéré comme un peuple pécheur dont la destruction a servi de leçon aux autres peuples.

Le vent comme force de destruction est cité onze fois dans le Coran. À chaque fois qu'un peuple s'est détourné de Dieu, il a été puni par un vent qui détruit les cultures et les bateaux. À chaque fois, ce vent est associé au *Havaié nafs* (désir, caprice) qui est la cause de la punition de Dieu. Dans le sourate Kahaf, il est dit : « Ne suis

1 Khoramchahi B., *Dânechnâméyé Ghorâne*, 1998.
2 Le Coran, Sourate Hagheh, verset 6-7.

pas celui qui est à la recherche de son *Havaié nafs*, il sera anéanti ». (verset 28). Le mot *Havai* (cela s'écrit havi), qui s'écrit avec un yé et qui se prononce comme *Hava* est souvent suivi du terme *Havas* (envie). Il se rapproche du terme *Havaî* qui signifie « celui qui est à la recherche de rien, de son plaisir » ou alors « un individu qui est nostalgique ». Ce n'est donc pas l'air, le mot *hava* qui est utilisé, mais plutôt son homonyme qui rappelle des dérivés du mot *hava*. Ceux qui suivent leur désir, les *havaï*, seront châtiés par le vent que Dieu leur enverra. « Celui qui est athée est celui qui tombera du ciel, un oiseau ou le vent l'emporteront vers une contrée lointaine. »[1] Cette fois, le terme *Hava* (écrit *havi*) a pris le sens de « tomber ». En fait ce terme, selon les endroits où il est utilisé, peut prendre le sens de perdition (tomber dans le feu de la souffrance, avoir envie de quelque chose), déclin, descente et disparition, monter et tomber, jeter du haut vers le bas. Ceci peut être mis en rapport avec les sens de vanité et de fierté qui ont été mis à jour à propos de *bâd* dans le persan : une vanité et une fierté qui peuvent causer le déclin, la chute d'une personne. D'un point de vue psychanalytique, ces montées et descentes peuvent aussi prendre un sens sexuel. Une montée de la libido jusqu'à son extrême ne peut avoir comme conséquence qu'une chute, une jouissance qui peut être vue comme une descente, comme une projection vers le bas. Par le terme *hava* (*havi*) on passe du désir, caprice, à une idée de mouvement, de projection et cela par la puissance de Dieu.

Le vent peut aussi être une bénédiction de Dieu. Quinze fois dans le Coran, il est une aide que Dieu envoie pour les croyants, une preuve de son amour et de son pouvoir. Dans les sourates Alroum et Youness, les deux vents sont cités. « C'est lui qui vous conduit sur la terre et dans la mer, quand ils (les Hommes) sont dans les bateaux et le bon vent les fait se mouvoir, ils sont contents. Quand la tempête se lève, et que les vagues les encerclent, ils demanderont l'aide de Dieu dans leur pureté d'âme[2] ». « Un des signes de sa puissance, ce sont les vents qu'il envoie comme une bonne nouvelle (signe avant coureur) pour vous faire goûter sa miséricorde[3] ; c'est Dieu qui envoie les vents pour agiter les nuages[4] », mais il peut aussi envoyer « un vent qui leur fera voir leurs champs jaunis[5]. » Les vents, comme

1 Le Coran, Sourate Haj, verset 31.
2 Le Coran, Sourate Younes.
3 *Ibid.*, verset 46.
4 *Ibid.*, verset 48.
5 Le Coran, Sourate Alroum, verset 51.

le ciel et la terre, sont commandés par Dieu. Il peut les envoyer pour punir, ou pour aider. Dans le cas de la punition, le vent représentant de Dieu, devient un agent castrateur qui châtie ceux qui n'écoutent pas la bonne parole et qui suivent leurs envies (*havaié nafs*). Cette signification est souvent en lien avec les cultures qui jauniront et qui n'arriveront pas à la moisson, ainsi qu'avec les bateaux qui n'arriveront pas à destination. Si le désir de l'individu n'est pas conforme aux commandements de Dieu, celui-ci l'empêchera de mener à bout ce qu'il entreprend. Dans son désir, l'individu devra toujours compter avec Dieu. Pour réaliser son désir, il doit le soumettre à celui de Dieu puisque « un des signes de sa puissance ce sont les bateaux, grands comme des montagnes, qui se meuvent dans les mers. S'il le veut, il arrêtera le vent et les bateaux arrêteront de se mouvoir[1] ». « Salomon qu'on a éprouvé, en mettant un cadavre sur son lit, s'est tourné vers Dieu et a dit : Seigneur absous-moi et donne-moi un royaume que personne ne méritera après moi, tu es miséricordieux. Nous avons donc apprivoisé le vent qui avec douceur l'emportait où il le désirait[2] ». Salomon, par la puissance de Dieu, était aidé par les vents : « en une journée il faisait le trajet d'un mois et en un soir le trajet d'un autre mois[3] ». Si Dieu accorde sa miséricorde et envoie les bons vents, l'homme peut prospérer. « Et parmi les signes de sa puissance sont les vents chargés de bonnes nouvelles qu'il envoie pour faire goûter sa grâce[4] ». Cette grâce de Dieu se traduit souvent par les vents qui viennent agiter les nuages. Le vent fait pleuvoir les nuages et en quelque sorte, par le vent, Dieu féconde les nuages. Cette action des vents par le pouvoir de Dieu « rend la terre morte, vivante et l'anime »[5].

Le vent, signe du pouvoir de Dieu, serait un agent fécondant, signe de sa grâce ou bien un moyen de destruction, signe de la colère de Dieu. Il peut donner la vie ou engendrer la mort. Il est possible de l'apprivoiser et, dans ce cas, il mènera l'homme où il le désire. Ces significations du vent dans le Coran rappellent ce que les *Ahlé Hava* pensent à propos des vents. En appliquant le terme « vent » aux esprits, les *Ahlé Hava* ont fait malgré eux une sorte de rapprochement des pratiques occultes avec l'islam. Si, au départ, le *zâr* était un esprit non islamique, sa transformation en vent a été un moyen de l'islamiser.

1 Le Coran, Sourate Alshora, verset 32-33.
2 Le Coran, Sourate Sad, verset 34.
3 Le Coran, Sourate Saba', verset 12.
4 Le Coran, Sourate Alroum, verset 46.
5 Le Coran, Sourate Alroume, verset 48-50 et Al malâéké, verset 9.

En réalité, dans la pratique des *Ahlé Hava,* tout en s'intégrant aux catégories des vents, il est resté un vent non musulman. Mais son intégration dans une hiérarchie des vents ainsi que sa transformation en vent, ont été des tentatives de le rendre plus acceptable aux yeux des croyants et des adeptes. L'idée du vent serait liée au monde animique et aux impulsions primaires et dans le même temps, contiendrait des éléments défensifs contre ces mêmes idées, éléments défensifs essentiels à l'acceptation de tels contenus révoltants. Nous allons, à l'aide du travail de Teyssédre, revenir sur ce fond archaïque présent dans l'idée du souffle. Ce fondement nécessaire à l'émergence d'une idée ne pouvant se manifester directement, nous verrons par la suite, avec l'exemple du *zâr* comment, peu à peu, au fur à mesure de la migration des pratiques du *zâr* de l'Afrique vers le Moyen-Orient, cet originaire devient latent, presque imperceptible, caché à l'arrière-plan de ces pratiques.

Le souffle, le sang, le sperme

L'ambivalence du vent qui, sous le commandement de Dieu peut amener le bonheur aussi bien que le malheur, se retrouve dans d'autres religions et cultures. C'est ainsi que l'esprit-souffle de Yahwé devient « gage d'élection ou de folie furieuse[1] ». Respirer l'esprit-souffle divin peut vivifier, mais ce même air peut se transformer « en souffle de gorge », (*nephesh*), en âme et provoquer l'angoisse de son dépérissement et de sa perte. Le souffle, source de vie, peut en même temps évoquer la brièveté de la vie. Du « vent cosmique » (*ruah*) émane le « souffle de gorge » (*nephesh*) qui, séparé de lui, se fixe à la chair. Le souffle est donc à l'origine de la vie. Mais l'arrêt du flux respiratoire provoquant la mort, le souffle représente aussi la séparation de la chair et de l'âme. « C'est une idée commune à de nombreuses cultures que d'identifier l'haleine de la vie et l'âme du trépassé[2] ».

On peut trouver un exemple de cette équivalence, moins évidente certes, entre le souffle et la mort, dans la pensée indo-iranienne. « L'esprit souffle de Dieu » appelé *ruah* par les hébreux, trouve son équivalent dans *Vayu*, « le maître du vent » de la pensée indo-iranienne. Il a un double visage et regarde à la fois vers le ciel et vers la terre. Il règne sur l'espace aérien, un lieu intermédiaire entre le monde des vivants et celui des morts. « Il surveille la nécessaire voie

1 Teyssèdre B., *Naissance du diable, De Babylone aux grottes de la mer Morte*, Albin Michel, 1985, p. 122.
2 *Ibid.*, p. 117.

de passage entre ce monde-ci et l'autre : le défunt, pour gagner sa demeure définitive, doit suivre « le chemin de l'impitoyable *Vayu* » et le pont étroit qu'il traverse « n'est environné que de vent[1] » ». Dans toutes les mythologies et légendes concernant le souffle, nous constatons que le vent, le souffle, représentent en même temps un principe et son opposé. Ils (le vent ou le souffle) peuvent aussi bien être la vie et la mort, le bonheur et le malheur ou bien encore la miséricorde et le châtiment envoyés par Dieu.

Pour Teyssédre, les religions voulant intégrer les démons dans leurs conceptions les prétendent instruments de la colère de Dieu et, ainsi, pour lutter contre la sorcellerie, transforment Dieu en un « super sorcier »[2]. Il devient aussi bien l'origine du bien-être et des miracles que l'origine de la folie et des malédictions. Cette double fonction de Dieu est très bien représentée par le souffle, à la fois vent destructeur et vent pouvant apporter la pluie nécessaire à la fécondation de la terre. Cette dernière idée que nous avons pu mettre à jour dans le Coran, rejoint la pensée de Teyssédre qui établit une équivalence entre le souffle et le sperme. L'esprit-souffle donne forme à toute chose. Ainsi il est naturel, pour Teyssédre, que les hommes mettent en correspondance le sperme et l'esprit-souffle. Avant d'affirmer cette concordance, il reconnaît d'abord une identité symbolique entre le sang et le souffle. L'haleine est une forme de l'âme, le sang en est une autre, et « les démons sont les esprits-souffles issus de l'âme-sang des héros massacrés[3] ». Cette « âme-vie » qu'est le sang appartient à Dieu, qui le donne et qui interdit de le répandre. En somme, qui a mangé ou versé le sang ne versera plus de sperme. Dans cette optique, la procréation serait « l'effusion du sperme, porteur de l'esprit-souffle, dans le récipient du ventre maternel où il rencontre l'âme-vie sous l'espèce du sang[4] ». On aboutit ici à l'une des théories infantiles concernant les origines. Cette théorie trouverait son équivalent dans la pensée primitive qui voit dans l'âme-sang et dans le sperme la présence de l'esprit-souffle. Selon les théories exposées par Teyssédre, comme dans les théories infantiles qu'a découvertes Freud, c'est d'abord dans le souffle, une force invisible et surnaturelle, qu'est reconnue l'énergie fécondante. Ce n'est qu'après que seront reconnus le rôle joué par les substances contenues dans le corps et leurs rapports avec l'accouplement.

1 *Ibid.*, p. 258.
2 *Ibid.*, p. 122.
3 *Ibid.*, p. 123.
4 *Ibid.*, p. 28.

Nous avons vu l'esprit-souffle comme principe fécondant, or,beaucoup de « démons-maladies » issus des « ténèbres d'en-bas » se manifestent aussi sous l'aspect de « vents mauvais ». Un exemple de ces « esprits-souffles-mauvais » se trouve dans le trio babylonien « *Lilitu* et *Lilû* », « démon sans époux » et « démon qui n'a point pris femme », et Ardat-Lili « belle vierge » désirable et inassouvie[1]. *Ardat-Lili,* « volatile nocturne », est la plus redoutée. Son trait distinctif est la frustration. Elle ravit les progénitures et rend les jeunes filles stériles. Elle est aussi « le vent de maladie ou d'impuissance qui souffle dans la maison de l'homme ». Cette sinistre triade porte à son paroxysme l'un des caractères essentiels des « vents mauvais ». Ils ne prennent pas de femmes, n'ont pas d'enfants, et attaquent la vigueur sexuelle de l'homme.

Les caractéristiques de ces vents mauvais rappellent ceux d'*Omolsabian* que nous avons vu dans les vents du sud de l'Iran et dans les légendes arabes. « Ces rencontres terribles de la nuit », « ces démons femelles », dans leur rapport avec la fécondation, le nourrisson et l'enfantement, sont en correspondance directe avec le sang et le sperme. Ces deux liquides porteurs « d'âme-vie » sont aussi chargés de l'idée du péché. Le flux menstruel est souvent mis en connexion avec la malédiction, la déperdition de l'âme et la possession démoniaque; par ailleurs, le sperme est considéré comme source d'impureté chez beaucoup de peuples. « Selon la Torah, l'écoulement séminal chez l'homme et les menstrues de la femme sont sources symétriques d'impureté[2] ». Or, nous constatons que, d'une part, dès que le sperme s'est fixé dans la matrice et que, d'autre part, le sang est coagulé par la fécondation, l'impur se transforme en pur et même en divin. Cette fixation paraît une possibilité de s'éloigner du péché et de la colère de Dieu. Les « vents-mauvais » seraient des esprits empêchant cette conjoncture. Cette solution ne semble cependant pas suffisante car la purification de la femme accouchée est requise. Pendant une période, elle est impure et doit offrir un « sacrifice pour le péché ». Mais la femme qui accouche après avoir couché maritalement n'a sûrement pas péché. Alors, d'où vient son impureté? Pour Teyssèdre, l'impureté vient des douleurs qui accompagnent l'accouchement. « Elles résultent d'une malédiction, « tu enfanteras dans les douleurs » (Gn. 3,16), qui transforme les couches en une maladie[3] ». Dans ce cas, la vulve, comme dans

1 *Ibid.*, p. 152.
2 *Ibid.*, p. 126.
3 *Ibid.*, p. 129.

un hymne de Qumrân, sera assimilée aux flots de l'Abîme et à la fournaise de la mort.

La présence de ces « démons-souffles-mauvais » aux côtés de l'idée de l'enfantement, de la douleur ressemblant « à la fournaise de la mort » et de l'ambivalence à l'égard du sperme et du sang, démontrent que l'idée du vent est en lien avec un sentiment d'effroi devant le « travail d'enfanter », un questionnement qui accompagne ce travail et, donc, l'idée du souffle. L'idée originaire serait un enfantement réel, mais cette idée peut se transposer sur l'idée d'enfanter une pensée, un désir inavouable, un secret, une maladie. Les rituels pourraient servir à cela : d'une part ils fixeraient quelque chose de non-lié, d'impur, en lui donnant un nom et, d'autre part, les sacrifices et les offrandes donneraient l'occasion à la personne de se réconcilier avec les divinités qui lui ont permis d'enfanter après des douleurs morbides. L'idée d'un invisible, semences de vie et miasmes pestilentiels, traversant l'être de part en part, serait la condition nécessaire à tout rituel de ce genre.

Zâr

L'étude des « gens de l'air » dans le sud de l'Iran fait apparaître l'importance du terme *zâr*. Répertorier les pays où ont lieu des pratiques du *zâr* permettrait de procéder à une comparaison avec l'Iran et de constater les ressemblances et les différences. Cette étude donnera l'occasion d'approfondir la recherche d'un sens de ces rituels. Le *zâr*, en Iran, est une catégorie de grands vents des plus dangereux. Ce terme est souvent utilisé dans le sud, pour désigner les « gens de l'air », leurs « jeux » ou les possédés. Comme nous l'avons déjà signalé, Cerulli écrit dans l'encyclopédie de l'islam que le *zâr* est passé de la langue amharique à la langue arabe. Tout le monde pense que c'est un *djinn* qui, de l'Éthiopie, est apparu dans le monde musulman. En Éthiopie, le terme *zâr*, qui possède une origine non sémitique, vient du nom d'un dieu des croyances polythéistes appelé *Jâr*. Après la christianisation de l'Éthiopie, ce dieu est devenu un être surnaturel vivant dans les ruisseaux et les cours d'eau. Il existe des rituels pour exorciser le *zâr* et d'autres pour le faire entrer dans le corps de quelqu'un afin qu'il procède à des divinations. En général, c'est une femme qui organise et dirige ces cérémonies. La croyance aux *zâr* existe aussi au Soudan, au Caire, à Omman et en Égypte. Les cérémonies diffèrent selon les pays, mais à chaque fois il s'agira de connaître le nom du *zâr* et son origine. Après une présentation des points de ressemblance de tous les rituels du *zâr*, nous verrons leurs transformations au fur et à mesure de leurs déplacements vers l'Iran.

Dans la langue persane, le *zâr* peut signifier pleur, lamentation, infirme ou faible; il est aussi un suffixe signifiant « lieu de ». Ces significations se rapprochent de celles de *bâd*, quand il veut dire plainte, gémissement. « Le chercheur Modaressi soutient que le mot zâr est persan mais le culte a une origine africaine. Elle approche le mot *zâr* du sanskrit *jera*, voulant dire handicapé[1] ». Dans ce qui suit, nous allons nous intéresser au culte et à sa signification, dans différents pays où il est pratiqué.

Migration des esprits *zâr* à travers le monde

Battain, dans sa thèse, *Le zâr rituel de possession en Égypte, de la souffrance à l'accomplissement*, fait une liste de tous les pays où des rituels du *zâr* existent. Ces pays sont l'Éthiopie, le Soudan, la Somalie, Zanzibar, le Yémen, l'Égypte, les pays du golfe Persique (les Émirats, Qatar, Dubaï, Bahreïn, Koweït, Bassora, Iraq et Iran). Pour faire une présentation des pratiques dans ces pays, nous allons nous servir d'une liste de traits communs entre toutes les pratiques du *zâr* établies par Rodinson[2]. Ensuite, nous présenterons d'une manière plus détaillée le travail de Battain sur l'Égypte, le Yémen et quelques éléments des pays du golfe Persique, qui semblent plus proches et plus avantageux pour la compréhension des rituels en Iran.

Ces pratiques sont liées à une représentation et à une organisation déterminée qui, dans tous les pays, peuvent se réunir autour de quelques traits communs :

- Existence d'esprits qui entrent dans le corps.

Ils sont nommés, individualisés et hiérarchisés. « Le système rituel du *zâr* donne une structure plus définie et plus complexe à la possession musulmane[3] ». Pour l'islam, les esprits sont plutôt des entités indistinctes comme les *djinns*. En Éthiopie, il y aurait quatre-vingt-huit *zâr*, divisés en deux catégories. À Zanzibar, le *zâr* se divise en un groupe musulman, qui lui-même est divisé en sawaheli et en arabe, et un autre groupe non musulman. Au Soudan, il en existe

1 Battain T., *Rituel de possession en Égypte, de la souffrance à l'accomplissement*, 1997, p. 148.
2 Rodinson M., *Magie, Médecine et possession à Gondar*, La Haye, Mouton, 1967.
3 Battain T., *Rituel de possession en Égypte, de la souffrance à l'accomplissement*, *op.cit.*, p. 29.

quatre types : *souakine* (pour les femmes de classes élevées), le *bori*, le *habashi* (éthiopien), et le *tambura* (du nom de l'instrument utilisé dans les rites). Dernièrement, les *zâr afrangui* (européens) ont fait leur entrée dans la communauté des *zâr*. Ils représentent les esprits occidentaux, indiens et chinois. Au Yémen, l'Italien Ansaldi (1939) dans la région de Tihmanai, différencie les *zâr* de la terre, de la mer, de l'air et du ciel avec un chef à la tête de chaque catégorie. Dans les pays du golfe Persique, une catégorie très connue, appelée *Nûbân*, fait son apparition. C'est aussi le nom qui est donné à l'instrument *tambura* qui est censé représenter les esprits. Ils parlent par son intermédiaire. *Nûbân* signifie le Nubien, c'est une manière de désigner les esprits en provenance de la Nubie. À Dubaï, ce nom est donné au groupe dont les rituels sont associés aux Arabes du golfe d'origine africaine. À Oman, il y a le *zâr*, le *tambura*, le *nuban*, *Al mikwara* (turban), *Al midên* (le centre) *Al sarah* (réjouissance). Ce dernier terme est parfois utilisé dans d'autres pays, pour désigner l'ensemble des rituels. Certains de ces termes, utilisés aussi en Iran, témoignent du lien qui existe entre tous ces rituels. La différence entre les pays se constate plutôt dans la pratique des rituels qui, du même coup, entraîne un changement dans la conception des esprits.

Les esprits constituent une société parallèle avec statut social, sexe, âge, métier, nom propre, pays d'origine, race et religion. Cette différenciation des esprits a pour conséquence une différenciation de leurs manifestations. Ils auront chacun leurs propres habits, joyaux, parures, danses, attitudes et comportements. Le possédé incarnant un tel esprit devra s'habiller selon son désir et se comporter, lors des rituels, à l'image de l'esprit qui le possède. En fonction de l'esprit qu'il incarne, chaque possédé aura un nom et une personnalité individualisée et représentée. Ce fait facilite, pour le possédé comme pour les autres, la connaissance et l'approfondissement d'un état au demeurant incompréhensible et indéfinissable. Le possédé apprendra, avec l'aide du guérisseur et par la force (l'exigence) de l'esprit, à exprimer ses émotions et ses sentiments et, peu à peu, à les maîtriser et à leur donner une forme plus théâtrale et déguisée.

- Attitude hostile des esprits devant l'irrespect et amitié quand ils sont satisfaits.

Battain rapporte une légende, décrite par Praetorius en 1894, qui a cours en Éthiopie. « Un chef musulman (Ahmad le grand), avant de mourir, prédit au Negus Galawedewes, que s'il se conduit mal, il mourra bientôt et son royaume sera gouverné pendant trois cents ans par des païens qui fument le tabac et, croyant au *zâr*, se livrent à la danse[1] ». D'après cette légende, se comporter mal amène le *zâr*, mais cette légende donne aussi le moyen de s'entendre avec eux. Il faut de la fumée et de la danse. Il existe beaucoup de règles pour ne pas s'attirer la colère des esprits. En Iran, lors des cérémonies des vents non musulmans, il ne faut pas prononcer le nom d'Allah. Il ne faut toucher ni morts, ni homme, ni animal. Il ne faut pas jeter de l'eau chaude et des objets sans faire attention, car cela pourrait toucher un *djinn* et lui faire du mal. Il faut être propre. Toutes ces précautions sont des preuves qu'on honore les *zâr* et qu'on les respecte. Dans ce cas il ne font pas de mal mais, dans le cas contraire, on ressentira leur colère. Chaque adepte adopte ainsi une règle de conduite rigoureuse qui lui permet d'être en accord avec les esprits (surtout avec le sien) ; chaque écart de sa part déclenche un sentiment de culpabilité chez lui, et la colère des esprits.

Les esprits, en plus d'être hostiles, sont envieux. Rodinson ne fait pas allusion à cet aspect du caractère des esprits, mais il apparaît très clairement dans plusieurs mythes rapportés par Battain. Une officiante d'Égypte raconte que « les causes du *zâr* sont à chercher dans l'amour d'un sultan des *djinn* pour la fille d'un Pharaon. Le sultan (des *djinn*), dont l'amour reste insatisfait, la rend malade. On fait venir *Zara* (une divineresse). Par respect pour elle et en échange d'une belle nuit, il quitte le corps de la fille[2] ». Les esprits sont très vite épris des êtres humains, ils les envient quand ils se marient et les adeptes doivent faire attention à ne pas éveiller leurs envies. Au Yémen, « il (un adepte) ne doit pas trop s'embellir ou utiliser du parfum, asperger la maison durant le coucher du soleil ou à l'aube, au moment du passage des esprits. Si le possédé est une femme, elle doit porter le voile de manière permanente, excepté durant l'acte sexuel, pour se cacher à l'esprit, de manière à éviter son désir de la posséder de nouveau[3] ». Ces légendes, en plus d'évoquer la convoitise des esprits pour les humains, rappellent ce rapport avec l'amour et la sexualité, que nous avons déjà constaté. Ces récits mettent en évidence une peur de l'envie et de la jalousie des esprits, des règles de conduite pour ne pas les mettre en colère, éveiller leur envie et les attirer sur soi. Les esprits ne seraient-ils pas les représentations de quelques désirs inavoués et de sentiments énigmatiques régnant dans les communautés humaines ? L'envie et la jalousie des esprits ne

1 Battain T., *Rituel de possession en Égypte, de la souffrance à l'accomplissement*, *op.cit.*, p. 69.
2 *Ibid.*, p. 153.
3 *Ibid.*, p. 130.

seraient-elles pas celles des autres membres de la communauté qui s'incarneraient dans une force à qui il faut rendre hommage après chaque réussite et chaque progrès ? Les esprits désirent s'incarner dans les corps des hommes, et ces derniers seraient à la recherche de moyens pour éviter cela.

Ce qui précède témoigne de l'hostilité des esprits et de leur désir d'incarnation. En fait, les hommes ne seraient que la proie des puissances invisibles. Cependant, Harris (1844) rapporte un récit éthiopien sur l'origine du *zâr* qui témoigne de l'amitié des esprits et de leur serviabilité, de la raison pour laquelle les êtres humains pourraient les appeler en aide et avoir envie d'être possédés par eux. « L'origine du culte se rapporte au règne du roi Choa, *Asfâ Wasan* (mort en 1807). Il aurait persécuté un jeune noble, l'aurait éborgné et enlevé sa sœur pour l'amener dans son harem. Pour se venger *Tavanân* fait des sacrifices au *zâr*, et plonge dans le lac pour accéder au palais de *Warobal Mâmâ* (la mère de tous les *zâr*). Il y renie sa religion et obtient des pouvoirs magiques qui lui permettent de persécuter le roi... *Tavanân* expie ensuite son activité magique par une vie de pénitence sous l'aspect d'un ermite, et fait des sacrifices[1] ». Donc le *zâr*, hormis son aspect hostile, peut aussi s'incarner dans le corps de quelqu'un pour l'aider à se venger, ou encore pour réaliser un désir. On peut faire appel à lui, mais il faudra ensuite faire des sacrifices et des rituels pour se racheter et l'apaiser.

Pour réaliser un désir, il faut l'appui et l'aide d'une force surnaturelle, qu'il s'agisse d'un désir de vengeance (de mort) ou d'un simple désir. Mais cette réalisation réveille une culpabilité qui pousse à se repentir. Cette force extérieure est une projection des propres désirs et attentes de l'individu. Il semble que, dans les pratiques du *zâr*, ce désir d'abord reconnu comme extérieur devra s'intérioriser et même s'incorporer pour après trouver une expression et se réaliser.

- Identification et détermination des exigences (de l'esprit) au cours d'une cérémonie avec musique, chant et danse.

Dans plusieurs légendes où les humains ont rencontré les esprits, ces derniers ont confessé leur attirance pour la danse, les chants et le parfum. Un jour, le prophète Salomon, après sa prière, voit apparaître une créature gigantesque, il lui demande son nom et la raison pour laquelle il n'est pas à ses ordres. Le *djinn* lui apprend qu'il lui apparaîtra à la fin des temps et qu'il possédera à la fois les hommes et

1 *Ibid.*, p. 73.

les femmes. Quand Salomon lui demande comment on peut soigner les personnes possédées, il répond : « je ne serai jamais exorcisé, cependant j'ai certaines demandes qui doivent être satisfaites ; elles sont les suivantes : la danse, la musique et les parfums[1] ». Dans la légende rapportée par Praetorius dans la thèse de Battain, il est aussi dit que les gens qui croient aux *zâr* aiment le tabac et la danse. Et le récit d'une officiante égyptienne, où *Zara* libère du *zâr* la fille du Pharaon en lui promettant une belle nuit, fait état de la même attirance des esprits pour les cérémonies accompagnées de chants et de danses.

En effet, la fête (cérémonie accompagnée de danses et de chants) fait partie du rituel *zâr*. Certains sceptiques prétendent même que ces rituels ne sont que des prétextes pour faire la fête et obtenir des cadeaux. Il est vrai que ces rituels ont une apparence festive, mais ils ont un déroulement précis, sont de différentes sortes, avec des fonctions différentes, et sont surtout des célébrations en l'honneur des esprits. Il y a des rituels appelés *hadra*, présence (Égypte, Yémen, Iran...) dont l'organisation régulière est un devoir pour les guérisseurs. Tous les adeptes y sont conviés pour entretenir une bonne relation avec leur esprit. C'est au cours du *hadra* qu'on constate la présence ou non d'un esprit dans le corps d'une personne. Cette cérémonie, dans le cas où l'on diagnostique une possession, peut aussi être appelée *sulha* (la paix) ou *Kasf al atar* (découverte des traces). Il existe aussi un rituel qu'au Yémen on appelle *Ism* (nom), pendant lequel est recherché le nom de l'esprit, son origine et ses désirs. Ce genre de rituel, sous des appellations différentes ou alors sans appellation précise, existe dans tous les pays où l'on célèbre le *zâr*. Il y a aussi la cérémonie du sacrifice qui, en Égypte, est appelée *'aqd* (le pacte). Elle a toutes les apparences d'une fête de mariage et, d'après les adeptes, et dans la croyance du *zâr*, elle représente l'union de l'esprit et du possédé. Par ailleurs, en Égypte, où le *zâr* connaît une forme très élaborée, il existe des cérémonies spéciales pour le possédé qui veut devenir officiant. Il y a la cérémonie de la montagne, de la mer, celle de la vieille dame et celle de la ceinture (*Hizam*) appelée aussi de l'investiture.

À travers cette brève présentation, nous constatons que, même si ces rituels ont une apparence de fête, ils possèdent un ordre et un déroulement très précis. Ils respectent le trajet du possédé pour

1 Abdelsalama S., *Petit manuel de psychothérapie des migrants*, n° 24, 1994, p. 84, rapporté par Sarrafaddine.

lequel ils sont organisés. Les cérémonies où l'esprit donne son nom et où l'on procède à l'alliance des deux par le sacrifice semblent être les plus chargées de signification. Au cours des autres cérémonies, le possédé apprend à connaître de mieux en mieux l'esprit qui le possède et à se comporter selon ses désirs. Il s'habille comme lui, apprend sa manière de danser et de se comporter. Les actes et manipulations du possédé par le guérisseur sont chargés de sens. C'est lors de ces cérémonies que les éléments thérapeutiques se mettent en place.

- L'organisation du rite autour d'un officiant (ancien possédé).

Les cérémonies sont dirigées par un(e) officiant(e), un guérisseur(se), qui veille au bon déroulement du rituel (selon les règles) et s'occupe des possédés. Cela peut aussi bien être une femme qu'un homme. En Iran, il existait des *mâmâ* très célèbres, mais maintenant ce sont surtout les *bâbâ* qui organisent les cérémonies et les *mâmâ* sont plutôt leurs aides. C'est pour cette raison que, dans ce qui suit, nous utiliserons le terme masculin pour parler des officiants.

On appelle l'officiant *Kudiya* (sens inconnu, ou esclave noir du harem), *Sayha* (chef), *Alaqa* (celui qui est en connexion), *Ummiya* (mères), *Bâbâ* ou *Mâmâ* (père ou mère). En connexion avec les esprits, il peut donc être esclave ou maître de l'esprit, mère ou père des possédés. Il est l'intermédiaire, le « canal de transmission » (Battain) entre le possédé et l'esprit. C'est lui qui interprète les signes des esprits, les questionne et devient le garant du pacte qu'il établit entre le possédé et l'esprit. Personnalité quasi sacrée, elle est investie par le pouvoir des esprits. L'officiant a fait un « pacte », « lié un nœud » avec chacun des esprits. Il a le pouvoir de lire dans l'avenir, faire des miracles, et connaît tous les secrets du *zâr*. Le possédé chemine avec le guérisseur. L'attention qu'il porte au possédé et la manière dont il s'en occupe le met dans une position de substitut de la mère (Battain). Mais par son rôle de représentant de l'autorité et de la loi, il est aussi un substitut du père.

En général, le guérisseur est lui-même passé par toutes les étapes de l'initiation. Il a été malade et a procédé à tous les rituels pour devenir officiant. En Égypte, la cérémonie qui consacre un possédé en officiant est appelée le rituel de « ceinte de la ceinture ». Pendant cet office, après les sacrifices (de grands animaux), on lui remet les objets rituels (boîte d'encens, boîte où sont enfermés les esprits, en Iran et dans les pays arabes un bâton appelé *xeizarân*), et lui attache une ceinture, qui est l'essence du pouvoir de l'officiant et le signe de sa maîtrise sur les esprits. Cette ceinture, qui rappelle celle de l'épouse pendant les rites du mariage arabe ou la cérémonie de « nœud de la ceinture » dans les corporations[1], consacre la personne comme officiante et marié(e) des esprits. Pendant toute sa vie, il/elle sera la mariée /l'époux des esprits et leur devra fidélité. Pour les guérisseurs ni célibataire, ni veuf, ni divorcé, il y aura, dans la semaine, des jours exclusivement réservés aux esprits, pendant lesquels ils devront s'abstenir de relations sexuelles. Une *Kudiya* d'Égypte raconte : « Ma relation avec ma *djinnya* est secrète, sous peine de devenir muette. Nous vivons comme mari et femme. Nous avons des enfants, un fils à moi et une fille à elle (invisible). Je les vois en rêve, les touche et les embrasse. Elle est soudanaise et vit à la Mecque, auprès du prophète. *Hadji Amina* (l'esprit) a grandi avec moi dès l'âge de sept ans. Après mon mariage et la naissance de ma première fille elle m'a dit : « Tu veux vivre avec moi ou mourir ? Il faut donc qu'on dorme ensemble, puis je te récompenserai[2]». L'officiant est donc dans une relation continuelle avec les esprits. Cela lui donne des pouvoirs mais aussi des obligations. Sa relation aux esprits paraît, par rapport à celle des possédés, beaucoup plus concrète et directe. Il parle aux esprits comme à des individus réels. Il n'a pas besoin d'intermédiaire alors que tous les autres possédés doivent passer par lui pour s'entretenir avec les esprits.

L'officiant reconnu comme une personne spirituellement accomplie, selon le chemin initiatique du *zâr*, devra tous les ans faire une cérémonie en l'honneur des esprits et s'occuper de ses enfants (les possédés) et leur organiser des cérémonies régulières de présence (*hadra*), au cours desquelles il pourront entretenir leur relation avec l'esprit qui les possède. Il est le garant de cette relation et veille à ce que les deux parties respectent leur engagement. Hormis cette fonction de régulateur des affaires entre esprits et possédés, il est aussi consulté pour toutes autres sortes d'affaires. Pour ses adeptes (enfants), il devient une sorte de conseillé, de père ou de mère que l'on vient consulter pour gérer sa vie.

Rituel au Yémen et dans les pays du golfe Persique

Le Yémen est une terre de rencontre entre *zâr* venant de l'est et de l'ouest : Oman et les pays du golfe d'une part, et d'Afrique d'autre part. Le rite s'appelle *Mazzar* (sanctuaire). Les adeptes sont appelés

1 Battain T., *Rituel de possession en Égypte, de la souffrance à l'accomplissement*, *op.cit.*, p. 321.

2 *Ibid.*, p. 164.

muntaseb (affiliés), ou *mazzawwirin* (visiteur de sanctuaire). Cette appellation des rituels et des adeptes donne au *zâr* une connotation de culte des morts, où il s'agirait de s'entendre avec les âmes des personnes disparues. Nous avons déjà évoqué ce lien et constaté que l'entrée dans la famille des esprits *zâr* des saints musulmans confirmait cette hypothèse. En effet, en Iran, les *mashaiex* sont une catégorie de vents représentant les esprits saints. Ils possèdent des sanctuaires qui sont visités. Dans le passé, des cérémonies avaient lieu dans ces sanctuaires. Les cérémonies qui servent à incarner ces esprits ne peuvent être lus de la même manière que les cérémonies organisées pour ces mêmes saints dans les confréries soufies où il n'est fait appel qu'à leur force et à leur bienveillance. Le rapprochement des rituels du Yémen avec ceux de l'Iran se confirme dans la façon dont, au Yémen, on nomme les esprits. Ils sont appelés *Al rih al ahmar*, le vent rouge; *rih* (vent) se réfère généralement à l'esprit. Comme il a déjà été précisé, faire l'amalgame entre *zâr* et vent est une manière d'islamiser le *zâr*. Le vent serait l'âme d'un mort avec qui on peut s'entendre par l'organisation de rituels. Cette âme peut rendre malade mais aussi protéger ou exaucer des vœux et, comme nous l'avons signalé, tous les esprits ne sont pas directement liés à un mort légendaire. Dans le groupe des *zâr* du Yémen, on trouve de grands *zâr* qui sont aussi connus en Iran. *Sayfou Cangar*, l'esprit chrétien auquel sont soumis les quarante fils (*zâr*) d'Eve; *Zâr mâmâ*, chef de tous les *zâr* d'après certains chercheurs, connu en Iran sous le nom de *Mameit*, nom qui lui est aussi attribué au Yémen. Le nom des catégories d'esprits : *Tambura*, *Habashi* (l'Éthiopien), *Liwa* (boisson alcoolique en sawaheli) rappelle les noms utilisés en Iran et se retrouvent également dans d'autres pays. Le même *zâr*, avec quelques différences dans l'appellation, peut se retrouver dans divers pays. Ce phénomène atteste l'extension d'un même culte à travers le monde. Mais selon les pays, le nom ne désignera pas la même chose et la légende qui lui sera attribuée semble être une création nouvelle dans chaque pays. Un même esprit ou catégorie d'esprit aura une signification qui lui sera donnée dans chaque pays, en fonction de ce que la communauté aura besoin d'exprimer par ces formes imaginaires et ce que la culture lui offrira comme moyen de création.

Le trajet du possédé commence par une cérémonie pour constater une occurrence de la possession (*tunahbuh :* alerte, réveil). Ensuite, il y a le *Hadra* (encensement, mastication de plantes stupéfiantes) et l'interrogation de l'esprit. Le rituel se termine avec le sacrifice et trois à quarante jours d'isolement. L'appellation de *hadra* (présence) existe dans presque tous les pays. C'est un appel pour que l'esprit se présente, et tout est fait pour que la personne possédée puisse manifester une présence complète (corps et âme) dans cette cérémonie. Après le « réveil », « l'alerte », le possédé doit aussi sa « présence », c'est ce qui fait que l'esprit daignera se présenter. La présence de l'esprit ne se confond-elle pas avec une manifestation du « sujet » ?

Comme en Égypte, au Yémen, la relation avec l'esprit est considérée comme un type marital-sexuel. Les adeptes disent qu'il n'y a pas de *zâr* sans sexe. « Adeptes et officiantes réservent des jours de la semaine pour la rencontre avec leur esprit. Ils s'habillent, se parfument et attendent leur esprit dans la chambre à coucher (à laquelle les vrais conjoints sont interdits d'accès) en fumant la pipe et en mâchant le *qât* (produit stupéfiant), comme le font les épouses. À la fin de la rencontre avec les esprits, les adeptes affirment trouver sur les draps du sang et du sperme[1] ». La prise en compte de la sexualité et son intervention dans le rituel semblent être une spécificité des rituels *zâr*. L'adepte et l'esprit deviennent mari et femme et ils pratiquent l'acte sexuel. Cette signification du rituel, très présente en Égypte et au Yémen, devient plus déguisée et tend même à disparaître dans d'autres pays et en Iran. Elle est le sens latent, à l'origine de tout rituel, mais n'apparaît plus d'une manière manifeste dans les explications données par les membres de la communauté.

Hormis cette « relation maritale », au Yémen, la relation des adeptes aux esprits a une connotation militaire de subordination au pouvoir, à l'autorité. « Le rite réactualise le rapport de subordination au pouvoir divin qui, dans le monde invisible, se manifeste dans la relation entre les saints et les *djinns* et, dans le monde visible, entre l'officiant et les adeptes[2] ». Le possédé, par le rite, se soumet à une autorité supérieure qui le soutient dans sa vie et à qui il doit respect et obéissance. Une sorte de père invisible qui peut aussi se matérialiser dans le personnage du guérisseur. Cette signification du rituel nous paraît comme un moyen d'effacer l'autre signification (sexuelle), en la refoulant à l'arrière-plan des interprétations données de ces rituels par les informateurs et certains chercheurs. C'est dans le golfe Persique, où les adeptes se réunissent autour de groupes de musique, que cette notion de soumission à une autorité s'est le plus développée. En quelque sorte, elle est devenue la seule signification de ces rituels. Le terme *nûbân*, qui au Yémen désigne la lyre qui sert à appeler

1 Battain T., *Rituel de possession en Égypte, de la souffrance à l'accomplissement*, *op.cit.*, p. 132.
2 *Ibid.*, p. 138.

les esprits, est devenu dans le golfe le nom du groupe de musiciens qui, par leur musique, font descendre le *zâr*. Ces instruments et ces musiciens sont sacrés et, comme l'officiant, possèdent un grand pouvoir auquel il faut se soumettre.

En réalité, ces deux significations coexistent. Une illustration de ce fait peut se trouver dans les offrandes qui sont faites aux esprits. Cependant, comme nous allons le voir, le sens d'une soumission qui se réalise et s'éprouve dans le rituel, tend de plus en plus à supprimer le sens sexuel de ces cérémonies. À Bahreïn, une bague avec le nom de l'esprit est donnée au possédé et, parfois, le malade doit se procurer un bâton pour la danse ou une bague appelée « signe de la croix ». La bague (symbole féminin d'un vide dans lequel se glisse le doigt) est un don que, dans tous les pays, on doit faire aux esprits. Le bâton est plus rare mais prend de l'importance au cours de la migration des cultes. En Iran, le bâton (*xeizarân*) est devenu l'une des demandes principales de l'esprit. Chaque esprit demande un *xeizarân* spécifique, orné d'argent ou d'or. Il demande aussi une bague, mais le *xeizaran* a pris tellement d'importance que le bras droit du *bâbâ* est aussi appelé le *xeizarani* (celui qui garde les *xeizarân*). Le *xeizaran* est-il un signe d'autorité que chaque esprit donne à sa monture ? Est-il un rappel de la soumission du possédé aux esprits et au guérisseur ? En Iran, le nombre de *xeizarân* qu'un *bâbâ* possède est un signe de sa puissance, et chaque *xeizaran* est la preuve de son entente avec un esprit et sa maîtrise sur lui. Avec ce bâton, le guérisseur frappe les possédés et c'est par lui qu'il désigne un objet, une chose, pendant le rituel. L'acquisition d'un *xeizarân* par un possédé est comme un gain de pouvoir et de maîtrise sur l'esprit en même temps qu'un rappel de son alliance : promesse de respect et d'obéissance à ce même esprit. En somme, la soumission a un pouvoir supérieur, l'obéissance et le respect du *bâbâ* donnent un pouvoir d'action et une maîtrise relative de l'esprit au possédé. Ce pouvoir et cette maîtrise sont représentés par un bâton qui symbolise en même temps l'accord avec l'esprit. L'esprit donne un peu de son pouvoir au possédé en contrepartie de sa soumission à la loi des esprits, représentée sur terre par le guérisseur. Quelle est la force que le possédé gagne en se soumettant à l'esprit ? N'est-ce pas une force sexuelle ?

En Iran, la relation de soumission est très manifeste entre possédé, *bâbâ,* et esprit. Mais, même si cette signification du rituel accède au premier plan dans de nombreux pays, la fonction du *bâbâ* ne se résume pas seulement à représenter l'autorité. D'autant que cette autorité que serait le vent ou l'esprit, avant de passer par le rituel, ne connaît aucune loi et ne poursuit que son bon plaisir. La description des rituels en Égypte dévoilera aussi une position maternelle de l'officiant(e). Le *bâbâ* (ou *mâmâ*) serait une sorte de père-mère. Une figure qui se retrouve dans les premiers moments de la vie de chacun et qui est à l'origine du désir. Avec le temps et la migration des esprits, le sens d'une soumission à la loi, ainsi que la fonction de l'officiant comme représentant de cette loi, deviennent donc les significations manifestes de ces rituels, au désavantage d'une fonction plus ambigüe de l'officiant et d'une signification plus sexuelle en rapport avec l'accouplement et l'enfantement.

Il est possible de constater cela dans les offrandes qui sont faites au vent. Le bâton, objet phallique, symbole de la loi, est la plupart du temps associé à la bague, une vacuité, un espace vide, féminin, dans lequel doit se glisser le doigt du possédé. À part la soumission, le but de ces rituels est peut-être la réunion de ces deux opposés. Par ailleurs, le sang du sacrifice, dans lequel ces deux objets doivent être trempés, rappelle un fond plus archaïque que l'étape où le sujet constitué se soumet à la loi. Nous avons vu que le sang contenant l'esprit souffle était son équivalent et, en même temps, dans son rapport avec une autre liquide, rentrait dans une équivalence symbolique avec le sperme. Un troisième objet, le *langouté*[1], toujours désiré par les vents en Iran, nous engage à interpréter ces rituels comme la réalisation d'une scène primitive qui serait toujours à reprendre et à réélaborer lors de chaque rituel. Même si ces rituels amènent à une soumission à la loi et à une réintégration de l'ordre social, leur efficacité se trouverait dans la réunion d'un représentant phallique (*xeizarân*), d'un objet symbolisant le vide (la bague) et d'un tissu qui recouvre le possédé lors de sa transe, signifiant ainsi que cette relation est des plus intimes et ne peut être vue et comprise que par un maître des esprits, un connaisseur de l'invisible. Cette transformation des pratiques et des esprits dans leur migration, effet d'une résistance face à un fondement inquiétant, est aussi un déguisement, nécessaire à leur existence. Pour continuer à les pratiquer ainsi que pour leur développement, les adeptes de ces pratiques ont dû accepter le compromis entre leur croyance (primitive) et les pratiques officielles plus spiritualisées et moins étranges. Cependant, le syncrétisme nécessaire à la persistance de ces pratiques ne doit pas faire oublier le fond primitif à l'origine de leur efficacité. C'est son traitement

1 En même temps qu'il désigne le tissu par lequel le possédé doit se couvrir le visage, ce terme signifie aussi *lâhâf*, la couverture qu'on utilise pour dormir.

qui devient le seul recours possible lorsque les voies officiellement prescrites (médecine, religions orthodoxes), sourdes aux exigences pulsionnelles, n'offrent aucune solution à certains malaises.

L'origine du *zâr* en Iran

Nous avons envisagé, dans ce chapitre, la migration des esprits *zâr* de l'Afrique vers l'Iran. Migration qui, par le biais de la résistance aux croyances animistes et primitives, a transformé ces pratiques en leur conférant un aspect moins magique et plus religieux. Pourtant, ces croyances ne peuvent germer n'importe où et n'importe comment. Il faut, pour l'implantation de telles pratiques, un élément favorable sur le lieu de leur apparition, leur pays d'accueil. Une pratique similaire, un peu plus au nord, dans la région centrale et méridionale de Baloutchistan, permet d'illustrer cette théorie, ces cérémonies sont aussi appelées « jeu » (*le'b* en arabe) et les esprits, *guat* (vent, esprit malin). During, qui s'est intéressé à ces pratiques, les range dans les pratiques mystico-animistes. « Le rite de *le'b guati* du Baloutchistan présente l'intérêt d'une forme populaire (de rituel) dans laquelle se mêlent le soufisme, le chamanisme et la possession[1] ». Cet auteur, ethnomusicologue, encouragé par la forte connotation soufie de la musique de ces rituels, s'est surtout efforcé d'éclairer le côté mystique de ces pratiques. Pour During, le *zâr*, contrairement au *guat*, a gardé « une empreinte fortement africaine[2] », exprimée dans une « nosologie détaillée et précise » et un culte aux esprits qui, pour lui « l'emporte sur l'aspect thérapeutique[3] ». Pour nous, la force, l'efficacité, de ces « *zâr* iranisés » (During) se trouvent dans le fondement animiste de ces rituels. Nous tenons d'abord à signaler que les pratiques des *Ahlé Hava* ne sont autorisées actuellement en Iran que pour leur aspect thérapeutique. D'autre part, dans le « jeu » *guati*, même si la guérison est demandée à Dieu, il existe un culte des saints qui, d'après une légende que cet auteur nous rapporte, peut trouver son fondement dans des croyances pré-islamiques iraniennes, assez proches des cultes du *zâr*.

D'après les habitants de cette région, il existe 360 *bâd*. L'auteur dit que les saints *guati* frappent de malédictions et les « jeux » sont organisés pour invoquer le secours de ces grands personnages. Dans ces cérémonies, on interroge aussi le *guât* au cours de la dernière séance et on lui offre un sacrifice. L'origine des *guat* se trouverait

1 During J., *Musique et mystique dans les traditions de l'Iran*, Peeters, 1989, p. 22.
2 *Ibid.*, p. 47.
3 *Ibid.*, p. 51.

dans une demande des habitants de cette région à Dieu « de punir les femmes de leur légèreté d'un mal que seul la musique soigne[1] ». Malgré cette légende et la présence de la musique, du parfum et des massages, le rite *guati*, d'après During, paraît aller « vers un sens plus mystique et un plan supérieur ». Il est vrai qu'on n'y incarne pas les esprits et que la sexualité y est moins manifeste. Or, les travaux d'un autre chercheur, Riahi, à Chabahar, au carrefour de ces deux régions (Hormozgan et Baloutchistan), dévoilent un aspect magique très développé dans ces cérémonies n'apparaissant pas dans les rituels des *Ahlé Hava*. Nous commencerons par présenter une cérémonie relatée par ce chercheur ainsi que quelques éléments de sa recherche. Ensuite, nous reviendrons sur les travaux de During, à propos d'un chant *guâti* de *Shahbaz ghalandar* et le mythe de *Simorgh*, oiseau de feu, légende avestique intégrée dans la pensée soufi sous forme de l'Esprit Saint et de l'âme.

Riahi présente cinq catégories d'esprits et de créatures surnaturelles : les *zâr*, les *bâd*, les *djenn*, les *dives* et les *mashaiex*. Les cérémonies de *zâr* et de *bâd* sont similaires à celles des *Ahlé Hava*. Même si la plupart sont d'origine africaine, il existe pourtant parmi eux certains esprits qui, par leur nom, laissent penser à une origine iranienne. Il s'agit par exemple d'*Arnavand*, le père de tous les *zâr*. L'apparition des catégories de *dive* (monstre) et de *pari* (fée), créatures faisant partie d'un fonds culturel persan, à côté de celles des *djenn* et des vents, confirment cette théorie. Mais, ne possédant pas plus d'éléments à ce propos, nous soutiendrons cette hypothèse plus tard, avec les travaux de During.

Une cérémonie, pour l'un des *mashaiex* que Riahi présente, semble être le point de passage entre le *zâr* et les rites *guati*. Est-ce le *mashaiex*, une transformation du *zâr* à Chabahar, qui est à l'origine du rite *guati* à Baloutchistan, ou bien est-ce le *guati* devenu *mashaiex* qui s'est implanté dans le sud et a permis l'expansion du *zâr* dans cette région ?

Les cérémonies organisées pour les *mashaiex*, sont appelées *moloud*. Ce nom, parfois utilisé dans la région de Hormozgan pour désigner les rituels, signifie nouveau-né, naissance, anniversaire de naissance d'un saint. Elles sont souvent organisées dans des lieux considérés comme les tombeaux des saints. S'agit-il d'un rapprochement inconscient entre la vie, la naissance et la mort ? Le meneur dans ces cérémonies est appelé *xalifé* (calife) ou *pir* (vieux,

1 *Ibid.*, p. 39.

dénomination souvent employée dans les confréries mystiques). L'assistant du *xalife*, appelé *mastan* (ivre) est celui qui « enfonce des épées et des couteaux dans son corps[1] ». Il arrive souvent que plusieurs personnes en transe fassent la même chose. Riahi présente 22 *mashaiex*. Certains, comme *Abdolghader guilani, refa'i, Adrous* ou *shams* existent aussi dans les pratiques des *Ahlé Hava*. La cérémonie de *moloud* de *Seid Ghollam Rassoul*, décrite par Riahi, est une illustration de notre hypothèse d'un fondement préislamique de ces rituels.

Il est dit que ce *Sheix* a disparu le jour de son mariage. Le lieu de son mariage, considéré comme son tombeau, est devenu le lieu des cérémonies. Après sa disparition, il serait venu dans le rêve de quelqu'un et lui aurait dit qu'il fallait, tous les ans, lui organiser sept soirs de cérémonie. « Les six premiers soirs, on joue du *dohol*, on chante, on danse (transe avec parfois des actes d'auto mutilation), et les spectateurs donnent des cadeaux (de l'argent) ». Le dernier soir, on reste éveillé jusqu'au matin où a lieu le rite de *Choub bâzi* (jeu de bois). Un cercle, qui peut aller jusqu'à cinquante hommes, est formé. Accompagnés par la musique qui commence assez lentement, les hommes jouent. Peu à peu le rythme s'accélère et ceux qui ne peuvent plus suivre sortent du cercle. Tout le monde a un bâton et les participants doivent, avec le rythme, faire s'entrechoquer leur bâton. « Il existe, pour ce *moloud*, un autre jeu qui apparaît plus comme un spectacle[2] ». Plusieurs personnes se déguisent en *pari* avec des couleurs spécifiques pour chaque personnage. Ainsi sont représentés *Sorx pari* (la fée rouge), *Sabz pari* (la fée verte), *Zard pari* (la fée jaune) et deux autres personnages, *Divé siha* (le démon noir) et le *Divé ghermez* (le démon rouge). Une autre personne s'habille en religieux, et plusieurs femmes en mariées. Les *div* attaquent les mariées pour les emporter, mais les *paris* les en empêchent. « Dans ces cérémonies, des chants africains dont personne ne comprend la signification sont chantés. » « Ce jeu met en scène le mariage de *Seid Ghollam Rassoul*, avec la présence de *Axound* (représentant de la religion). Mais les *div* empêchent ce mariage et le *Seid* disparaît[3]. » Plusieurs personnes, déguisées en hyènes, tournent autour des mariées, et un enfant avec un chapeau en papier est porté et promené

1 Riahi A., *Zär & bâd & Baloutch*, Bibliothèque Tahouri, 1977, p. 28.
2 *Ibid.*, p. 31.
3 *Ibid.*, p. 32.

par quelqu'un. « Les filles qui participent à cette cérémonie avec le souhait de trouver un mari idéal y restent jusqu'au matin[1]. »

Nous constatons, dans cette cérémonie, la présence de chants africains aux côtés de *div* et de *pari* qui semblent plutôt faire partie d'une mythologie iranienne pré-islamique. Cette cérémonie, bien qu'organisée pour la célébration d'un saint, est la mise en scène d'un scénario qui fait place à un désir charnel et à la sexualité. Les jeunes filles et les jeunes garçons qui y participent doivent penser à leur future compagne et au plaisir qu'ils pourront partager, plaisir et désir, qui, comme l'illustre la légende de *Seid Ghollam Rassoul,* peuvent être empêchés par les démons.

Avec tout ce qui précède, nous ne pouvons toujours pas faire le choix entre l'hypothèse d'un *zâr* venu d'Afrique, ou celle d'un *zâr* qui a sa source dans une pensée préislamique iranienne. Nous pouvons constater que les deux cultures sont présentes dans les rituels. Est-ce la présence de certains éléments dans l'une qui a permis l'expansion de l'autre, ou est-ce la transformation de l'une qui a été à l'origine de l'autre pratique? Nous pensons qu'un fonds primitif plus ou moins latent existe dans toutes les cultures et chez tous les hommes. C'est ce fonds (commun) qui permet les échanges et les migrations. La légende de *Simorgh*, présente dans un chant *guati* rapporté par During, illustre très bien cette hypothèse pour ce qui est du *zâr* en Iran.

Le chant du rituel organisé pour *Chahbaz ghalandar* (littéralement faucon royal, mais aussi *derviche* errant), fait intervenir *Simorgh*. D'après une légende avestique, « *Saena* est né 100 ans après Zoroastre et par la suite, son nom a définitivement désigné un oiseau extraordinaire[2] », *Saena Morgha* (*Simorgh*). Dans le livre des rois de Ferdowsi, c'est *Simorgh* qui enlève Zâl, le père de Rostam pour le préparer à son destin royal. En relation avec la mère universelle[3], il représente aussi la mère de tous les instruments[4]. Cet oiseau mythique se tenait entre l'intermonde et le monde divin. Par la suite, pour les mystiques tels qu'Attar et Sohravardi, « tout âme est en puissance Simorgh[5] ». Sohravardi dit : « c'est sous l'influence de ses ailes que les fruits apparaissent et que germent les plantes[6] ». Pour Attar,

1 *Ibid.*, p. 32.
2 During J., « Le mythe de Simorghe dans la musique extatique de Baloutchistân » in *Luqmân*, n° 1 cinquième année, 1988-1989, p. 27.
3 *Ibid.*, p. 31.
4 During J., *op.cit.*, p. 99.
5 *Ibid.*, p. 100.
6 During J., « Le mythe de Simorghe dans la musique extatique de Baloutchistân », *op.cit.* p. 27.

cette figure de légende, représentant à la fois maternité et paternité, n'est que « le soi véritable, notre propre nature transfigurée[1] ». Il y aurait autant de *Simorgh* que d'âmes, chacune n'étant que le reflet de l'unique, *Simorgh*. Dans cette conception, *Simorgh* est à l'origine de la vocation mystique, l'élan spirituel et le but. Il est un appel au changement. L'âme pourrait se transformer en *Simorgh* au cours d'un voyage initiatique.

Pour During, ce mythe sert à inverser la charge négative du *guat*. « D'abord possédé par le *guat*, le sujet (par le biais du rituel et du chant) devient imaginairement possédé par *Simorgh*, ce qui représente une différence considérable[2] ». Cet auteur attribue la force de ce mythe – qui « malgré sa coloration islamique tardive est très archaïque et fortement marqué d'animisme[3] » – à la plasticité de ce symbole. Plasticité qui permet à chacun de s'identifier à lui et par son intermédiaire, de s'engager dans un processus de changement et d'initiation.

La présence de ce mythe dans le *le'b guati* nous permet donc de dévoiler un fonds iranien pré-islamique dans ce genre de rituel faisant appel à des saints. Soit ce fonds iranien est à l'origine de ces rituels, soit c'est ce qui a permis l'implantation de tels rituels dans le sud de l'Iran. Ce qui semble certain, c'est que l'intervention de grands mystiques dans la lignée des vents rend possible l'acceptation de ces pratiques venues d'ailleurs, dans des pays islamiques peuplés par une majorité de croyants. Cela ne fait pourtant pas des pratiques des « gens de l'air » une pratique religieuse, et nous avons vu que même les rituels organisés pour des saints pouvaient avoir une grande connotation magique. Les saints eux-mêmes pouvaient être liés à une légende pré-islamique fortement marquée d'animisme. La religion et l'intégration de l'Islam paraissent donc nécessaires à l'épanchement de telles pratiques, mais ne peuvent être à l'origine de leur efficacité. Nous n'allons pas nous engager plus avant dans ce débat. Simplement, il nous paraît important de souligner que, dans la culture et dans chaque homme, il existe une résistance face à cet archaïque (l'infantile, le sexuel) marqué d'animisme. Par ailleurs, le mythe de *Simorgh* met en relation l'idée de l'âme, du voyage initiatique avec un oiseau, et donc le souffle.

1 *Ibid.*, p. 31.
2 *Ibid.*, p. 35.
3 *Ibid.*, p. 36.

La musique du rituel

Un des éléments du rituel présent partout dans le monde est la musique. Les instruments, les rythmes et les chants utilisés dans le sud de l'Iran témoignent largement de cette migration des vents et de leur fonds commun à travers le monde. Indispensable au rituel, la musique des cérémonies regroupe tout ce que nous avons souligné à propos de ces pratiques. Comme le souligne Rouget, c'est elle qui permet de créer un corps groupal, un collectif, et c'est aussi elle qui « éveille ce qui est au fond de chacun[1] ». Il pense aussi que la musique permet à chaque participant de se resituer dans le temps présent tout en se connectant avec des éléments de son passé et ses aspirations pour avenir. Elle permet finalement, comme tout ce qui constitue le rituel, à travers le corps du possédé et les procédés du guérisseur, de faire un lien entre le passé, le présent et le futur de chaque sujet afin de lui restituer une place dans le monde qu'il a perdu.

Dans le sud de l'Iran, même si les airs utilisés, comme le postule Gharassou, sont devenus proches de la musique classique persane, les paroles des chants et les instruments utilisés attestent largement de l'origine africaine de ces pratiques qui ont trouvé dans cette région les caractéristiques nécessaires à leur implantation.

Les instruments

Dans les rituels auxquels j'ai assisté, étaient utilisées des percussions (*dohol* de différentes sortes, des *dafs*) et parfois des claquettes de bois (*chuk*) que chaque participant frappait pour répondre aux rythmes des percussionnistes. Les musiciens, appelés *musiquant* par Rouget, ne rentrent pas en transe, maintiennent le rythme et la mélodie, auxquels répondent les *musiqués* en tapant dans les mains ou en utilisant les *chuk*. Pendant le rituel Noban est aussi utilisée une sorte de lyre africaine appelée *tambiré*. Pour le *zâr*, on ne joue que des tambours (*dohol* et *daf*).

Pour les *Ahlé Hava* les instruments du rituel sont vivants. On leur doit le respect, ils sont protégés des yeux des non-initiés,

1 Rouget G., *La musique et la transe*, Gallimard, nouvelle édition 1990. Cet auteur insiste sur l'importance de la musique tout en disant que l'effet thérapeutique provient d'un ensemble d'éléments qui constituent le rituel. Il rejoint par ailleurs la pensée mystique, telle celle d'un Ghazali qui, dans son traité de *sama*, avance que la musique ne peut provoquer autre chose qui n'existe déjà au fond d'une personne.

de préférence gardés dans un endroit sombre, et ils doivent être nettoyés régulièrement. « L'épouse de *bâbâ* Darvish, l'un des anciens maîtres très connus de la région, garde toujours les très grands *dohol* du *bâbâ* mort il y a dix ans. Elle dit que parfois elle entend les *dohol* qui se mettent à jouer ou à faire du bruit tout seuls. Ils sont protégés dans une pièce chez elle. Elle purifie la pièce avec de la fumée et met régulièrement des offrandes dans un coin pour que les *dohol* puissent « se nourrir »[1] ».

Avant les rituels on les fait « respirer » au soleil. On les nettoie, on les asperge avec de l'eau de rose et on les purifie avec des encens. Au moment du sacrifice, ils sont aspergés de sang pour les nourrir. Le *tambire* du *noban* est aussi nourri une fois par mois. « Chaque mois, on met un œuf entier dans la caisse de résonance et on le reprend le mois suivant, quand l'instrument a « consommé l'énergie vitale du jaune d'œuf »[2] ».

Saédi présente différentes formations instrumentales pour chacun des esprits. De nos jours, ces ensembles ne sont plus pratiqués, certains de ces instruments ne convenant plus à un usage en intérieur ne sont même plus utilisés. L'appauvrissement des instruments a plusieurs raisons. Les rituels ne sont pas facilement tolérés par les autorités politiques, et ils ne se déroulent plus en plein air mais dans des locaux préparés pour l'occasion. Des grands instruments avec une sonorité forte ne conviennent plus dans un endroit couvert, surtout quand il s'agit de se faire discret.

De nos jours, les rituels sont joués avec les moyens du bord. *Bâbâ* Gholâm, à Bandar-Lengue, organise les rituels avec trois *dohol* (grand tambour), un *kaser* (petit tambour) et des *dafs* (tambour sur cadre), qui sont même recouverts de membranes en plastiques car plus pratique. Il nous disait qu'en plus, cela lui permettait d'avoir un œil sur les participants tout en jouant pendant la cérémonie.

Nous constatons que les instruments nécessaires à l'organisation du rituel sont sacralisés, et en même temps considérés comme des êtres vivants. Respectés, ils constituent une aide. Or leur organisation évolue puisque leur utilisation change et doit s'adapter au contexte et à l'environnement dans lequel les rituels se déroulent. C'est encore une fois la plasticité et la capacité d'adaptation de

1 Maryam Gharassou, *Le zâr dans la province de l'Hormozgan (Iran du sud)*, Mémoire de master I, Paris X, 2006, p. 94.

2 *Ibid.*, 2006, p. 94.

ces pratiques qui permettent leur poursuite. Pour les chants, ce phénomène devient encore plus patent.

Les Chants

Il y a des jours dans la semaine réservés à chaque catégorie du vent et, lors d'un rituel organisé pour un malade qui ne connait pas son vent on commence par les *zâr* puis on chante les autres vents. Une fois ce déroulement enclenché il n'est plus possible de revenir en arrière. C'est en entendant son nom dans les chants que le vent accepte de descendre. Le *bâbâ* chante et les participants répondent à son chant, en reprenant certaines de ses phrases. Cet aspect responsorial accroît un peu plus encore l'effet de groupe. Le possédé, les personnes en transe se retrouvent entourés de sons et de paroles produit par un collectif qui fait corps par la musique.

Il existe des éléments fixes. Le contenu des textes chantés pour les *mashaiex* est en général des louanges destinées à de grands personnages islamiques ou des salutations à Dieu. Les chants du *zâr* sont des appels, des salutations et l'appellation des esprits *zâr* non islamiques. Or, une fois encore, ce qui est à souligner, c'est le caractère malléable de ces chants. « Aux dires de Mohammad Porkhu, l'un des adeptes de Bandar-Lengue, « la langue africaine ou swahili sont des langues originelles des chants du rituel. Quand les Africains sont venus en Iran, ils ont oublié ces langues. Les descendants des adeptes qui apprenaient ces chants par voie orale et mémorisaient ces chants ont au fur et à mesure remplacé les mots oubliés par d'autres mots ». Selon lui, les mots oubliés sont remplacés par des mots ou des syllabes parfois sans signification qui s'adaptent au rythme musical des chants[1] ». En effet à la lecture des paroles des chants, on constate que des mots ou des phrases persanes ou arabes sont mélangés avec des mots qui ne sont pas persans ou arabes. Par ailleurs, il y a des chants pour certains *bâd* qui sont chantés dans le répertoire d'une région mais pas dans celui d'une autre. Par exemple, « *mâmâ* Safiye à Bandar-Abbâs chante un chant pour le *zâr* Ding-e mâro que *bâbâ* Issâ de Salakh ne chante pas[2] ». Selon Darvishi[3] cette variation des chants entre les différents maîtres renvoie à leurs différentes origines. Par exemple, « Hâj-Amene a appris les chants rituels chez une *mâmâ*

1 *Ibid.*, p. 80.
2 *Ibid.*, p. 82.
3 Communication personnelle.

qui était originaire de Zanzibar. *Bâbâ* Issâ se réfère, lui, plutôt à ses ancêtres d'Ethiopie et d'Aden[1] ».

De nouveau nous constatons le lien de ces pratiques avec l'histoire faite de voyages et de migrations des pratiques, mais aussi des pratiquants et surtout des organisateurs de ces rituels. D'ailleurs, en ce qui concerne les chants, les *bâbâ,* plutôt que de donner une traduction littérale des paroles, donnent une traduction approximative de l'ensemble et la plupart des participants ne comprennent pas ce qu'ils chantent. Plutôt que d'envisager cette approximation et cette incompréhension des paroles comme une preuve de légèreté, de manque de sérieux et de fondement de ces pratiques, nous les interprétons comme une grande ouverture à l'invention, nécessaire à leur existence, et comme une invitation à la créativité faite aux guérisseurs dans leur finesse clinique et enfin aux patients qui, dans un moment de crise, ont évidemment perdu leur capacité à créer. Par cette ouverture, faite d'adaptation et de bricolage, il devient enfin possible de mettre en forme un indomptable, le classer, l'ordonner, le structurer et enfin le symboliser, non de manière rigide, cristallisée, mais de manière approximative individuelle et transformable.

Cela démontre l'importance de la place que prennent, dans chaque rituel, la musique et les instruments de musique. La vibration et la percussion sont les deux caractéristiques majeures de ces séquences musicales ; elles servent de canal et de support pour matérialiser ce qui pourrait être entendu de la fonction vocale des vents et des esprits. Ils les convertissent en présence articulée, qui a pour vertu et fonction d'anticiper la parole. Les musiciens inscrivent dans le silence des bribes de cris, voués à s'articuler et à s'imprimer dans les mémoires de chaque assistant. « Voix d'un Autre obscur, préhistorique (du moins préislamique pour certains vents), cette mise en musique du soin contemple et fait revenir des cris propres à d'autres altérités que celles sur lequel se règle l'ordinaire des échanges et des consentements symboliques. La pure voix du « vent » et des esprits est dangereuse, elle capte, fascine, déchire ou possède celui qu'elle vise. En revanche, l'articulation signifiante produit à la fois ce passé « hors Histoire » et le met en ordre et en séquence : par ce traitement rituel s'opère un retournement[2] ».

1 Maryam Gharassou, *Le zâr dans la province de l'Hormozgan (Iran du sud)*, Mémoire de master I, Paris X, 2006, p. 82.

2 Aghakhani N., Douville O., *op.cit.*

Chapitre III

Le symbolisme du vent dans la littérature psychanalytique

Le vent et son domptage, passivité et activité

Dans le texte de Freud, *Un souvenir d'enfance de Léonard de Vinci*, nous trouvons quelques éléments à propos du souffle et du vent. Ce peintre savant à qui, par un « enchaînement particulier du destin aurait été imposé[1] » de travailler sur le vol des oiseaux, est préoccupé par l'énigme de la maîtrise du vent. Mais d'où lui vient cet intérêt ?

Dans l'un de ses écrits, quand il traite du vol des vautours, Léonard s'arrête pour évoquer un souvenir de « ses toutes premières années d'enfance ». Il est dans son berceau lorsqu'un vautour lui ouvre la bouche de sa queue. Le vautour, symbole de la maternité pour les Égyptiens, est une espèce pour laquelle, selon la légende, il n'existe que des femelles. Un passage d'Haropollon donne une bonne explication. « À une certaine période, les oiseaux s'arrêtent en plein vol, ouvrent leur vagin et conçoivent sous l'action du vent[2] ». Dans ce souvenir, est mis à jour un désir d'évincer le père. C'est une fantaisie qui imagine la conception sans l'intervention du père et « préserve la mère de l'horreur de la copulation[3] ». C'est ce désir qui fait écrire à Léonard : « l'acte de procréation, et tout ce qui s'y rattache est si répugnant » et qui explique son

1 Freud S., *Un souvenir d'enfance de Léonard de Vinci*, Gallimard, Folio, 1910, p. 241.
2 *Ibid.*, p. 131.
3 *Ibid.*, p. 34.

« homosexualité idéelle ». Avec la fantaisie du vautour il remplace le père par le vent. D'ailleurs, il n'est pas le seul car « du reste, les pères de l'église se sont emparés avec empressement de cette légende au sujet des vautours, afin de réfuter, avec cet argument tiré de l'histoire naturelle, ceux qui niaient la parturition de la Vierge[1] ». Pour l'un, le vent, et pour les autres, le Saint-Esprit, le souffle, aurait été à l'origine de la naissance. Ainsi, le vent, le souffle, permettent à l'enfant de trouver une réponse lui convenant sur l'énigme des origines. Ce souvenir de Léonard renvoie donc à cette énigme et au fantasme originaire lui correspondant.

Un autre fait notable dans ce souvenir d'enfance de Léonard est que le vautour est doté d'un attribut phallique. En effet, de sa queue, il ouvre la bouche de l'enfant. Au lieu de prendre le sein, l'enfant, dans une position passive, se laisse introduire la queue du vautour dans la bouche. Ce détail qui souligne la préférence de Léonard pour la passivité, rejoint aussi la construction mythologique égyptienne qui dote souvent les divinités d'un attribut féminin (les seins) et d'un attribut masculin (le phallus). Freud pense que « toutes ces formations divines hermaphrodites expriment l'idée que seule la réunion du masculin et du féminin peut assurer une digne figuration de la perfection divine[2] ». En s'appuyant sur l'idée que les divinités sont fabriquées à l'image de l'Homme, on peut penser que dans chaque homme, il est permis de postuler l'existence de cette même réunion. C'est peut-être cette hypothèse qui a tant séduit Léonard dans ce souvenir d'enfance.

Pour Freud, « la substitution du vautour à la mère indique que l'enfant s'est senti privé du père et qu'il s'est trouvé seul avec la mère[3] ». La présence du vautour, qui conçoit sous l'action du vent, préserve la mère de la copulation mais, en même temps, fait place à un père qui est métaphorisé par le vent. Le tableau de *Sainte Anne en tierce* de Léonard est aussi une preuve de cette envie de faire place à une divinité hermaphrodite qui laisserait une place, bien sûr minime, à ce père dont il s'est senti privé dans sa plus tendre enfance. En effet, « sur le tableau du Louvre, *Sainte Anne en tierce*, Pfister a fait une singulière découverte... Il a décelé dans le drapé, bizarrement arrangé et malaisé à comprendre, de Marie, le contour

1 *Ibid.*, p. 141.
2 Freud S., *Un souvenir d'enfance de Léonard de Vinci*, Gallimard, Folio, 1910, p. 147.
3 *Ibid.*, p. 137.

du vautour[1] ». Sur ce même tableau où Léonard représente ses deux mères, il aurait eu le désir inconscient de représenter le vautour, l'image de la réunion du masculin et du féminin.

D'ailleurs, le désir de réunir les opposés se remarque aussi dans le sourire de *Mona Lisa* qui représente en même temps : « réserve et séduction, tendresse pleine d'abandon et sensualité d'une exigence sans égard[2] ». Avec ce qui précède, il est possible d'avancer que ce qui préoccupe Léonard c'est un questionnement sur l'opposition entre la passivité et l'activité, opposition qui caractérise la polarité biologique des motions pulsionnelles. L'image du vautour lui donne l'occasion de réunir la passivité féminine (des vautours s'arrêtant en plein vol et ouvrant leur vagin) et l'activité masculine représentée par l'action du vent, ainsi que la queue du vautour dans son souvenir d'enfance. À propos du vautour, on peut ajouter que dans la pensée de Léonard, celui qui sait se servir du vent est, peut-être, homme et femme à la fois.

Hormis le vautour, Léonard s'intéresse en général au vol des oiseaux. Cet intérêt est tellement fort qu'il prend même le caractère d'une pensée obsédante. Dans cet intérêt scientifique de Léonard, la psychanalyse voit « la passion désirante : transformer l'oiseau volant, le phallus ailé, en machine soumise au pouvoir de l'homme[3] ». En effet, qu'est-ce qui est si attirant chez le milan pour Léonard, sinon son pouvoir de maîtriser le vent ? Pour Freud cette passion de Léonard s'explique par « le désir d'imiter lui-même l'art du vol[4] ». Ce désir « est la forme voilée d'un autre désir... qui ne signifie rien d'autre que le désir intense d'être capable d'activité sexuelle[5] ». Le désir de l'activité sexuelle de Léonard, d'après son intérêt pour le milan, va dans le sens d'un désir de maîtriser le vol. Une maîtrise qui passerait par la question de comment se servir du vent.

Un des jeux que Freud nous rapporte de la vie de Léonard nous aide à mieux comprendre ce désir chez le peintre. « Il fabriquait avec une pâte à base de cire, des animaux creux et très légers, dans lesquels il soufflait pour les faire s'envoler. » « Il lui arrivait aussi de faire dégraisser et nettoyer minutieusement des boyaux de mouton... Il adaptait l'extrémité du boyau à des soufflets ; gonflait celui-ci

1 *Ibid.*, p. 211.
2 *Ibid.*, p. 191.
3 *Ibid.*, p. 31 préface de J.-B. Pontalis.
4 *Ibid.*, p. 241.
5 *Ibid.*, p. 243.

et remplissait toute la pièce[1] ». Ces fantaisies démontrent une fois de plus son acharnement à savoir se servir du souffle et du vent. Il remplissait ses œuvres de son souffle maîtrisé, il domptait son énergie sexuelle pour en faire une œuvre d'art. Le vent et le souffle étant une métaphore de l'action dans le commerce sexuel, il aurait été pour lui primordial de savoir comment parvenir à cette maîtrise. Or nous savons que, chez lui, « le besoin de l'activité sexuelle était extraordinairement diminué ». Ce qui explique son activité artistique et son identification au père, dans cette activité où il arrive à fabriquer des objets auxquels il insuffle le « génie », « l'énergie personnelle ». En quelque sorte, l'activité artistique lui aurait permis de remplacer une sexualité physique par une sexualité intellectuelle qui, elle-même, ne pouvait se réaliser qu'en se divisant en activité artistique et en investigation scientifique. Ici, nous rejoignons Freud, qui pense que l'art figure l'accomplissement du désir chez Léonard. Cet accomplissement aurait été l'identification au père, « en créant des œuvres et en ne s'en souciant pas plus que son père ne s'était soucié de lui[2] », des œuvres où il soufflait son énergie personnelle, où, activement, il se représentait en enfant passif sous le regard de ses mères.

Dans cet écrit de Freud sur le grand homme qu'est Léonard de Vinci, nous retiendrons d'une part cette manifestation du père dans la métaphore du vent invisible, l'identification au père dans l'art du souffle, mais aussi, d'autre part, le désir de s'offrir au vent comme le fait le vautour, image de la réunion du masculin et du féminin. L'œuvre d'art étant le représentant possible pour Léonard d'enfanter, son génie lui aurait permis d'assumer une vie sexuelle diminuée.

Un souffle identificatoire qui s'exprime dans la cure

Dans son analyse de *l'homme aux loups*, Freud repère un moment décisif dans le vécu de celui-ci et explique ses symptômes de contraintes, ses inhibitions et angoisses en rapport avec ce moment décisif. Ce moment consiste en l'observation d'une scène originaire faisant ressurgir l'angoisse de castration, qui, reliée avec les scènes de séduction apparaissant dans le vécu de *l'homme aux loups*, entraînent des conséquences désastreuses dans le développement psycho-sexuel de celui-ci. Un fait clinique notable de ce cas est que, pendant la cure, les intestins de *l'homme aux loups* « prennent part à la conversation ». Les bruits intestinaux de *l'homme aux loups* sont-ils la transposition

1 Freud S., *op.cit.*, 1910, p. 248-249.
2 *Ibid.*, p. 229.

symbolique liée à un tout autre registre que l'intestin? Ce bout de transfert non analysé qui se manifeste dans la cure est sûrement en rapport avec ce moment décisif que Freud relie à l'observation d'une scène originaire.

Les problèmes intestinaux de *l'homme aux loups* ont commencé très tôt. Ils sont rattachés au plaisir lié à la fonction de l'évacuation. Un organe représentant « une parcelle d'hystérie qui se trouve régulièrement à la base d'une névrose de contrainte[1] » trouve sa « significativité » dans la cure, et l'homme aux loups « recouvre en quelques semaines sa fonction normale ». Cet organe affecté hystériquement « se met lors du travail à prendre part à la conversation » en produisant « un vent violent[2] ». Mais quelle est la signification de ce vent violent? Pour Freud, c'est un bout de transfert non résolu qui, trouvant sa signification, entraîne la levée du symptôme. Mais qu'est-ce que Freud résout en promettant au patient le complet rétablissement de son activité intestinale qui, pendant la cure, se manifeste par un vent violent? Pour traiter cette question, une analyse des temps et des circonstances dans l'histoire de *l'homme aux loups*, où apparaissent le vent, le souffle ou l'air, semble judicieux. Dans le vent violent produit par le patient, il faut voir une manifestation qui demande reconnaissance, une interprétation. Une analyse d'autres symptômes, en lien avec le vent, permet de comprendre la signification de cette production du patient et ce qui, dans la promesse de Freud, permet la résolution des problèmes intestinaux.

Un symptôme de contrainte « d'un genre moins typique » *de l'homme aux loups* est un « cérémonial particulier » : « À l'époque, [quand] il voyait des gens qui lui faisaient pitié, mendiants, infirmes, vieillards, il ne pouvait s'empêcher d'expirer bruyamment pour ne pas devenir comme eux, et dans certaines autres conditions, d'aspirer vigoureusement l'air[3] ». Le souffle devenait ainsi le véhicule du bon et du mauvais, de l'amour et de la haine. Les estropiés rappelant le père que *l'homme aux loups* avait été vu très diminué à l'hôpital, le souffle était un geste de mépris mais aussi une sorte de compassion pour ces gens. Cette compassion remontait à un détail particulier de la scène originaire. *L'homme aux loups* ne voulait pas ressembler à ces gens qui représentaient une image négative du père et, en expirant, « il copiait le père au sens positif, car la forte respiration était une

....

1 Freud S., *L'homme aux loups*, PUF, Quadrige, 1918, p. 73.
2 *Ibid.*, p. 35.
3 *Ibid.*, p. 14-15.

imitation du bruit qu'il avait entendu émaner du père lors du coït[1] ». Le souffle lui permettait de s'éloigner des estropiés et donc du père qui en est l'image originaire, mais en même temps de copier le père au sens positif. Dans cette manifestation du vent, il y avait donc une part défensive qui disait « je ne suis pas comme eux », mais aussi une part d'identification positive avec le souffle du père qui permettait à *l'homme aux loups* de rejoindre la famille des hommes. Il se reliait ainsi d'une part à son père, et d'autre part au masculin. Par ailleurs, le souffle étant aussi un signe de compassion pour les estropiés, souffler était aussi une manière pour lui de ressembler à son père diminué.

Le souffle dans sa langue étant égal à esprit, il s'agissait pour lui « d'inspirer le Saint-Esprit ou expirer les mauvais esprits qu'il connaissait par ouï-dire ou par ses lectures[2] ». Or, « le Saint-Esprit qui devait son origine à un signe de l'excitation sensuelle de l'homme » trouvait aussi, « par le refoulement, une autre généalogie, à savoir la malaria dont il avait souffert au temps de la scène originaire »[3]. Freud, pour qui le Saint-Esprit est un équivalent symbolique de l'excitation sexuelle, précise en note de bas de page qu'*aria* veut dire air. Là aussi se trouvent liées une idée de puissance et d'impuissance. Le souffle et le Saint-Esprit sont associés à l'idée d'une virilité et à l'excitation sexuelle, mais aussi (ou en même temps) à la maladie. En constituant une équation entre le père et le cérémonial autour du souffle, il est possible de poursuivre le raisonnement de Freud, en affirmant que le mal dont souffrait *l'homme aux loups* était une maladie de l'air, en liaison étroite avec la sexualité et la virilité. Si, après cette interprétation du souffle, nous revenons à l'observation de la scène originaire par *l'homme aux loups*, repérée comme un moment décisif dans son histoire, nous constatons qu'il se trouve face à un choix. Cette scène originaire faisant preuve de l'existence de la castration, il s'agissait pour lui de faire le choix entre être le père et devenir un homme ou être une femme et avoir le père : inspirer l'air, donc l'accueillir et être dans la passivité, ou alors expirer l'air, donc (l')agir et choisir l'activité.

Dans le rêve des loups, il existe un élément obscur qui exige cette interprétation à propos du souffle, de l'air et du vent. « Je suis couché dans mon lit (le pied de mon lit était contre la fenêtre...). Soudain la

1 *Ibid.*, p. 65.
2 *Ibid.*, p. 64.
3 *Ibid.*, p. 65.

fenêtre s'ouvre[1] ». L'image de la fenêtre qui s'ouvre, la seule action du rêve, est une image très naturelle et nette pour le rêveur. Pour cette raison, Freud y attache une grande importance. C'est ce qui lui permet d'affirmer la relation de ce rêve avec un événement qui a réellement eu lieu. Pour le rêveur, l'ouverture soudaine de la fenêtre signifie « les yeux s'ouvrent soudain ». Freud, à ce moment du récit, est satisfait de constater, dans l'interprétation du patient, le renversement qui s'est effectué sur un point décisif du rêve, celui de regarder au lieu d'être regardé. Plus loin, dans un récapitulatif de l'ensemble du rêve, Freud ajoute : « l'influence de l'histoire du loup, où le loup entre d'un bond par la fenêtre, s'exerce de façon modificatrice et transforme l'expression directe en une expression par l'image[2] ». Le lien avec un autre rêve à propos du soir de Noël permet à Freud de mettre en évidence la satisfaction sexuelle. À propos « des souhaits formateurs du rêve », il ajoute que « le plus fort à s'être mobilisé dût nécessairement être celui de la satisfaction sexuelle qu'il désirait alors obtenir du père[3] ». Or, dans le rêve des loups, il n'y a pas de trace d'une satisfaction. Ce qui a été écrit à propos de l'air et du souffle permet ici d'imaginer une force comme le vent qui aurait poussé la fenêtre (il n'y est pas fait allusion par le rêveur) et qui, par son entrée dans la chambre du rêveur et dans son lit, aurait satisfait le désir de l'enfant de remplacer la mère et d'accueillir le père. Dans ce cas seulement, le rêve serait une réalisation du désir, désir dangereux qui, par la présence des loups et notamment par leur lien avec le loup, auquel on a coupé la queue, renvoie immédiatement à l'angoisse de castration. Cela peut aussi être interprété à la manière de Lapalanche avec la phobie du petit Hans, comme l'effraction du *moi* par une trop grande quantité de libido sexuelle.

Pour en revenir au vent violent qui trouble la cure et à la promesse de Freud à propos du rétablissement du malade, on peut ajouter que ces mouvements d'air pourraient signifier une « protestation masculine » du patient, une preuve du surgissement de la sexualité que Freud reconnaît et authentifie en promettant leur prise en charge. En effet, dans l'enfance du patient, à chaque occasion où il a manifesté (souvent par une évacuation) son excitation (avec Nania, avec la jeune bonne d'enfant frottant le sol, Grouscha), il a subi une menace de castration. Mais cette fois où il se manifeste avec le vent, Freud, loin de le menacer de castration, lui promet son rétablissement.

....

1 Freud S., *op.cit.*, p. 27.
2 *Ibid.*, p. 41.
3 *Ibid.*, p. 34.

Freud se pose en garant et le symptôme disparaît. Face à cette zone qui avait « acquis la signification de motions de tendresse féminine », Freud a peut-être occupé la place de « quelqu'un qui lui fournit les derniers enseignements encore manquants sur les énigmes du commerce sexué[1] » et sur le désir. Bien sûr, cette manifestation du patient peut avoir plusieurs interprétations, mais ce qui paraît décisif ici réside dans l'engagement de Freud face à cette manifestation en lien avec une « percée vers la femme[2] », engagement qui ne nie pas la manifestation et lui offre un lieu où il peut être reconnu. La cure de *l'homme aux loups*, racontée par lui-même, laisse entrevoir lorsque celui-ci parle de sa relation avec Thérèse, toute l'importance du rôle de Freud dans cette « action la plus grandiose » entreprise par *l'homme aux loups.* Dans ces circonstances, le vent produit par le patient, peut représenter une métaphore de l'activité paternelle, et avoir pour but une identification au père. Il peut aussi s'interpréter comme une tentative de séduction et un surgissement de la sexualité. Freud, face à ce désir, prend la place du garant. Il offre un lieu à cette manifestation, reconnaît et authentifie le sujet dans son désir d'activité. « La catatonie de *l'homme aux loups* face à l'image du rêve (l'arbre couvert de loups) fait écho au pôle vécu de la jouissance (jouissance dépassant tout repérage possible par le sujet). Le sujet n'est plus qu'érection dans cette prise qui le fait phallus, l'arborifie, le fige tout entier[3] ». Face à la scène traumatique, la réponse du sujet a été la défécation. Cette défécation considérée comme un sacrifice, la perte d'une partie de soi, est liée à une mort qui se noue étroitement au renouvellement de la vie. Seulement, ce sacrifice doit prendre sens pour engager le sujet vers le chemin de la vie. Ce sens, *l'homme aux loups* ne peut le trouver que dans l'espace de la cure où il est fait place au statut du « je » défendu et où l'analyste garantit et reconnaît les manifestations du sujet. Le cas de *l'homme aux loups* fait apparaître le lien entre un symptôme et une scène (vécue ou fantasmée) de l'enfance, et comment un détail de cette scène (ici le souffle, l'air) peut servir à toute une construction pathologique et à des fixations symptomatiques : construction et fixation qui, par l'intervention d'un garant, peuvent se dénouer et être réélaborées.

1 *Ibid.*, p. 68.
2 *L'homme aux loups par ses psychanalystes et par lui-même*, textes réunis et présentés par Gardiner M., Gallimard, 1971, p. 156.
3 Lacan J., *Séminaire, Livre X., L'angoisse*, 1962-1963, p. 315.

L'air, l'esprit

Dans *L'homme Moïse et la religion monothéiste*, livre psychologico-historique sur la religion, Freud démontre l'existence de processus analogues dans la vie de l'espèce et celle de l'individu. Ces processus pourraient être résumés par la série des mots : traumatisme - défense - temps de latence - éruption de la maladie - retour du refoulé. En ce qui concerne l'espèce, après le meurtre du père et le passage par le totémisme, il y aurait eu retour du Dieu seul et unique par le monothéisme. Ce retour aurait trouvé sa véracité dans l'histoire du sujet vivant dans la nostalgie du père primitif de la famille humaine. C'est pour tenter de rendre digne de foi son explication du triomphe de la vie de l'esprit sur la vie sensorielle et du renoncement aux pulsions par l'apparition du monothéisme que Freud se penche sur d'autres processus du même genre dans l'évolution de la civilisation humaine. Nous allons voir quel rôle le vent peut jouer dans cette évolution. Ce travail de Freud fait appel à notre analyse du terme *zâr* et à son apparition dans le sud de l'Iran avec les coutumes des « gens de l'air ». Quelle place occupent-ils dans l'évolution de la pensée des gens du sud de l'Iran ? Qu'est-ce qui a rendu possible leur apparition dans le sud de l'Iran ? Nous avons vu que le *zâr*, représentant d'un fond archaïque, s'est intégré dans un contexte religieux et que ce n'est que grâce à ce syncrétisme qu'il a pu continuer à vivre. Mais même si le côté primitif de ces cultes était occulté, le vent et les coutumes des « gens de l'air » trouvaient leur efficacité dans l'activation et le traitement de matériaux refoulés, toujours présents dans ces rituels et existants dans la pensée préislamique iranienne. Dans l'essai de Freud sur la religion monothéiste se trouve la raison pour laquelle le vent et le souffle sont d'aussi bons représentants d'un tel fonds original.

La plus ancienne et la plus archaïque des pensées qui « se noie dans l'obscurité des temps primitifs » est appelée la croyance en la « toute-puissance des pensées ». C'est l'idée selon laquelle nos actes intellectuels peuvent provoquer un changement dans le monde extérieur. À partir de ce moment, et avec l'apparition de la langue, « le royaume nouveau de l'intellectualité s'ouvrit, où dominèrent les représentations, les remémorations et les raisonnements[1] ». Il n'y avait plus besoin d'une perception immédiate, un mot évoquait une chose et il n'était plus nécessaire de voir un objet pour croire à son existence. Dans cette assomption vers la spiritualité, apparaît plus tard un autre processus. Sous l'effet de facteurs extérieurs,

1 Freud S., *L'homme Moïse et la religion monothéiste*, Gallimard, Folio, 1935, p. 212.

l'ordre social du matriarcat fut remplacé par l'ordre patriarcal. Ce passage était de nouveau « une victoire de la vie de l'esprit sur la vie sensorielle ». La paternité, contrairement à la maternité qui est attestée par un témoignage des sens, « est une conjoncture, est édifiée sur une déduction et sur un postulat[1] ». L'enfant, pour connaître sa mère, n'a qu'à constater le lien qu'il y a entre la grossesse, l'accouchement et lui-même. Ce rapprochement, facilement observable, est la cause de l'apparition du matriarcat avant le patriarcat. Or, la compréhension du même rapport de cause à effet en ce qui concerne le lien père-fils paraît moins évident. Il repose sur une construction et la soumission à une loi et à une croyance, croyance difficile à admettre car, comme nous l'avons vu dans nos deux exemples précédents, tout pousse l'enfant à évincer le père d'une mère qu'il veut tout à lui. Mais qu'est-ce qui permet à l'enfant d'accepter de s'affilier à ce père dont il a besoin pour sa protection ? Comment arrive-t-il à accepter de se reconnaître comme son fils et à lui donner un rôle dans sa conception ? Comment accepter sans trop de traumatisme les assauts du père subis par la mère dans l'accouplement ?

Entre l'apparition de la langue et la « toute-puissance des pensées », ainsi que le passage du matriarcat à l'ordre patriarcal, Freud fait place à une période où l'homme « se trouva conduit à reconnaître d'une façon générale des pouvoirs spirituels, c'est-à-dire des pouvoirs qui ne peuvent être appréhendés par les sens... mais qui exercent des effets indubitables, voire d'une extrême puissance[2] ». Se fiant à la langue, où « l'esprit emprunte son nom au souffle du vent », il reconnaît dans l'air en mouvement le modèle de la spiritualité. L'observation de la présence de cet air en mouvement dans la respiration aurait ouvert le domaine de l'esprit à l'homme et, par la même occasion, lui aurait permis de prêter une âme à tout ce qui l'entourait. Dans le souffle du vent, l'homme trouvait une preuve de sa propre « spiritualité ».

Ce qui paraît essentiel dans cette chronologie que présente Freud, c'est qu'après la reconnaissance de la magie des mots et la puissance de la nomination, l'humanité aurait eu besoin d'une étape « spirituelle » pour permettre le passage de l'ordre matriarcal à l'ordre patriarcal, comme si la reconnaissance du père avait eu besoin de passer par une étape où il aurait été une puissance invisible. Le père ne pouvait être directement nommé. Le totémisme représente aussi

1 *Ibid.*, p. 213.
2 *Ibid.*, p. 213.

une étape intermédiaire qui témoigne de la même difficulté de la reconnaissance du père. À l'époque du matriarcat, on trouva comme substitut du père l'animal totem, puissant et redouté. Le progrès suivant fut l'humanisation du totem. Apparaissent alors des dieux humains et des dieux humains avec une tête d'animal. Mais avant que naisse le patriarcat, et à l'époque de limitation du matriarcat, il y eut des déesses mères et les dieux mâles sont apparus « d'abord en tant que fils à côté des Grandes Mères[1] ». Qu'est-ce qui, à cette période, aurait pu représenter le principe fécondant ?

Nous pensons qu'il s'agit d'une période où le vent (le souffle) a pu symboliser le père et permettre le passage aux dieux mâles qui, peu à peu, seront remplacés par un dieu unique. Le vent, une puissance active et invisible, aurait été une métaphore adéquate pour représenter la paternité, mais en même temps préserver la mère des assauts du père et l'enfant d'un père despotique et trop tyrannique. Il représenterait un mugissement d'origine qui fait partie de tout être humain. Dans ce cas, dans les coutumes des « gens de l'air » du sud de l'Iran, les sources africaines englobées dans un syncrétisme seraient précisément la mémoire de ce qui a été oublié. « L'oubli ne constituant pas l'envers de la mémoire, ni même son contraire, elle serait la possibilité d'une ouverture des emprunts à l'usure du temps qui métamorphose un souvenir en référent symbolique[2] ».

Le principe, l'agent et le récepteur

Dans son article de 1914, Jones aussi se penche sur l'idée du souffle, du vent, d'un gaz invisible, mouvant, humide, chaud et parfumé. Chacun de ces qualificatifs encourage Jones à déclarer que les affects qui sous-tendent cette idée proviennent de fantasmes encore plus archaïques que ceux liés à un souffle du haut émanant de la partie supérieure de Dieu. Partant de l'observation que l'idée du souffle a apparemment joué un rôle disproportionné par rapport à sa signification psychique inhérente, Jones conclut qu'une partie de son importance est due à une idée encore plus primaire[3]. L'importance qu'acquiert la notion du souffle, autour de quoi Jones construit son analyse, provient de son rapport avec la fécondation et l'enfantement. C'est pour répondre à l'énigme des origines que l'enfant, dans ses théories infantiles, et l'adulte, dans ses créations culturelles, utilisent

1 Freud S., *L'homme Moïse et la religion monothéiste*, *op.cit.*, p. 174.
2 Aghakhani N. Douville O., *op.cit.*
3 Jones E., « La conception de la Vierge par l'oreille », in *Essais de psychanalyse* Tome II, Payot, 1914, p. 269.

le souffle, le vent, comme nécessaires à la conception. Ce sont les « sensations sexuelles de la vie infantile », d'après l'hypothèse de Jones, surtout au stade anal, qui suscitent autant d'intérêt pour ce sujet.

Jones ne tire pas tous les avantages de son hypothèse. Quel serait l'intérêt de relier le souffle au stade anal, plutôt qu'au stade génital ? Cette descente vers les origines permettrait de découvrir des significations qui sont plus voilées et plus difficiles à mettre à jour au stade suivant. L'analyse des échanges avec l'entourage, plus manifeste à ce stade, permettra aussi de dégager d'autres éléments touchant l'idée du souffle. En réalité, les conclusions que Jones tire de son travail auraient tout aussi bien pu être constatées à propos du souffle du haut. Même s'il tente de bien différencier les deux, étant tous deux des représentations des mêmes idées, ils sont en réalité interchangeables. Avant de voir quel meilleur profit il est possible de tirer de ce travail sur « la conception de la vierge par l'oreille », penchons-nous sur les conclusions de Jones. Nous verrons que lui-même ouvre le chemin pour une meilleure utilisation de l'hypothèse du souffle comme « gaz intestinal ».

À la question de savoir pourquoi le souffle est choisi pour représenter l'élément fécondant, Jones donne deux réponses. En premier lieu, il répond : « il s'agit d'une sécrétion qui, mieux que toute autre, se prête à une dé-sensualisation[1] ». Il décrit six étapes de cette dé-sensualisation. Premièrement, l'idée était liée à une vapeur chaude et odorante projetée hors des « boyaux » de la terre. Elle donnait force et fertilité. À cette étape « aromatique », l'odeur désagréable a été remplacée par une odeur agréable. Par la suite, dans l'idée du souffle, c'est le son (la musique, la parole) qui a joué un rôle prédominant. Ainsi, le « mugissement du taureau », les coups de tonnerre, ont remplacé les représentations liées à l'odeur. Peu à peu le son, encore trop lié au corps, disparaît, et se développe l'idée du « pneuma », l'évaporation, la respiration cosmique. Or, dans l'évaporation, il y a encore l'idée de l'humidité, liée à l'eau. L'eau de la purification qui permet de renaître est un équivalent symbolique de l'urine; l'intérêt porté à ce liquide est lui-même un déplacement de l'intérêt porté au sperme. Cet équivalent symbolique étant encore trop proche de sa nature biologique, l'humidité disparaît et l'intérêt se concentre sur l'importance de la chaleur et du feu. Mais l'idée de la chaleur rappelle encore trop la chaleur corporelle et elle doit disparaître pour laisser

1 Jones E., « La conception de la Vierge par l'oreille », in *Essais de psychanalyse* Tome II, Payot, 1914, p. 271.

place à l'idée du souffle de Dieu, les vents. Mais même le souffle qui doit être excrété par une partie du corps est intolérable. « On purge donc le complexe de toute grossièreté matérielle et le souffle devient la pensée sublime de l'âme rationnelle, de l'éther universel, de la conscience du monde. Cinq des six attributs originaux (odeur, bruit, humidité, chaleur et mouvement) ont été éliminés par des procédés successifs de désodorisation, silence, dessiccation, refroidissement et calme, et il ne reste que la conception abstraite d'un fluide invisible, intangible, inaudible, et sans odeur, c'est-à-dire imperceptible et inaccessible à tous les sens.[1] » Pour lui, ce processus de dé-sensibilisation est la preuve que l'idée du « souffle du haut » n'est qu'un rajout à l'idée plus originaire et plus profonde du « souffle du bas », du gaz intestinal. Nous pensons que ce même processus peut s'appliquer au souffle du haut, qui pourrait avoir une mauvaise odeur, être rempli de postillons (humides), chauds et en mouvement. En réalité, ce qui importe dans ce processus, c'est un effacement de plus en plus grand du corps. Transformer le souffle de manière qu'il n'ait plus de rapport avec les sens, qu'il devienne « imperceptible et inaccessible à tous les sens ». C'est la gloire du spirituel contre tout ce qui a trait au corps. Cela ne paraît pas étonnant pour une croyance chrétienne, mais en réalité, le même processus se reproduit pour tout être humain. En fait, cette explication de la conception est un moyen de refouler l'acte, la scène originaire de l'accouplement et, par là-même, de nier le rôle joué par le père dans la procréation. C'est la deuxième réponse de Jones à notre question : pourquoi le souffle pour représenter la conception ?

Ces « croyances dans une conception miraculeuse proviennent du désir du jeune garçon d'exclure le père de tout ce qui touche à sa naissance[2] ». Ce fantasme inconscient signifierait « la négation complète du pouvoir du père[3] ». « L'idée de la fécondation gazeuse constitue une réaction à un fantasme de castration intense et inhabituelle. C'est une des plus remarquables façons de traiter la situation primordiale de l'œdipe[4] ». Dans ce rapport au père, comme Freud l'a déjà signalé, il existe une grande ambivalence. Cette « conception gazeuse » serait en réalité « une négation de son pouvoir et en même temps une affirmation de sa puissance : son impuissance et sa toute-puissance. Le fantasme qui imagine la conception par le souffle réunit ces deux composants

....

1 Jones E., « La conception de la Vierge par l'oreille », in *Essais de psychanalyse op.cit.*, p. 271.
2 *Ibid.*, p. 240.
3 *Ibid.*, p. 297.
4 *Ibid.*, p. 293.

en une unité. Le Père admiré car « substitut du narcissisme primaire » permet à l'enfant de conserver encore quelque temps son sentiment de pouvoir. Par la suite, quand il découvrira les limites de son père, « il doit alors répéter le même processus psychologique en substituant un Père céleste au Père terrestre. Dans les deux cas, il y a un apport important, à savoir la réconciliation avec un être potentiellement hostile, et l'apaisement du sens du péché qui est né des pensées hostiles et désobéissantes concernant le Père[1] ». Jones écrit que les adjectifs « bouffi » et « enflé », employés pour qualifier une personne, sont synonymes d'un orgueil excessif et voit un lien entre l'orgueil et le narcissisme. Toute cette question tournerait autour du narcissisme. Est-ce que le fait de reconnaître dans le souffle le père assassiné ne représenterait pas l'élément nécessaire au passage du narcissisme primaire au narcissisme secondaire ?

Donc, en même temps que de nier le pouvoir du père et de refuser la castration, la représentation de la conception par le souffle permet de se réconcilier avec lui et de reconnaître d'une manière détournée (par un compromis) la castration et l'autorité du père. Pour mieux comprendre cela, et c'est là que Jones ouvre la voie, il faut procéder à une différenciation des divers composants de cette croyance, de ce fantasme. Jones met en évidence un principe fécondant (le souffle de Dieu), un agent (le Saint-Esprit, la colombe) et un récepteur (l'oreille). Le premier composant a été largement analysé, regardons maintenant ce qui constitue les deux autres composants de cette légende.

L'archange Gabriel est la représentation de l'être divin sous une forme humaine, il est « l'aspect de lui qui désire accomplir un acte humain[2] ». Dans beaucoup de représentations et notamment celle sur laquelle travaille Jones, l'archange Gabriel est remplacé par la colombe. Le père comme souffle, par l'intermédiaire de la colombe, entre dans l'oreille. L'oiseau, par sa forme, son pouvoir de voler et de chanter, est un équivalent symbolique du phallus. Mais l'absence d'organes génitaux externes et sa relation avec l'air laissent émerger des caractéristiques féminines. Cette double appartenance de la colombe à deux principes opposés fait d'elle un parfait symbole de la « conception gazeuse » et « le plus doux et le plus efféminé de tous les emblèmes phalliques[3] ». Donc avec la colombe, à côté de l'idée du père, l'idée de la mère n'est pas absente. « L'idée du pouvoir suprême

1 *Ibid.*, p. 296.
2 Jones E., « La conception de la Vierge par l'oreille », *op.cit.*, 1914, p. 272.
3 *Ibid.*, p. 286.

est reprise sous la forme de fantasmes qui ont des implications nombreuses, féminine, anale, masochiste et homosexuelle »[1]. Il est impossible ici de ne pas reconnaître la signification maternelle originelle liée à l'image du Saint-Esprit : représentation intimement nouée à celle d'un oiseau, et spécialement à celle d'une colombe. L'hypothèse que Jones avance à propos de la transformation des idées religieuses est que la mère, rejetée à l'arrière-plan par « la sévère conception patriarcale hébraïque », reprend place dans la théologie chrétienne « qui changea la mère en un Esprit Saint masculin (combinaison du phallus et du principe fécondant) et en pratique, rétablit l'importance de celle-là.[2]»

Le troisième composant de ce fantasme, l'oreille, organe réceptif, permet à Jones de revenir à son idée de départ à propos des rapports du souffle et du stade prégénital. Se curer l'oreille est un équivalent symbolique de la masturbation anale. Mais la masturbation ne pouvant pas donner lieu à la fécondation et à un rapport sexuel, pour tirer tout l'avantage de cette descente vers les profondeurs, nous devons reprendre cette affirmation de Jones d'après laquelle « le souffle acquiert de l'importance et de l'intérêt du fait qu'on le conçoit comme quelque chose qui avale, projette, achemine ou expulse les aliments, se mêlant intimement à eux au cours de la digestion[3] », et aller un peu plus loin. L'importance du souffle vient de ce qu'il est chargé. L'origine de tout l'intérêt porté au souffle se trouve dans son lien à l'idée de la naissance du héros. C'est parce que l'enfant est à la recherche de ses propres origines qu'il s'acharne tellement à trouver dans le souffle du père un objet identifiable, par lequel il peut être reconnu.

Pour comprendre cette idée, il faut se reporter au séminaire du 16 juin 1963 de Lacan, où il reprend ce texte de Jones et avance l'idée que l'excrément est la cause du désir anal[4]. À cette étape de sa vie, « c'est pour la première fois que l'enfant a l'occasion de se reconnaître en quelque chose, en un objet autour de quoi tourne cette demande de la mère, dont il s'agit : garde-le, donne-le[5] ». Tout se joue autour de la reconnaissance. Le « lâchage » est une réponse à la demande de la mère qui reconnaît la valeur du cadeau que lui fait son enfant.

1 *Ibid.*, p. 296.
2 *Ibid.*, p. 274.
3 *Ibid.*, p. 269.
4 Lacan J., *Le séminaire, livre X, l'angoisse*, 1962-1963, p. 357.
5 *Ibid.*, p. 363.

C'est pour satisfaire cette demande que l'enfant accepte de se séparer d'une partie de lui-même, et qu'il apprend peu à peu la propreté. La propreté n'est acceptée que parce qu'il est signifié à l'enfant que « tout de même, il ne faut pas garder trop de relation avec lui (son excrément), si ce n'est par la voie... de la satisfaction sublimatoire (si on barbouille c'est avec ça mais ça vaut mieux de le faire avec autre chose) ». « Dans ce premier rapport à la demande de l'Autre, c'est à la fois lui et ça ne doit pas être lui ; ou tout du moins et même plus loin, ça n'est pas de lui[1]. » Si ce n'est pas de lui, de qui est-ce ? C'est à ce point que nous retrouvons le phallus, le Père. Puisque par sa duplicité, à l'avènement du stade phallique, cet objet (excrément) vient « merveilleusement » symboliser « le phallus, en tant que sa disparition, son aphanisis ». « L'évacuation du résultat de la fonction anale en tant que commandée, ça va prendre toute sa portée au niveau phallique comme imageant la perte du phallus[2] ».

Revenant à l'idée que l'importance du souffle provient des aliments qu'il projette, achemine ou expulse, et qui se sont intimement mêlés à lui, nous pouvons affirmer que c'est en se reconnaissant dans la matière contenue dans le souffle du père que l'enfant accepte de se donner ou de donner une partie de lui (représentant du phallus et en même temps représentant du sujet) comme cadeau à la mère. C'est peut-être la raison pour laquelle l'obsessionnel aurait autant de mal à s'en séparer. Lui-même, ayant été transporté dans le souffle de son père, pourrait perdre son enfant (phallus) ou se perdre en se séparant de son excrément. Jones affirme que, d'une manière plus générale, les fantasmes liés à la conception par le souffle naissent « chez les gens qui, principalement à cause de la barrière de l'inceste, ont eu de la difficulté à passer du stade prégénital du développement au stade génital, et qui ont de ce fait réagi en retournant au premier stade. Dans ce premier stade, qui est composé principalement d'une combinaison de sadisme et d'érotisme anal, l'élément le plus convenable à la fusion avec l'attitude génitale est celui du pet, avec son étroite relation au sens du pouvoir pour expulser et projeter[3] ». Il est intéressant de se demander comment cette idée du souffle du bas peut progressivement se transformer en souffle du haut. Comment le pet se transforme en souffle et permet l'accession à l'attitude génitale ? L'analyse de Roheim, du rôle joué par

....

1 *Ibid.*, p. 363.
2 *Ibid.*, p. 364.
3 Jones E., « La conception de la Vierge par l'oreille », in *Essais de psychanalyse op.cit.*, p. 296.

le Saint-Esprit, l'agent de la conception, dans une autre épisode de la vie de Jésus, permet de trouver une réponse à cette question.

Le Saint-Esprit, « l'homme médecine »

Dans le nouveau testament, il y a un récit de la manière dont Jésus fut baptisé et du rôle joué par le Saint-Esprit au cours de cette cérémonie. « Lorsqu'il sortit de l'eau (naissance), le ciel s'ouvrit et le Saint-Esprit descendit sur lui sous la forme d'une colombe[1] ». Roheim affirme que cet épisode de la vie de Jésus est tiré d'un mythe égyptien, d'une époque plus ancienne. Dans ce mythe, après la mort du vieux roi, un oiseau était lâché dans la ville. Celui sur qui se posait l'oiseau prenait la succession de l'ancien roi. Pour Roheim, il est certain que cette scène (baptême de Jésus) implique la mort du père par le fils et le transfert à ce dernier de l'âme ou de la puissance vitale[2]. Le Saint-Esprit est l'oiseau qui descend vers le fils successeur avec l'âme du père assassiné. Le successeur, le héros, possède l'esprit dans sa chair et prend possession de l'organe paternel par l'intermédiaire du Saint-Esprit. C'est ce que Jones aussi, d'une autre manière, avance dans son texte.

L'intérêt du texte de Roheim réside dans le rapprochement qu'il fait entre « l'homme médecine » et le Saint-Esprit. Ce rapprochement, quelque peu voilé, permet, d'une part, de reprendre l'idée de la féminité présente chez l'agent de la fécondation (en même temps représentant du principe puisqu'il le contient) et d'autre part de voir comment un même individu (le chaman, le possédé) peut, en adoptant les deux fonctions, arriver à la création « d'êtres surnaturels ». Nous pensons que le chaman en tant qu'habitué à ce déroulement (car maintes fois répété) aide chaque possédé de accepter le même procédé, en incarnant à chaque étape d'un rituel, l'une des fonctions nécessaires pour que l'autre puisse jouer son rôle. Suivons de plus près le cheminement de Roheim.

Comme Jones, il pense qu'il existe une équivalence symbolique entre le Saint-Esprit et la colombe. Il rajoute dans cette chaîne la main, équivalent du phallus; il interprète l'imposition de la main sur les nouveaux adeptes et le geste de la main levée vers le ciel, comme des symboles d'érection et donc d'accouplement[3]. Mais le

1 Roheim G., « L'homme-médecine et l'art de guérir », in *L'animisme, la magie et le roi divin*, Payot, 1930, p. 173.
2 *Ibid.*, 175.
3 Roheim G., *ibid.*, p. 177.

Saint-Esprit représente également la femme, la mère. Reprenant la traduction d'Usner et Gressman de la voix venant du ciel, « je t'ai donné naissance aujourd'hui », le jour de l'Épiphanie, Roheim trouve là l'indication de la féminité du Saint-Esprit. L'image de la colombe, interchangeable avec celle du Saint-Esprit « remonterait à la croyance à Ishtar ou à une déesse mère apparentée, représentant l'amour à la fois sous son aspect tendre et sous son aspect débridé et incestueux »[1]. D'après une autre traduction de la même phrase, le Roi serait le Fils et l'époux de la déesse-colombe. Cette conception trouve aussi sa confirmation dans l'Évangile apocryphe des hébreux (« ma mère, le Saint-Esprit... ») et chez les orphites représentant le Saint-Esprit comme « la première femme », la « mère de tous les vivants[2] ». Il existe donc deux sources distinctes à l'idée chrétienne de la Trinité. L'une, égyptienne, où l'esprit est l'âme procréatrice du père assassiné, et l'autre, refoulée, où la déesse colombe est la femme, mais également la mère du Roi.

L'hypothèse de la colombe comme représentant la féminité a aussi été développée par Jones, et sa remarque à propos de l'absence d'organe visible chez la colombe, comme chez la femme, paraît très intéressante. Selon lui, cette absence entraîne la création de chimères. Nous pouvons dire que cette invisibilité de l'organe pousse l'individu, comme dans les théories infantiles, à élaborer une théorie pour combler le manque et pallier l'angoisse. Cette théorie, qui tente d'expliquer le manque d'organe génital apparent chez la mère, est aussi une tentative pour expliquer le mystère de la naissance. Une explication des choses « du point de vue féminin et tenant compte de l'analogie entre fonction vaginale et fonction orale » serait de dire que « le père était complètement introjecté par la femme et identifié à l'enfant vivant dans son sein[3] », cette incorporation ne pouvant avoir lieu que dans l'acte sexuel ou dans l'acte plus archaïque de « la communion cannibalesque ».

Cette manière de présenter la théorie infantile des origines permet d'avancer deux hypothèses :

D'une part, les fils mangeant le père retrouvaient une satisfaction libidinale oubliée qui est la jouissance éprouvée en tétant la mère. Ce qui, par un déplacement de la libido de la mère vers le père, transformerait le tyran en une divinité bien-aimée. Ici, nous pouvons

1 *Ibid.*, p. 178.
2 *Ibid.*, p. 179.
3 *Ibid.*, p. 179.

aussi affirmer que c'est la relation à la mère qui rend possible l'acceptation de la puissance du père. N'oublions pas que manger le père est aussi une manière de s'identifier au père. L'affirmation selon laquelle l'enfant trouve dans ce qu'il expulse et dans le souffle une représentation du phallus, se trouve ainsi justifiée, et le phallus entre ici dans une série d'équivalences qui rend interchangeables le père, la mère, l'excrément, le lait et l'enfant. Ce qui est incorporé contient donc à la fois la mère (le lait, souvenir de l'allaitement), le père (le principe, le sperme) et l'enfant (l'excrément, le héros).

D'autre part, et c'est là toute l'originalité du texte de Roheim, manger le père serait une manière de prendre la place de la femme dans le coït, et de s'identifier à « la mère qui avait également et souvent « mangé » le père vivant[1] ». Il ne s'agit plus d'un souvenir de la jouissance que l'enfant avait trouvé en tétant la mère. Là, l'enfant s'identifie à la mère, tout comme le chaman et le Saint-Esprit, en acceptant de se laisser pénétrer par une volonté extérieure. Roheim affirme que le chaman joue le rôle du père et de la mère à la fois. « Il est dominé par le père qu'il a dominé et joue le rôle de la mère dans la scène qui suit. Ou plutôt il joue les deux rôles, mais son attitude masculine est dissociée au point d'apparaître comme un être séparé qui pénètre son corps et le quitte après la crise[2] ». C'est ce qui arrive dans toute extase ou possession. On invoque la divinité (le phallus, la Sainte Mère), en levant la main (érection). Ensuite l'esprit (le phallus, Dieu, le père) pénètre dans le corps de l'individu (le réceptacle, la femme, la mère). Et pour finir, l'esprit identifié à l'enfant dans le sein de la mère s'incarne dans le corps de la personne, et parle par sa bouche. Il est possible que, pour de simples possédés en état de crise, la première étape ne puisse se dérouler. Ces derniers ne prennent pas un rôle actif dans l'invocation et se constituent, dès le départ, comme corps attendant la visite de l'esprit. Dans ce cas, le guérisseur aura comme tâche de les aider à se constituer comme « corps réceptacle », celui de la femme attendant le coït. Encore une fois, comme nous l'avons dit à propos du souffle et des stades anal et génital, l'importance n'est pas d'être homme ou femme mais de recevoir et de perdre. C'est cette fonction qui est très bien représentée par le Saint-Esprit et le chaman, et qui devra être adoptée par chaque possédé.

Dans tous les cas, le but recherché dans l'extase et la transe serait de parvenir à cette incarnation, cette parole prononcée,

1 Roheim G., « L'homme-médecine et l'art de guérir », *op.cit.*, p. 180.
2 *Ibid.*, p. 180.

expulsée à l'extérieur du corps (sortant de lui, sans être de lui, car représentant d'une volonté qui le dépasse). « Le fait d'être possédé par un esprit équivaut donc à la grossesse, et la sortie du démon serait l'accouchement[1] ». L'importance de la transe provient donc de son aboutissement, sorte de « pétrification » de la divinité. Alors qu'une « transe sauvage » ne représente qu'une relation duelle, un accouplement avec un être surnaturel - qui, dans le pire des cas, provoquerait la destruction du sujet et, dans le meilleur des cas, une jouissance explosive dont la répétition ne serait pas souhaitable pour le sujet - la possession, par la parole et la nomination, donnerait une consistance à l'esprit qui s'incarne dans le sujet.

Cette conclusion tirée de notre travail sur le texte de Roheim nous permet de reprendre notre hypothèse à propos de la « conception gazeuse » de Jones et de l'idée du souffle. Le pet n'a d'importance que dans son lien à l'excrément, et le souffle ne prend sa valeur que parce qu'il contient de « la matière à penser ». Le passage du « souffle du bas » à un « souffle du haut » permettrait de gagner en spiritualité et, selon la théorie de Klein, consisterait en une équivalence établie entre les parties inférieures et les parties supérieures du corps. Cette équivalence symbolique entre les parties du corps serait à l'origine du processus de la symbolisation. Le « souffle du bas », le pet, est le représentant, le symbole le plus adapté pour ce processus. Dans le pet, la matière présente est devenue invisible, donc tout à fait apte à « se prêter aux formes les plus raffinées de sublimation » et au passage vers la partie supérieure du corps.

Un dernier point reste obscur. Quel intérêt se véhicule dans tous ces mythes et croyances, illustrant la relation des hommes avec les esprits? Qu'est-ce que les hommes cherchent dans cette relation? Et que proposent les mythes pour que cette relation soit profitable? En étudiant un texte de Reik, nous allons trouver réponse à nos interrogations.

Le dieu invisible

Reik reprend les hypothèses de Freud dans *L'homme Moïse et la religion monothéiste,* et tente d'éclairer sa conception selon laquelle « le christianisme serait une régression, et constituerait un retour du refoulé par rapport à la religion juive qui interdit toute représentation visuelle de Dieu[2] ». La grandeur de Dieu étant tout autant liée à

1 *Ibid.*, p. 184.
2 Reik T., « Le Dieu invisible », in *Mythe et culpabilité*, PUF, 1957, p. 307.

son unicité qu'à son invisibilité, la religion chrétienne aurait fait un retour en arrière en choisissant de faire des images de Dieu. Jésus lui-même, fils de Dieu, est visible et fait à son image. Cette régression qui comprend la disparition de l'invisibilité de Dieu, « attribut tardif dans le développement des religions[1] », est un retour vers le paganisme et les pratiques magiques. Alors que la religion juive avait fait le triomphe de la spiritualité en rendant Dieu invisible, la religion chrétienne est revenue à une perception sensorielle. Mais pourquoi Dieu est-il invisible ? Qu'est-ce qui fait qu'après être arrivée à une aussi haute conception de Dieu, exclusivement perceptible par l'esprit, l'humanité a consenti à un retour du refoulé ?

Dans la religion juive, Dieu est loin de la terre ; il est dangereux de le voir. Dans Exode (33,2) on peut lire : « aucun homme ne pourra me voir et continuer à vivre[2] ». Pour se rendre compte de « l'origine affective » de cette conception, dans un rappel des délires de patients paranoïaques, Reik affirme que l'invisibilité de Dieu est en rapport avec l'angoisse du paranoïaque d'être dévisagé. « La signification inconsciente du dogme de l'invisibilité de Dieu a ses racines dans le désir de ne pas être vu ou surveillé par lui, et de pouvoir être caché de lui[3] ».

Il nous semble que l'intérêt de cette hypothèse réside davantage dans ce que Reik évoque à propos de la paranoïa et du fait d'être dévisagé, que dans l'angoisse d'être surveillé. L'angoisse et la peur seraient de se trouver face à Dieu, dans un face à face sans aucune médiation, face à face qui rappelle la puissance des pulsions libres, non-liées, qui doivent à tout prix se transformer en énergie liée. Cette éventualité d'un face à face avec une puissance surnaturelle, déclenchant une force déchaînée, pourrait faire perdre toute identité au sujet non préparé. La peur viendrait de cela plutôt que du fait d'être surveillé, vu par Dieu, puisque rien n'empêche Dieu, même loin de la terre, même invisible, de voir et de surveiller les hommes. Reik pense que « la conviction que Dieu est secret et cache ses projets vient à la place du désir de conserver par-devers soi ses pensées et ses actions principalement quand elles sont mauvaises[4] ». Il est vrai, comme il est possible de le constater d'après cette affirmation que, dans le rapport de l'homme au divin, il existe un mécanisme de projection, mais il ne trouverait pas son origine dans le désir de se

1 *Ibid.*, p. 309.
2 *Ibid.*, p. 310.
3 *Ibid.*, p. 312.
4 *Ibid.*, p. 313.

cacher de Dieu. Surtout, et Reik lui-même le reconnaît, « quelque chose qu'on ne peut pas représenter stimule l'imagination[1] ». Même si Dieu est invisible (et surtout pour cette raison), cela n'empêchera pas les hommes de se sentir regardés et surveillés. Son invisibilité les entraînerait à lui trouver des substituts capables de remplir cette fonction de surveillance, quand bien même Dieu ne serait que le superviseur, le garant invisible de tout cela. Une relecture des mémoires du président Schreber démontre clairement que ce n'est pas parce que Dieu est invisible qu'il n'est pas en contact permanent avec Schreber. En revanche, il est tout à fait vrai que l'invisibilité de Dieu « stimule son imagination » au point qu'il crée toutes sortes de personnages et un « système délirant ingénieux ». Notre désaccord, sur l'origine de ce mécanisme de projection, ne nous empêche pas de soutenir Reik quand il affirme que « cette projection permet une réduction de l'affect, et un apaisement du sentiment de culpabilité ».

Une analyse de la culpabilité, qui apparaît dans cette affirmation, permet d'expliquer « cette régression vers une phase antérieure », « ce retour du refoulé » dont Reik et Freud font le constat dans la religion chrétienne par rapport à la religion juive. Une croissance du sentiment de culpabilité, après le meurtre du Père (Dieu), a poussé les hommes à remplacer le père réel par un Dieu invisible. Nous pensons qu'une « raison affective » à l'origine de toute conception religieuse (ou pas) a poussé les hommes vers une étape plus archaïque (retour du refoulé) de leur histoire, dans laquelle Dieu était visible. Reik explique que cela a été rendu possible par « la mort sacrificielle du rédempteur ». Jésus (le fils) s'offrant en sacrifice, pour racheter les péchés de l'humanité, a rendu possible une réduction du sentiment de culpabilité, permettant à Dieu de redevenir visible. Plus qu'un débat sur la visibilité ou l'invisibilité de Dieu, nous pensons que cette étape dans l'évolution des idées religieuses est une illustration de la possibilité d'avoir un « commerce » avec Dieu. Il est possible de racheter ses fautes en procédant au sacrifice. Il n'est pas important que Dieu soit invisible, si dans son invisibilité on peut lui adresser des demandes, lui faire des offrandes et attendre de lui une protection. Dans la religion juive, Dieu voyait et commandait tout. Il suffisait de faire ce qu'il avait ordonné pour être heureux, mais il n'était pas possible de s'adresser à lui et de lui demander des choses, même pour racheter ses fautes. Le sacrifice du rédempteur offre de nouveau cette possibilité et montre le procédé par lequel il est possible de se racheter et d'obtenir la bienveillance et la protection de Dieu.

1 *Ibid.*, p. 313.

Lacan, dans son séminaire du 16 juin 1963, rappelle quelques caractéristiques essentielles de ce commerce. Après s'être accouplé avec Daphné, Apollon se transforme en arbre. « Le propre de Dieu, c'est qu'il se transforme, une fois satisfait, en l'objet de son désir, même s'il doit par-là s'y pétrifier[1] ». Lacan nous rappelle encore que cette pétrification, cette transformation des dieux, doit se faire par le biais du désir : « l'important de ce qu'on leur sacrifie c'est qu'ils le désirent, que ça ne les angoisse pas[2] ». Dans cette perspective, le rituel ressemble à un piège du désir, tendu pour tenter d'apprivoiser les esprits sans éveiller leur angoisse. À l'image d'un Dieu transformé après une satisfaction en objet de son désir, le rapport d'un possédé avec son vent, lors des rituels, donnerait la possibilité de l'émergence d'un objet du désir. D'après nos observations dans le sud de l'Iran, nous constatons que, lors des cérémonies de nomination et par le sacrifice, le sujet obtient un nom et le vent des offrandes. Serait-ce là une occasion d'existence, possibilité d'émergence offerte au sujet, par la nomination du désir de son vent? Dans tous les cas, cette cérémonie permet de réconcilier les deux protagonistes, le sujet et le souffle qui le possède, en établissant un pacte entre eux, pacte qui passe par la reconnaissance de l'identité du vent qui chevauche le sujet. Cependant, cette possibilité n'est pas offerte au sujet, c'est un marché qui lui est proposé et il y a un prix à payer. Le sacrifice, lors de la cérémonie de nomination (payée par le possédé), est le premier prix à payer et inaugure le lien entre le possédé et son vent.

1 Lacan J., *Séminaire, Livre X, L'angoisse*, 1962-63, p. 367.
2 *Ibid.*, p. 333.

Chapitre IV

Le sacrifice

À l'origine du sacrifice

Freud, dans *Totem et tabou*, traitant de quelques phénomènes obscurs de la psychologie collective, entreprend une analyse de l'origine et de la signification du rite du sacrifice. S'appuyant sur le constat de Smith, pour qui le sacrifice constituait la partie essentielle du rituel des religions anciennes et jouait le même rôle dans toutes les religions, Freud conclut que son existence vient donc de causes très générales exerçant partout la même action[1]. À l'origine « un acte de camaraderie sociale entre la divinité et ses adorateurs », le sacrifice était une offre faite à la divinité pour se la concilier ou se la rendre favorable. Cet acte prenait tout son sens lorsque divinité et adorateurs se retrouvaient pour manger ensemble. Cette commensalité du Dieu et de ses adorateurs représentait un moyen de renforcer « le lien qui rattachait chaque membre de la communauté à la divinité[2] ».

Pour comprendre « ce pouvoir de lier » attribué à l'acte de manger et de boire ensemble, Freud reprend quelques principes établis dans la vie en clan. Dans un clan, lorsqu'un des membres meurt, on dit « notre sang est versé ». Chaque membre est un os du squelette que constitue le clan et une partie de la chair qui fait le corps du clan. Or, en analysant de plus près le sacrifice et les coutumes des primitifs, on constate que l'animal sacrifié est aussi considéré comme un membre du clan. Dans le cas de « sacrifice extraordinaire », on tuait même des animaux sacrés, qui étaient identiques aux dieux eux-mêmes.

1 Freud S., *Totem et tabou*, Payot, 1912-1913, p. 200.
2 *Ibid.*, p. 202.

« En partageant un repas avec son dieu, on exprimait donc qu'on était fait de la même substance que lui[1] ». « Les fidèles faisaient en quelque sorte ressortir la parenté de sang qui les rattachait à l'animal et au dieu[2] ». En tuant et en absorbant l'animal totémique, Dieu lui-même, les membres prouvaient et se rappelaient leur ressemblance à celui-ci. On détruit et incorpore l'objet adoré, pour consolider les liens et s'apparenter à lui.

En réalité, affirme Freud, tout le pouvoir de cette action lui vient de la « commémoration d'une tragédie mythique », celle où les frères réunis ont tué et mangé le père. La divinité et le totem étant des substituts du père, aimé et haï à la fois, le sacrifice sert donc à entretenir « le souvenir du triomphe sur le père ». Mais en même temps, commandé par la divinité (le père) elle-même, le sacrifice devient un acte de soumission, représentation de son suprême triomphe. L'absorption de l'animal totémique devenait donc une assimilation, une appropriation des qualités du père[3]. Il assiste invisiblement au sacrifice et prend part au repas au même titre que les autres membres du groupe. La signification du sacrifice réside donc « en ce que l'acte même qui avait servi à humilier le père sert maintenant à lui accorder satisfaction pour cette humiliation, tout en perpétuant le souvenir de celle-ci[4] ».

Souvenir perpétué car, après le meurtre du père, l'impossibilité pour toute personne d'atteindre de nouveau sa toute-puissance, et « la distance qui existait entre le nouveau père de famille et le père, souverain absolu de la horde primitive[5] », ont pu faire éteindre les ressentiments contre le père qui avait poussé au meurtre, et ainsi faire persister le « besoin religieux » pour un père divin et invisible avec un pouvoir illimité. De cette manière, « Dieu (le père) avait surmonté la partie animale de son être[6] ».

Mais, peu à peu, les fils, dans leur tendance à prendre la place du père, ont créé des dieux à leur image. On assiste à l'augmentation du pouvoir des fils et à l'apparition des divinités comme « Attis, Adonis, Tammuz... qui jouissent des faveurs amoureuses de divinités maternelles et se livrent, à l'encontre du père, à l'inceste maternel[7] ».

1 Freud S., *Totem et tabou*, Payot, 1912-1913, p. 203.
2 *Ibid.*, p. 205.
3 *Ibid.*, p. 220.
4 *Ibid.*, p. 224.
5 *Ibid.*, p. 223.
6 *Ibid.*, p. 225.
7 *Ibid.*, p. 228.

Ces dieux meurent souvent émasculés ou tués par un animal. La principale figure de cette transformation des idées est la figure du Christ. Le Christ, devenu « lui-même dieu à la place du père », réalise son désir en même temps qu'il s'offre au père pour son expiation. Cette évolution de la pensée est à l'origine du sens secondaire du sacrifice. C'est-à-dire un désintéressement, un dévouement, un oubli de soi-même en faveur de la divinité. Ainsi, le sacrifice devient aussi un meurtre du fils (dieu) et « les frères réunis goûtent de la chair et du sang du fils, et non du père, afin de se sanctifier et de s'identifier avec lui[1] ». Le fils est devenu Dieu en s'offrant à Dieu le père. Le sacrifice (du fils) devient ainsi un acte de désintéressement et de renonciation en faveur du père, mais aussi un moyen d'assomption et de promotion.

Dans le sacrifice et l'animal du sacrifice, nous pouvons donc reconnaître d'une part le père, humilié et glorifié, mais d'autre part le fils (l'enfant) qui, dans un acte de renonciation en sa faveur, peut prendre sa place. Le fils représenté dans le sacrifice ne peut être qu'un fils qui a accepté de donner son corps ou une partie de sa raison. Il croit à l'incroyable et, de ce fait même, gagne la résurrection. Ainsi, il accède lui-même à la place de Dieu et permet aux humains de racheter leurs fautes, de s'adonner à une religion où il est de nouveau possible d'avoir commerce avec un Dieu visible. Donner son corps à Dieu permet une divinisation mais en même temps impose une loi stricte par rapport au corps et aux conduites sexuelles. Par ailleurs, comme le dit Freud, ceci ouvre la voie à « l'intrusion d'éléments superstitieux, magiques et mystiques[2] ». Le sacrifice devient ainsi la condition nécessaire à tout échange avec les divinités, une sorte de fondement pour toute religiosité. En même temps que condition nécessaire à toute croyance, le sacrifice devient l'acte par lequel on prouve la force de sa foi. Il permet de « commémorer une tragédie mythique » et de témoigner de sa soumission. Que signifie cette soumission? Freud nous dit que cet acte, faisant preuve de la soumission aux divinités et scellant l'alliance entre elles et les humains, sert à donner de la force aux deux parties. Il y a donc aussi un gain, une promotion pour les humains, mais lequel?

1 *Ibid.*, p. 231.
2 Freud S., *L'homme Moïse et la religion monothéiste*, Gallimard, Folio, 1935, p. 180.

Un acte transgressif précis, un repère suprême

Rosolato reprend la question du sacrifice dans les trois monothéismes. Selon lui, le sacrifice fondateur de la mise à mort du fils par le père, est à l'origine réelle, historique et symbolique, de ces trois religions. Ce « sacrifice fondateur » constitue la renaissance ou la naissance symbolique du groupe, c'est pour cette raison qu'il est originaire. Repris dans un contexte individuel et dans le cadre des rituels de guérison, cette hypothèse donne la possibilité de considérer la mise à mort de l'animal comme un moment originaire, une possibilité de renaissance du sujet. Le sacrifice, preuve d'une soumission à la divinité reconnue par la communauté, serait une naissance de l'individu à la loi, loi qui, en le limitant, lui permet aussi un renouvellement, un nouveau départ. Avec le travail de Rosolato, nous pouvons aller plus loin pour appréhender le sacrifice et ce qui est sacrifié.

Pour comprendre l'idée du sacrifice, il faut revenir à l'envie de tuer qui existe dans les fantasmes de chacun. Elle y prend place par son rapport avec la relation à l'inconnu, la perte, la séparation d'avec l'objet et le désir de détruire. Tuer pour avoir une maîtrise sur la perte, éviter la séparation en détruisant l'objet, tout ceci met en évidence un rapport de l'individu avec l'inconnu de la mort et la difficulté pour lui, pris entre amour et haine, de gérer ses envies et fantasmes. Chacun doit trouver un arrangement viable avec les problèmes existentiels qui lui sont posés. Ces questions liées à la mort, à l'élimination d'un être humain « se jouent sur la scène imaginaire la plus intime[1] », et rendent nécessaire un travail psychique qui prend forme dans les fantasmes et les fantaisies de chacun. L'origine de ces fantasmes se trouve dans « le besoin d'amour adressé aux parents, qui pousse l'enfant à se sentir coupable de ses seules intentions agressives, à se punir par des conduites restrictives faites pour plaire aux parents, afin de retrouver leur amour[2] ». L'amour qu'il éprouve pour ses parents et le besoin qu'il a d'être aimé par eux poussent l'enfant, d'une part à désirer leur mort quand ils sont insatisfaisants ou pour se libérer de leur emprise, et d'autre part à réprimer ce désir pour continuer à aimer et à être aimé. « La mort est par excellence, dans la pensée et les actes des hommes, l'axe fondamental de la double entrave, c'est-à-dire ce fil, ce tranchant où l'esprit peut basculer, si les conditions déterminantes sont réunies, dans la psychose,

1 Rosolato G., *Le sacrifice*, PUF, 1987, p. 60.
2 *Ibid.*, p. 62.

ou, au contraire, donner lieu à des changements évolutifs, à des transformations fécondes[1]. » Cette pensée de la mort, causée par la lutte entre les pulsions de vie et de mort, est éminemment présente chez chaque être humain et peut soit le rendre fou, soit le pousser à la création. Le sacrifice est une réponse à ce désir, présent dans les fantasmes conscients et inconscients de chacun. Le sacrifice offre aux hommes se trouvant dans le même malaise, la même solution à partir des mêmes fantasmes.

Dans les monothéismes, étudiés par Rosolato, le sacrifice est une manifestation du pouvoir divin par une mise à mort. Le sacrifice, une mise à l'écart de la mère, est l'un des deux axes fondamentaux des monothéismes, l'autre axe étant la communauté, une représentation du contenant maternel : communauté qui tente, par sa cohésion, de répondre à des fantasmes individuels d'une violence extrême, exprimés dans l'acte de tuer. Ces deux axes fondent les pouvoirs du sacrifice, qui se manifestent dans un traitement de la culpabilité, l'établissement d'une alliance, une régulation de la violence, une exploitation de la paranoïa collective et une victoire sur la mort.

L'opération sacrificielle est une projection du mal (l'agressivité) par sa localisation sur la victime. Cette projection va de pair avec une identification à la victime[2] par laquelle tuer l'animal équivaut à se tuer ou à tuer une partie de soi-même. La haine, détruire l'objet, ainsi que sa réponse, être détruit, trouvent donc toutes deux leur expression dans l'opération sacrificielle. Cet « acte transgressif précis », ce « repère suprême », trouve son fondement dans une « morale ritualisée » constituée par la communauté. La communauté contient et autorise une telle violence, et l'utilisation de « l'énergie mortifère » permet de rétablir la cohésion entre les membres de la communauté. La communauté est donc nécessaire à la réalisation du sacrifice et c'est par le sacrifice que la communauté peut continuer à exister. Qu'est-ce qui dans le sacrifice, lui donne ce pouvoir ?

L'opération sacrificielle intervient dans le lien qui existe, comme nous l'avons vu, entre violence et culpabilité. Le sacrifice possède le pouvoir de susciter et de tempérer, de fixer et de déplacer la culpabilité. « La culpabilité dans son excès, diffuse, et écrasante, est soulagée à partir du moment où une cause concrète peut être invoquée, lorsqu'un méfait ou un crime patent est commis

1 Rosolato G., *Le sacrifice, op.cit.,* p. 55.
2 *Ibid.,* p. 64.

réellement »[1]. D'imaginaire, le sacrifice fait passer la culpabilité dans le réel, par l'accomplissement d'actes irréversibles[2] où « un fait accompli en devient une cause tangible »[3]. L'amour et la haine portés conjointement sur le même objet dans le sacrifice, celui-ci arrive à canaliser l'agressivité qui est en chaque individu.

Cet « acte transgressif précis » ne peut être réalisé, comme le souligne à juste titre Rosolato, que dans une communauté où la responsabilité de l'acte est partagée par chacun. Il se manifeste donc dans une alliance, alliance entre les membres de la communauté qui sous-tend une autre alliance, celle de chacun de ses membres avec un être ou une pensée qui les dépasse tous[4]. L'alliance ne peut donc à son tour se réaliser que par le biais de l'établissement d'un lien avec le Père idéalisé, à qui le sacrifice est offert, qui le commande et l'autorise. De ce fait, la dépendance à l'égard des idéaux du Père entraîne chaque sacrificateur à un sacrifice de la raison, à un renoncement aux pulsions et à une intériorisation des pulsions agressives.

Croire au pouvoir illimité d'un Père idéalisé n'est possible que dans une pensée ou la raison (rationnelle) a été sacrifiée. « On en arrive ainsi à un sacrifice de la raison et de la vérité, qui entretient la foi dans le meneur, et qui, comme don d'amour pour lui, fait accepter l'interdit de penser[5] ». Le sacrifice de l'animal devient le sacrifice d'une partie de soi, pour accéder à une sublimation et à la spiritualité. Il devient possible d'accéder à l'incroyable, à condition de sacrifier une partie de sa pensée, la rationalité. Par ailleurs, accepter un tel père engage à ne pas porter atteinte à son autorité et donc à trouver une autre manière (autorisée) d'exprimer son agressivité. Nous connaissons les ravages que l'intériorisation de telles pulsions peuvent déclencher chez le sujet. La loi de la communauté offre donc une autre voie à ces penchants et à la culpabilité qui leur est liée. En ce sens, le sacrifice conduit le masochisme dans la voie de la sublimation et des réalisations sociales qui doivent en résulter. Par ailleurs, l'alliance établie grâce au sacrifice implique une fixation de la mémoire, la mise en place de marques de reconnaissance et

1 *Ibid.*, p. 35.
2 *Ibid.*, p. 64.
3 Rosolato G., « Religion, Société », in *Pour une psychanalyse exploratrice dans la culture*, PUF, 1993, p. 295.
4 Cette idée est aussi exposée par Freud dans *La psychologie des foules et analyse du moi*.
5 Rosolato G., *Le sacrifice, op.cit.*, p. 68.

l'incarnation d'une loi et des interdits. À partir du sacrifice, « une mémoire des faits originels » fait son apparition et se fixe. Incarnant les lois et donnant leur sens aux interdits, il est nécessaire de répéter « l'opération sanglante » pour garder le souvenir de la perte et de la soumission au Père. Cette fixation de la mémoire, comme nous le verrons avec les travaux de Laplanche, peut aussi se réaliser « pour l'établissement de marques de reconnaissance » sur le corps.

Avant de clore cette analyse du sacrifice par Rosolato, il nous semble intéressant de reprendre un dernier point de son travail. Il affirme que le sacrifice « exploite la paranoïa collective » et la tempère en faisant apparaître la notion d'élu, en établissant un lien d'amour avec le meneur, et en métabolisant la haine. Il est aussi, par l'incorporation rituelle, « une thérapeutique collective de la dépression[1] ». Enfin, à l'origine du rituel et poussant à une ritualisation, il est également une réponse aux tendances obsessionnelles. Le sacrifice et le rituel concernent donc plusieurs pathologies, névrotique et psychotique, et peuvent servir en tant que réponse thérapeutique à ces dérèglements. Il nous paraît donc justifié de reprendre une phrase de Rosolato pour répondre à la question suivante : pour quelles personnalités et structures les rituels sont-ils organisés ? « Le profil psychologique de chaque fidèle y trouve ce qui lui convient[2] ». Dans tous les cas, pour que le sacrifice puisse avoir un effet, le fidèle doit procéder à un sacrifice personnel comme signe de reconnaissance à une divinité, aux idéaux de laquelle il se soumet. Avec un exemple détaillé de sacrifice en Haïti, rapporté par Métraux, nous allons discerner les différentes étapes d'un tel rituel, et mieux nous rendre compte de sa signification.

Sacralisation

Pour donner de la force aux dieux, les fidèles doivent faire des sacrifices et des offrandes. Les cérémonies sont appelées « service » en Haïti et le sacrifice est leur point culminant. « Le sacrifice vaudou répond au schéma classique du rituel d'immolation qui tend à concentrer sur un animal les forces sacrées que son meurtre va libérer »[3]. Il est évident qu'à une époque antérieure où l'animal totémique était une représentation de la divinité, il n'y avait pas besoin de cette sacralisation. Dans le rituel vaudou, l'animal est donc

1 *Ibid.*, p. 69.
2 Rosolato G., Religion, « Société », in *pour une psychanalyse exploratrice dans la culture*, *op.cit.*, p. 295.
3 Métraux A., « Le rituel », in *Le vaudou haïtien*, Gallimard, Tel, 1958, p. 150.

sacralisé, au point de représenter l'esprit auquel il est destiné. Par la suite, son meurtre libérera la force qui a été concentrée en lui. Nous assistons là à une fixation qui, dans un second temps, permettra la diffusion et la circulation d'une force magique, recherchée par tous les participants. Parfois, cette force est introduite dans le corps des fidèles qui touchent la victime ou qui sont frottés avec le corps de celle-ci. « Les sacrifiants cherchent à absorber les effluves bénéfiques dont l'animal est imprégné[1]. » Par exemple, lors du sacrifice des poules, à une étape appelée « passer-poule » le sacrificateur frotte la tête, le dos, les flancs et la poitrine de la personne inclinée devant lui. Il veut faire pénétrer dans le corps des personnes la force qui a été concentrée sur l'animal. Il peut également mettre en contact la poule uniquement avec la partie du corps où une affection s'est logée. Par ce geste, il peut aussi attirer le mal et procéder à son expulsion. Dans tous les cas, ces pratiques ont pour but un échange, une circulation d'énergie. Les individus ne pouvant pas directement s'approcher de la divinité doivent l'introduire, l'incarner dans un animal. L'animal d'abord sacralisé, chargé du flux divin, sera mis à mort et chacun pourra bénéficier de sa force et gagner en vigueur.

Des procédés de purification de l'officiant, l'abstinence sexuelle qui est imposée au sacrificateur et parfois même à tous les fidèles, dénotent le caractère sacré du rituel et soulignent la grande importance de la cérémonie du sacrifice. L'énergie vitale doit être économisée, rien ne doit être gâché avant la cérémonie. La consécration de la victime se fait par degrés, qui appelle cela les « étapes vers la sacralisation ». On fait la toilette de la victime, elle est imprégnée d'eau parfumée et habillée selon le goût du *loa* (esprit) à laquelle elle est offerte. Parfois des bougies sont déposées sur les cornes d'un taureau sacrifié. Pour Métraux ceci démontre la nature semi-divine de la victime. On retrouve ici la pensée de Freud, selon laquelle la victime est le divin lui-même, ou une de ses représentations.

L'animal doit d'abord manger et boire des produits ayant un caractère sacré. Après avoir mangé et bu ces produits sacrés, il devient la propriété du *loa* et participe de sa nature divine. « La mise à mort est obligatoirement précédée d'un rite qui tient à la fois de la divination et de la communion… Généralement, à ce moment précis, le *loa* à qui le sacrifice s'adresse possède le sacrificateur et souvent aussi plusieurs membres de l'assistance.[2] » Il y a, autour de l'animal,

1 *Ibid.*, p. 152.
2 *Ibid.*, p. 152.

la réunion de plusieurs principes ou de fonctions. Pour le moment, nous avons appris que l'animal investi par l'esprit est aussi tué par l'esprit incarné dans le corps du sacrificateur, mais ce n'est pas tout. Le sacrifiant (celui qui offre l'animal) prend l'animal sur son dos et se déplace ainsi. Ce grand rapprochement entre le sacrifiant et la victime « peut être conçu comme une identification totale entre elle et le sacrifiant[1] ». Une autre façon d'entrer en contact avec la victime est de la chevaucher. Tout se passe comme si les sacrifiants faisaient l'amour avec l'animal. Par ces procédés, le sacrifiant est symboliquement assimilé à la victime. Dans le corps de l'animal se trouvent donc réunis l'esprit et le sacrifiant, et l'identification du sacrifiant à la victime se fait dans un chevauchement qui peut être assimilé à un acte sexuel. Une scène hallucinante, fortement romancée, est rapportée par Seabrook, où l'animal gémissait comme un humain et le sacrifiant bêlait comme un animal. Ne s'agirait-il pas d'un échange de souffle?

Le sacrifice décrit est offert par une femme. Elle est amenée au pied de l'autel. Elle pleure et se lamente comme si elle devait mourir. On la fait boire et « on lui enrubanne la tête exactement à la manière d'un bouc ». Elle chante : « ... Je ne suis pas malade, je vais mourir[2] ». Placés face à face, l'officiant met une branche de feuille entre le museau de la victime et la bouche du sacrifiant. Ils « sont si proches l'un de l'autre que leurs souffles se confondent ». La femme est de nouveau devant l'autel, l'officiant la bénit et verse du vin, de l'huile et du rhum sur sa tête. Elle mange les aliments déposés sur l'autel.

La victime (l'animal) est ensuite présentée aux quatre « façades » de l'univers puis est amenée devant chaque sanctuaire. On la présente aux divinités. Avant la mise à mort, on mutile souvent l'animal. Au taureau, on coupe la barbe et on arrache les testicules qu'on offre ensuite au *loa* en les déposant sur l'autel. Le bouc est égorgé, on trace avec son sang une croix sur le front de la sacrifiante et on lui en fait boire trois gorgées. L'officiant, au moment de la mise à mort, est possédé par le *loa* auquel l'animal est dédié. En fait, le *loa* égorge lui-même sa propre victime[3]. La victime représente le sacrifiant et l'esprit, qui en même temps a pris possession du corps du sacrificateur. Le *loa* se tue-t-il lui-même ou tue-t-il le sacrifiant identifié à la victime? S'agit-il de mettre à mort une personne (le

1 *Ibid.*, p. 152.
2 *Ibid.*, p. 153.
3 *Ibid.*, p. 155.

possédé), une entité (l'esprit) ou un acte (l'accouplement, l'union de l'esprit et du sacrifiant)[1] ? La mise à mort est-elle une interdiction ou une inscription ?

Le sang des victimes est recueilli dans une calebasse contenant du sel, de la cendre ou du sirop. L'officiant et les fidèles en boivent. On ajoute du sucre, de la cannelle, de l'anis étoilé, de la muscade et d'autres épices, on en donne une cuillerée à chaque membre de la famille qui célèbre le service. Chaque fidèle donne de l'argent à celui qui fait les préparations. D'une part, il a pris un risque en dépeçant l'animal chargé des forces surnaturelles, et d'autre part il devra faire une offrande à ses propres *loa* qui pourraient être jaloux. L'animal est cuit. Les parties réservées au *loa* sont cuites sans sel et enterrées ou jetées aux quatre points cardinaux; les os sont enterrés séparément.

Cette cérémonie servant à concentrer puis à diffuser la force divine passe par la réunion des différents protagonistes sur le même objet. En même temps que la diffusion de la force, on constate qu'après la mort de la victime on procède à une séparation et à une différenciation. Ce qui différencie les parties de la victime réservées au *loa*, c'est qu'elles sont cuites sans sel et enterrées. Il en va de même pour les os de l'animal qui sont enterrés séparément. Le sang qui est bu par les participants est aussi mélangé à d'autres produits qui doivent le transformer. C'est cette étape de différenciation et de transformation que nous allons maintenant étudier.

La cuisine sacrificielle, pratique symbolique sur la matière vivante

Nous avons vu que le sacrifice, comme le sens du mot l'indique, est un procédé pour rendre sacré. Ainsi, il rend possible une communication entre le monde des humains et celui des esprits. Pour aller plus avant, en reliant le mot sacrifice à sa racine « sacer » on obtient le sens de « chargé d'une souillure ineffaçable, auguste et maudit, digne de vénération et suscitant l'horreur[2] ». Nous pouvons alors constater que, dans le sacrifice, deux opposés sont réunis. Pour De Heusch, « la divinité céleste, les esprits de l'air ou les ancêtres sont séparés des hommes, chacun est dans son lieu propre quand tout va bien. Lorsqu'une faute a été commise... cet ordre symbolique est menacé en un point précis. Il faut alors payer la dette du sacrifice

1 Ahmad Rahal : dans un tout autre contexte, la communauté noire de Tunis se pose ces mêmes questions à propos du sacrifice. Pour lui, parmi d'autres significations, « le sacrifice figure la mort symbolique du sacrifiant », p. 135.

2 De Heusch L., *Le sacrifice dans les religions africaines*, Gallimard, Nrf, 1986, p. 17.

pour remettre le système en place[1] ». Le corps de l'homme devenu le théâtre d'un conflit sanglant avec les esprits, « le sacrificateur offre une part valorisée de son être social (un bœuf) pour réparer une faute qu'il n'a peut-être pas commise volontairement[2] ». La souffrance de l'homme, causée par un désordre intervenu dans le système qui régit le monde, devient la raison pour laquelle il faut faire appel aux divinités et le sacrifice est le moyen pour rétablir l'ordre et « remettre le système en place ». « Le sacrifice rétablit la séparation du monde surnaturel (Dieu, les esprits de l'air) et du monde humain (disjonction), malencontreusement placés en situation de contiguïté dans la personne du malade.[3] »

Il est vrai, comme le pense cet auteur, que le principe de substitution de l'animal à l'homme et à la divinité est un « défi à la logique de la pensée classificatoire ». Ce principe de substitution, à l'œuvre dans les rites sacrificiels n'aura pas seulement pour « fonction de restaurer la condition physique normale de l'homme, sa santé ou son statut, compromis par une faute[4] ». Il lui permettra aussi, en établissant une communion réelle avec l'esprit pathogène devenu bienfaiteur et son intégration dans une communauté de pensée, de procéder à un renversement. Par les rituels dans lesquels le sacrifice tient un rôle primordial, la faute, cause de souffrances, se transforme en signe d'élection par les esprits. L'individu sensibilisé à cet autre monde, enrichi de nouveaux pouvoirs, peut alors s'engager dans un processus de changement, « d'élévation ». C'est ainsi que le sacrifice « fouille au plus profond de l'animal pour en extraire du sens[5] ».

La maladie mentale (la folie des dieux selon l'expression thonga) est destruction d'un espace psychique. « Menace extrême, elle appelle des moyens extrêmes : l'affirmation du plus grand écart entre le cru et le cuit, la nature et la culture, les esprits et les hommes[6] ». Le sacrifice sanglant, opérateur de la transformation de la folie en alliance avec les esprits, rend possible une reconstruction avec violence, dans une tension paroxystique, de l'unité psychique du sujet. Ce processus ne peut se réaliser qu'à la condition de bien différencier les deux mondes ou, pour être plus précis, en instaurant,

1 De Heusch L., *Le sacrifice dans les religions africaines*, *op.cit.*, p. 32.
2 *Ibid.*, p. 27.
3 *Ibid.*, p. 27.
4 *Ibid.*, p. 19.
5 *Ibid.*, p. 328.
6 *Ibid.*, p. 143.

par le biais d'une déstructuration/restructuration, conjonction/ disjonction, une dialectique entre ces derniers.

Dans le système sacrificiel des Thonga une population d'Afrique australe, voisine des Zolos, « un désordre mental est toujours attribué à l'agression d'un esprit appartenant à une tribu voisine ou lointaine[1] ». Au moyen d'osselets, on détermine le thérapeute et le lieu de la cure. Pendant la cure, qui se passe en musique, les anciens possédés provoquent la transe au cours de laquelle l'esprit viendra dévoiler son nom. La deuxième phase est appelée « ouvrir les yeux » du patient. Nous allons reprendre la troisième phase de ces rituels appelée « apaisement par le sang » par Junod.

Une cicatrice est faite à la naissance de la jambe de l'animal. Le possédé, dans une folie furieuse, se jette à ses pieds et boit le sang sortant de la blessure. Il boit à satiété. On l'arrache à l'animal, on lui chatouille la luette avec une plume et il vomit le sang absorbé. Ce procédé sert à expulser l'esprit qui, dans un premier temps, a été apaisé. Par la suite, il faut s'occuper du corps de l'animal sacrifié. La dépouille est maniée et manipulée. La vésicule biliaire est fixée dans les cheveux du patient dont le corps est revêtu de lanières découpées dans la peau de l'animal. Puis une « cuisine rituelle » suit le sacrifice. Le patient prend des bouts de viande et court dans les quatre directions. Les restes de la chèvre sont cuits et mangés. Les os de la chèvre sont calcinés à l'ombre d'un arbre pour « rafraîchir » les esprits, c'est-à-dire les apaiser. Le chaud équivaut à une excitation. Il est de l'ordre du sexuel. Il faut tempérer cette excitation et éviter que les esprits ne soient trop sauvages. Après le rituel, le patient s'habille de certaines parties de l'animal. Les sabots et les cornes de la victime seront posés sur le toit de sa hutte et au-dessus de sa porte d'entrée. Un « écran protecteur » est ainsi constitué. Il protège le possédé contre les « influences malignes » et lui permet de réintégrer le corps social. « À tous égards, la victime sacrificielle s'interpose entre le sacrifiant et la violence des dieux étrangers à la communauté[2] ». Désormais, un nouveau type de rapports avec l'esprit, basé sur le principe de l'échange et de l'offrande, devient possible.

Nous remarquons qu'au cours du sacrifice le possédé, complètement identifié à l'esprit, se rue sur l'animal. Comme un animal sauvage, il boit le sang qu'ensuite il doit vomir. Tout se passe – Freud et Rosolato l'avaient signalé et nous l'avons aussi vu dans le rite

1 *Ibid.*, p. 135.
2 *Ibid.*, p. 142.

sacrificiel en Haïti – comme si la réintégration du malade mental dans l'ordre culturel passait par une phase d'identification à la victime. Nous avions jusqu'à maintenant souligné, dans cette identification, l'aspect sacré de l'animal auquel le sujet tentait de s'identifier. De Heusche pense qu'il s'agit tout d'abord d'une identification à la partie animale, sauvage, de l'esprit. L'animal est bien sûr sacralisé, mais ce qui en premier est recherché en lui, c'est son côté animal. En s'y identifiant, le possédé se laisse entraîner dans une régression, une descente aux enfers qui lui donne l'occasion de faire un lien entre ses souffrances et ses aspirations les plus profondes (instinctuelles, pulsionnelles, démoniaques, sauvages). Ce côté sauvage fait aussi partie de l'esprit tel qu'il est considéré dans une conception primitive. Le surnaturel, l'esprit, avant le rituel et avant d'avoir bu du sang, est sauvage, « aveugle » (comme on le dit en Iran). Il possède un côté primitif, primaire. Ce n'est qu'après le rituel et par les moyens qui sont mis à l'œuvre que l'esprit devient « voyant », et que son côté divin, spirituel (civilisé) prend le dessus. Cette métamorphose de l'esprit change les rapports qu'il entretient avec le possédé et modifie en même temps l'état de la possession. Le possédé n'incarne plus un esprit sauvage mais un esprit qui connaît les règles et avec lequel il est possible de s'entendre. La « possession sauvage » devient ainsi une « possession rituelle ».

Ce passage d'une possession à l'autre se fait au moyen de plusieurs manœuvres symboliques dont il faut préciser le sens. La course dans toutes les directions du possédé, revêtu de la peau de l'animal, assure une communication positive avec l'ensemble des esprits. L'absorption du sang et le vomissement représentent l'expulsion de l'esprit pathogène et « le passage du sang cru à la viande cuite suggère un véritable processus dialectique de ré-humanisation[1] ». On passe du sang cru, en deçà de la cuisine, à la viande cuite, puis aux os qui se situent au-delà de la cuisine. « Le mécanisme (du rituel) semble être le suivant : le possédé, aliéné au sens strict (étranger à lui-même), se trouve projeté brutalement dans l'univers d'un dieu violent, assoiffé de sang. La victime sacrificielle est l'opérateur d'une métamorphose : grâce à elle, le possédé retrouve une identité marginale. Il s'oriente aussi à nouveau dans l'espace en se dirigeant vers les quatre points cardinaux[2] ».

1 De Heusch L, *Le sacrifice dans les religions africaines*, *op.cit.*, p. 137.
2 *Ibid.*, p. 137.

Il est possible de diviser l'opération sacrificielle en deux phases opposées. Dans la première phase, le possédé boit du sang cru, vomit, et s'identifie à l'esprit pathogène. Dans la deuxième phase, il mange de la viande cuite qu'il digère et revient à la condition humaine. « Le passage d'une divinisation abusive (possession maléfique) à la condition normale implique une animalisation provisoire[1] ». La victime sacrificielle, d'abord objet d'une agression violente qui manifeste l'aliénation sous sa forme extrême (le malade est un monstre cannibale), devient ensuite le moyen de construire une personnalité nouvelle. En permettant la réalisation d'un fantasme d'identification au Dieu (abusif, sauvage et tempéré, spirituel), elle assure donc une double fonction, l'exorcisme (sang cru) et la reconstruction du moi social (viande cuite).

Cette transformation au moyen de « cuisine sacrificielle » évoque, par certains aspects, le rite de sevrage des Thongas. Au cours de celui-ci, le sang du poulet est mélangé avec du millet. On en enduit le corps de l'enfant. « Le sang du poulet joue dans ce contexte un rôle disjoncteur comparable au sang de la chèvre dans l'exorcisme des possédés.[2] » Le jeune enfant, jusqu'au sevrage, comme le possédé jusqu'à la guérison, se trouve, à des degrés divers, dans « un état de chaleur et de faiblesse ». Le possédé, au cours du rite thérapeutique, passe du régime alimentaire cru (il dévore le sang de la victime) à la consommation de la viande cuite. L'enfant sevré, couvert de sang de poulet, abandonne le lait cru et se nourrit désormais de bouillie de millet. De Heusche, constatant l'importance des traitements faits sur le corps (du possédé, de l'enfant et de la victime) dans le rituel et principalement dans le rite sacrificiel, désigne le sacrifice comme une « pratique symbolique sur de la matière vivante ». Cette hypothèse de l'auteur invite à questionner, en fonction de notre sujet, le concept de « signifiant corporel » présenté par Marinov. Pour lui, « ce concept nous permet d'appréhender les premiers messages qui participent à « l'animation » du corps de l'infans[3] ». Savoir les accueillir permet de retourner au plus près de la source qui les a engendrées. Dans tous les cas, nous pensons que les procédés rituels, permettant de contourner les résistances en renforçant l'investissement de certaines pulsions et l'assouplissement d'autres pulsions, rendent possible la « mise au travail » de ces signifiants. S'agirait-il, en contournant

1 *Ibid.*, p. 137.
2 *Ibid.*, p. 152.
3 Marinov V., « Les signifiants corporels dans les troubles de conduites alimentaires » in *International journal of art therapy* n° 3, 1998, p. 21.

les résistances, de revenir aux énigmes du début de la vie ? Ces « signifiants préverbaux (corporels) qui marquent des fixations à des interactions précoces avec la mère[1] » qui manipule le corps de l'infans, concernent-ils la sexualité ? La poursuite de notre recherche permet de répondre en partie à ces questions. Nous rappelant le rapprochement que De Heusch fait entre l'état de « chaleur », « d'excitation », du possédé et la sexualité, ainsi que les paroles de Lacan affirmant que nous avons un corps parce que nous jouissons[2], nous allons maintenant reprendre en détail le sacrifice dans les rituels du *zâr* en Égypte. Ces rituels, avons-nous dit, étaient considérés par les adeptes comme une « union maritale » entre l'esprit et le possédé. Par ailleurs, L. de Heusch met lui-même ce rapprochement en exergue : il affirme que dans la société bantou du Zaïre, le sacrifice du bœuf chez les Zolos est un procédé qui, par « la mort de l'animal inaugure un processus de vie, un processus sexuel[3] ». Par ailleurs, Battain souligne l'intégration du sacrifice dans un ensemble rituel, qui lui-même possède un avant et un après.

Le sacrifice dans le système rituel du *zâr* en Égypte (Éveil, accouplement et renaissance)

Le terme *zâr* désigne aussi bien les esprits que les rituels en Égypte. Dans le langage populaire, on appelle aussi les rituels *darraba al zâr* (frapper le *zâr*), ou *daqqa al zâr* (battre, le rythme) le *zâr*). L'esprit, après s'être présenté et avoir conclu un pacte (*'aqd*) avec sa monture (*faras*), reste dans son corps et peut se manifester dès que ce dernier ne respecte pas les termes de leur contrat. Les rituels servent à maîtriser de plus en plus l'esprit et, afin d'entretenir de bonnes relations avec lui, à prévoir des dates fixes (lors des cérémonies) pour ses apparitions. En réalité, une personne possédée doit respect et obéissance à son esprit et doit le choyer et l'honorer tout au long de sa vie. Ces rituels, et en général le mécanisme du rituel *zâr*, se caractérisent par la répétition des cérémonies tout au long de la vie des adeptes.

En Égypte comme dans chaque pays, le rituel prend une nouvelle forme, adaptée aux mœurs et coutumes qui ont cours dans le pays. Des esprits nouveaux apparaissent, d'autres disparaissent, et la hiérarchie des esprits change. C'est ce qui fait dire à Battain qu'en Égypte, on assiste à une « égyptianisation » du rituel. Aujourd'hui,

1 *Ibid.*, p. 23.
2 Lacan J., Diffusion radiophonique, *La troisième*.
3 De Heusch L., *Le sacrifice dans les religions africaines*, *op.cit.*, p. 89.

la place de grands esprits africains est désormais disputée par les esprits égyptiens ou arabes. Pourtant, le fondement du rituel reste le même et l'objectif recherché par les participants ne change pas. En Égypte, « à une première phase qui s'apparente à une véritable cérémonie de mariage, font suite des actions rituelles, incluant le sacrifice d'animaux, qui changent le rôle de la possédée « d'épouse » en « enfant », tout en conservant la même dénomination (*'arussa*), vu l'ambiguïté permise par la langue[1] ».

Il existe quatre groupes de musique, avec un répertoire spécifique à chaque groupe appelé frappe (*daqqa*) ou air (*hava*). Les instruments prennent parfois le nom des esprits (de la *Kudiya* morte) dont ils sont censés exprimer la voix. Pendant les cérémonies, ce sont donc les morts qui s'expriment par les instruments, et ce sont eux qu'on appelle dans les chants et par les rituels. Un des objectifs du rituel serait donc de donner l'occasion à chacun de s'entendre avec les morts qui le tourmentent, par une alliance (*'aqd*) qu'il ferait avec les esprits. Ce lien avec les anciens transformés en esprits se constate, par exemple, par l'origine donnée au groupe *tambura*. Ils se disent les descendants de Sidi Bilal qui a inventé le *tambura* et transmis à ses descendants, les Africains. Cette affiliation au premier muezzin (celui qui fait l'appel à la prière) et à l'un des premiers compagnons du prophète Mahomet donne un pouvoir et un rang élevé à ce groupe dans le *zâr* égyptien[2]. L'affiliation aux esprits saints, que nous avons déjà étudiée, représente la même chose pour tous les possédés. Ils font un pacte de soumission avec les esprits qui leur accordent une place et certains avantages dans la communauté, mais surtout leur donne une possibilité d'action.

Le déroulement du rituel dévoile pourtant d'autres significations de ce pacte et de la relation esprit-possédé, relation qui, étudiée plus profondément, permet de mieux apercevoir la finalité de ces rituels en lien avec le changement, une possibilité d'action et finalement la jouissance. Elle débute par un pacte (de mariage) où le possédé doit faire des sacrifices pour obtenir les faveurs de l'esprit. Avant de conclure ce pacte et de faire le sacrifice, des préparatifs sont nécessaires. Les cérémonies pour une personne manifestant des signes de la possession s'organisent sur plusieurs jours et se divisent en plusieurs phases.

....

1 Battain T., *Rituel de possession en Égypte, de la souffrance à l'accomplissement*, *op.cit.*, p. 155.

2 Rahal A., dans son livre *La communauté noire de Tunis,* fait une analyse du rôle de Sidi Bilal et de l'affiliation de la communauté des noirs à ce personnage.

- Phase préliminaire : « Un individu atteint par une maladie inexplicable, un état psychologique anormal, une dépression ou à la suite d'une transe advenue à l'improviste ou à l'écoute d'un chant lors d'une cérémonie, est considéré comme une victime probable d'un esprit. Elle fait appel à un officiant qui lui fait prendre conscience de son état.[1] » Ce premier contact donne l'occasion d'une cérémonie appelée *Kashf al atar* (trouver les traces). C'est un rite divinatoire, une prise de conscience de la possession. La personne va chez l'officiant et expose son cas, ses troubles, sa maladie, ses visions, ses cauchemars. Pour savoir si tout cela relève de la possession, il faut soit une cérémonie musicale, soit que l'officiant prenne un vêtement du possédé pour qu'en rêve les esprits lui disent si la personne est possédée ou pas. Cela peut être une veillée et l'officiant interprétera le rêve du malade, ou bien encore lui-même (l'officiant) qui rêve. Ce sont les objets dans le rêve qui dévoileront le nom de l'esprit qui a pris possession du corps de la personne. Le lieu du rêve est aussi mis en lien avec le lieu de la possession et permet de découvrir la faute qu'a commise le possédé. Par le rêve, on obtient donc le nom de l'esprit, l'étiologie de la maladie et ses remèdes. Dans la cérémonie musicale, le possédé se met à bouger et, avec l'aide de l'officiant et des autres, apprend peu à peu à ordonner ses mouvements et à « contrôler le plus possible les manifestations de la transe spontanée et de les diriger vers une forme ritualisée.[2] » Le possédé se confronte désormais aux « seigneurs » (*asyad*) personnifiés, ce qui crée une relation entre les deux êtres, basée sur l'acceptation et l'identification, à laquelle correspond une liturgie spécifique[3]. Cette cérémonie préliminaire qui fait « prendre conscience » au malade de son état, l'introduit dans un monde fantasmatique (mythologique) où les éléments de la maladie sont à découvrir dans le rêve. Les éléments du rêve sont analysés et interprétés pour découvrir le lieu et la raison de la possession. L'origine de la maladie est ainsi découverte et trouve une explication dans le monde imaginaire des esprits. La maladie n'est plus une affaire d'hommes, c'est une manifestation des esprits qu'il s'agit de répéter afin de connaître leur désir, leur nom, leur filiation, et de conclure une alliance avec eux. Il a été signalé qu'au Yémen, cette première phase du rituel est appelé « alerte », « réveil ». En effet, tout se passe comme si la personne, ne trouvant pas de solution dans la réalité, devait s'ouvrir, se réveiller à un autre monde, un monde

1 Battain T., *Rituel de possession en Égypte, de la souffrance à l'accomplissement*, *op.cit.*, p. 217.

2 *Ibid.*, p. 223.

3 *Ibid.*, p. 239.

imaginaire où les éléments de la maladie demandent à être traduits par une personne qui a la connaissance des *zâr* et est en relation avec eux. Dans cette première phase, la personne accepte de se remettre « corps et âme » entre les mains d'un guérisseur qui ne travaille plus dans le monde visible mais avec un monde invisible. Il n'est lui-même qu'un intermédiaire, un « canal de transmission » entre les « seigneurs » et les humains.

- Cérémonie initiatique : Cette deuxième phase du rituel comporte plusieurs étapes. Au début le possédé est appelé *malbusa* (« revêtu » par l'esprit), *mallmusa* (« touché » par l'esprit) ou *al mouzâra* (« prise » par le *zâr*), puis il devient adepte (*tâbin*) ou aimé (*muhiba*). La première étape est la conclusion de « la paix » (*sulha*), de l'alliance (*'aqd*). Elle dure deux jours et est appelée « frappe du jour et de la nuit ». La personne entre ainsi dans le cercle des initiés. On y sacrifie des animaux de petite taille. Ensuite, c'est la cérémonie de la semaine (*al subûh*), avec le sacrifice de moutons ou de chèvres, qui termine la cérémonie initiatique. Ainsi l'esprit est satisfait pour longtemps. Si la personne tombe de nouveau malade, on organise une cérémonie dite de réconciliation (*radwa*).

Le premier jour de la cérémonie initiatique, les parents, les amis, les voisins et les adeptes sont conviés. La maison est décorée comme pour un mariage. Toute l'attention est tournée vers le novice et rien ne doit le déranger ni le rendre triste. Il est appelé *'arusa* (épouse), est habillé en blanc et s'apprête à accueillir l'esprit. Cette dénomination nous pousse à rappeler que les termes « seigneur » et « maître », dont on se sert pour appeler les esprits, sont ceux que la femme égyptienne utilise pour appeler son mari. La journée finit avec le passage du *henné* sur les mains et les pieds du possédé. L'épouse subit le même traitement dans le mariage arabe. Tous les participants doivent être dans un état de pureté, l'atmosphère est chaleureuse et gaie, la mort, la maladie et la tristesse sont bannies. C'est une journée de divertissement et le possédé doit être dorlotée comme une jeune épouse[1]. L'espace central est réservé à la *kursi* (trône), la table d'offrande. Dans le mariage, c'est le trône où s'assoient les époux pour recevoir les félicitations. *Kursi*, dans le rituel *zâr*, est une table où sont disposés les dons du novice aux esprits afin, qu'attirés par les mets, ils daignent se manifester. Les invités offrent de l'argent au novice (qui le donnera aux musiciens et à l'officiant) comme pour le mariage. La

1 Battain T., *Rituel de possession en Égypte, de la souffrance à l'accomplissement*, *op.cit.*, p. 243.

kudiya par fumigation et récitation des sourates prépare « l'épouse » à recevoir les esprits. Elle passe de l'encens sur les points sensibles du corps du possédé, tels que le visage, les aisselles, les pieds, les poignets, le sexe. Ces points sont considérés comme des ouvertures par lesquelles l'esprit descend dans le corps[1]. La possession lors du rituel est nommée *tafquir* (percement) et le possédé « chevauché », « touché », « investi ». Ces manipulations du corps et la nomination de la possession lors du rituel (*tafkir*, percement), font apparaître la « possession rituelle » comme une « identification incorporative régressive de type cannibalique [2] ». Juranville traitant des cas de possession dans la littérature analytique écrit : « être possédé, c'est être « plein » d'un Autre, être viscéralement parasité sur un mode libidinal excessif, maléfique, dont témoignent les sensations douloureuses qui accompagnent attaques, visions, convulsions et pertes de connaissance[3] ». Cela est vrai de la possession sauvage en dehors du rituel. Le percement (*tafkir*) dans le rituel correspondrait à une identification incorporative, mais cette fois avec un esprit qui va être nommé et avec qui il est possible de s'entendre. On perce le malade pour introduire en lui une entité protectrice qu'il devra honorer et respecter. Mais en réalité, cette entité est une partie de lui-même. En Iran, on procède parfois à l'exorcisme d'un *djenn* qu'on remplace dans le corps du malade par un vent. En premier lieu, on extrait et jette au-dehors le *djenn*, le « mauvais objet », pour ensuite le remplacer par une entité bienveillante, « le bon objet ».

Toutes les musiques (les trois groupes) sont jouées. Pendant le rite, « les musiciens perdent leur identité sexuelle » et, dans le rite, il n'y a pas de jugement moral. Les adeptes dansent et, comme dans le cas du malade, tous ceux qui font une danse sauvage doivent se couvrir la tête. Lors de la cérémonie, on peut assister à des dialogues en forme de glossolalie entre le possédé en transe et l'officiant. Seul l'officiant qui connaît la langue des esprits est censé interpréter ces vocalisations. Cette langue ressemble à l'ancien syriaque ou au dialecte d'une tribu bédouine nubienne ou encore un mélange de langues éthiopiennes. Cette langue incompréhensible ressemble à des cris, cris qui vont, par le rituel et à l'aide de l'officiant, se vocaliser et se transformer en parole et en langage. Il n'y a que l'officiant qui

1 *Ibid.*, p. 251.
2 Juranville A., *Figure de la possession, Actualité psychanalytique du démoniaque*, Grenoble, Presses universitaires de Grenoble, Psychopathologie clinique, 2000, p. 26.
3 *Ibid.*, p. 19.

comprend cette langue, qui peut l'interpréter et qui peut amener l'esprit du possédé à parler peu à peu dans une langue compréhensible. Cela peut rappeler la relation de la mère et de l'enfant. C'est cette dernière qui comprend les balbutiements de l'enfant et qui, peu à peu, en leur donnant un sens, lui permet d'accéder au langage.

La conclusion des rituels organisés pour une personne est le rite du henné : on procède à la consommation du mariage. « Fumigation, cortège, présentation aux esprits, danses de possession, teinture au henné ne font que préparer l'épouse à l'acte sacrificiel[1] ». Le sacrifice se fait lors de la cérémonie de réception qui a lieu quelques jours plus tard et qui dure trois jours. Les groupes de musique enchaînent leur répertoire et tout se finit par le rite du *henné*. On sacrifie des animaux de petite taille aux esprits des lieux sales de la maison. Le mouton est sacrifié à l'intention de l'esprit qui possède le malade. Cet animal, à cette étape du rituel, est assimilé à un être humain. « D'une part, l'animal constituera l'offrande à l'esprit, donc il doit être richement ornementé et embelli. De l'autre, il personnifie l'esprit-même et est assimilé à un nouvel époux qui attend son épouse[2] ».

Le mouton représente, d'une part, le possédé qui fait don de son corps à l'esprit, d'autre part l'esprit qui est convoqué pour consommer son mariage avec le possédé. Après leur union, la mise à mort de l'animal permettra de mettre à distance l'esprit apaisé et, ainsi, de l'empêcher de tourmenter le possédé. « La novice adresse au mouton un regard de tendresse mélangé d'appréhension et embarras, puis, souriante, le prend par une main et l'amène en cortège autour du trône, pour le présenter à l'assemblée des esprits.[3] » Le cortège est formé de possédés confirmés, sinon leurs esprits pourraient avoir envie d'une nouvelle cérémonie. Ensuite on chante, le mouton et l'adepte reçoivent de l'eau de rose et des « dons de noces » (pour les musiciens). L'épouse fait le tour de la salle en chevauchant le mouton. Arrivée devant les musiciens, elle prend l'animal par les oreilles et approche sa tête de son corps et de son sexe. Le rythme des tambours s'amplifie et la danse prend des connotations érotiques. « Cette danse mime la copulation entre l'épouse et l'esprit. L'acte sexuel est répété et confirmé par la danse avec les animaux de petite taille. L'épouse danse en portant les pigeons au cou, puis les frotte contre ses seins, son front, son ventre, son sexe et tout son corps.

1 Battain T., *Rituel de possession en Égypte, de la souffrance à l'accomplissement*, *op.cit.*, p. 267
2 *Ibid.*, p. 270.
3 *Ibid.*, p. 271.

Elle danse et, en transe, tombe au sol sous le trône.[1] » Ce jeu du possédé avec les animaux du sacrifice reproduisant l'acte sexuel est un moment essentiel du rituel. C'est ainsi qu'est officialisé le lien entre l'esprit et le possédé. Si le mouton représente l'esprit, il s'agit ici de consommer le mariage, de s'accoupler avec le maître, son objet d'amour. Si le mouton représente le possédé, il s'agit alors d'un acte auto-érotique qui permet au possédé de jouer toutes les facettes de sa personnalité aux yeux de tous. Dans ce cas, son objet d'amour serait en lui, or ce qui est en lui est bien reconnu comme un esprit venant de l'extérieur. Ce jeu théâtral, névrose de transfert ou abnégation, a un effet libérateur, cathartique pour la personne. Il ne faut pas scotomiser l'aspect essentiellement sexuel du comportement du possédé. Cependant, le rituel n'en est pas encore à son terme.

C'est le moment du sacrifice : on donne du sucre à l'animal et à la novice, puis on égorge l'animal et on fait couler son sang sur le corps de la novice : « l'animal devient substitut sacrificiel de la novice qui, en recevant le sang de l'animal sacrifié, devient elle aussi une offrande aux esprits[2] ». Avec le sang, la *Kudiya* frotte la novice sur les joues, la nuque, le nez, les seins, les oreilles, les bras, les paumes, les mains, les poignets, les cuisses, les pieds et le bassin. Elle soulève la robe et frotte sa main sur l'aine, le ventre et derrière le dos. Les mêmes zones sensibles qui ont été touchées (percées) par la fumée sont frottées avec le sang. Est-ce que le sang vient boucher les trous faits par la fumée ? On chante *Muzah* (l'esprit le plus gourmand de sang) qui est appelé à lécher le sang sur le corps de la novice, pour jouir, se satisfaire et la quitter. D'après ce chant, les parties sensibles du corps, d'abord enfumées par l'encens, puis frottées par le sang, seront léchées par un esprit avide de sang. Toutes ces manipulations du corps ressemblent à une sorte de holding et de handling, de maternage fortement sexualisé. Le corps est percé, massé, léché par l'esprit. Ces actes symboliques permettent, en touchant au plus intime du corps, de former un corps unifié et complet, porté par le désir de changement, représenté par la figure de l'enfant. Une goutte de sang est mise sur le front et les paupières de la novice, l'officiant lui donne quelques gouttes de sang à boire. Cette séance est appelée « aspersion de sang ». La personne recouverte par le sang ressemble en quelque sorte à un nouveau-né qui vient de sortir du ventre de la mère. Le mouton et son sang seraient alors une représentation de la

1 Battain T., *Rituel de possession en Égypte, de la souffrance à l'accomplissement*, *op.cit.*, p. 272.

2 *Ibid.*, p. 274.

mère dans le sang de laquelle baigne l'enfant et de laquelle il s'agit de se séparer peu à peu, tout d'abord en coupant le cordon ombilical et en nettoyant (léchant) le sang.

Par la suite, la novice trempée de sang est recouverte d'un drap blanc et les chants reprennent. Comme dans les rites de présentation d'une nouvelle mère, elle ramasse de l'argent dans un tambourin. « De jeune épouse elle devient accouchée et l'enfant n'est autre qu'elle-même. Le sacrifice opère donc la transformation de la jeune épouse en mère et en enfant[1] ». Il semble que par le rituel, le possédé remonte dans son histoire. Il commence par être une épouse puis redevient enfant. Un enfant qui devra apprendre peu à peu les règles de la communauté des *zâr*. La novice va se changer, elle est de nouveau appelée *'arusa*, qui cette fois veut dire « petite fille » et, comme un enfant, elle est nourrie par la *kudiya*. On cuit la chair de l'animal et on la distribue. Battain pense que « les séquences de l'aspersion de sang, ainsi que la cuisson du repas marque la séparation des esprits du corps des possédés, et le passage du cru au cuit souligne ce processus de séparation ».[2] Le pacte est matérialisé par les bijoux et une pièce d'argent baignée dans le sang. La pièce est à l'effigie de la Vierge ou du Christ, ou alors c'est une pièce avec l'inscription : « avec la permission de la fille du roi de la terre » ou, « ô mes maîtres soyez satisfaits de moi ». En Égypte, cette même pièce est donnée comme amulette à un nouveau-né. « Ce fait confirme l'analogie entre le rite de naissance et la dernière phase cérémonielle du *zâr* qui actualise la renaissance de la novice[3] ». Cette pièce est donnée par le mari, le frère ou le père de la malade puis est nouée au bras gauche de la personne pendant sept jours. Elle est dénouée le jour de la cérémonie de la semaine. Les sept jours qui séparent les deux cérémonies sont des jours de réclusion, le possédé ne doit pas accomplir de lourde tâche, ne pas faire la cuisine, ne pas avoir de relation avec son mari. Parfois, la personne doit aussi conserver les tâches de sang jusqu'à la cérémonie de la semaine. Cette cérémonie ressemble à la précédente hormis quelques éléments qui « s'apparentent aux rites pour la présentation du nouveau-né, après une naissance, qui constituent la première étape de la socialisation de l'enfant »[4]. Après cette cérémonie, il y a une cérémonie de « réconciliation », de

1 Battain T., *Rituel de possession en Égypte, de la souffrance à l'accomplissement*, *op.cit.*, p. 280.
2 *Ibid.*, p. 284.
3 *Ibid.*, p. 278.
4 *Ibid.*, p. 288.

« satisfaction » où l'on procède au sacrifice de petits animaux que la *kudiya* frotte d'abord sur le corps de la novice. Son corps et les bijoux sont de nouveau trempés par le sang des sacrifices. Cette dernière cérémonie est une réintégration de l'adepte dans la vie quotidienne.

Avec le sacrifice, l'épouse signe le pacte, comme dans le mariage, et ce contrat s'actualise à chaque cérémonie. Le rite se concentre donc sur la « stipulation du contrat de mariage », la consommation de « l'acte sexuel » avec les esprits qui produit la « renaissance » de l'épouse redevenue « enfant[1] ». Le sacrifice s'intègre donc dans un ensemble de rituels qui, commencé par « la découverte de traces », le « réveil » du possédé, se poursuit par l'installation d'une « paix » entre le possédé et l'esprit. Cette alliance se fixe et prend toute sa valeur avec le sacrifice, « la consommation du mariage », qui met à jour un processus de transformation du possédé. Le possédé, de malade, passe à un statut d'époux de l'esprit et, par le sacrifice, renaît avec un statut d'enfant qui, sous la protection de l'officiant, va s'engager dans la voie de l'initiation. Il apprendra ainsi la manière dont il faut se comporter avec cette chose qui le possède. Ce processus n'est pas clos avec la cérémonie du sacrifice. Le sacrifice est au contraire le moment inaugural d'une nouvelle vie qui sera jalonnée de nombreuses cérémonies tout au long de la vie de l'individu. Il nous semble que le même mécanisme est mis en place dans les pratiques des *Ahlé Hava* en Iran; seulement les dénominations ont changé et l'aspect marital, insistant sur une union sexuelle du possédé et de l'esprit, ne se manifeste plus aussi clairement. Bien sûr, d'autres aspects du rituel que nous avons aussi présentés (relation avec les morts, découverte d'un nom, d'une famille parallèle) sont également d'une grande importance dans la réussite de la prise en charge du sujet. Cependant, nous pensons que cette implication du corps sexué, très manifeste dans les cérémonies organisées en Égypte (chevauchement de l'animal qui représente l'acte sexuel et l'aspersion par le sang) et plus dissimulée en Iran, est l'un des éléments majeurs à l'origine de l'efficacité de ces rituels. Une étude d'un autre genre de sacrifice, appliqué directement sur une partie du corps, nous donnera l'occasion de mieux saisir le lien du sacrifice avec les autres éléments constitutifs de ces rituels.

1 *Ibid.*, p. 243.

Sacrifice « des organes du plaisir sexuel », inscription et symbolisation

Hormis le sacrifice du *zâr* en Égypte,qui symbolise le mariage de l'esprit et du possédé, nous avons considéré plusieurs types de sacrifice. La rédemption et le rachat de l'humanité par Jésus, fils de Dieu et Dieu lui-même, renonçant à sa vie (et à sa raison) en donnant son corps, est la caractéristique de la religion chrétienne. Freud nous a démontré que le sacrifice initial était celui du père, et ce n'est que secondairement que le fils, devenu Dieu, a pris la place du sacrifié. L'exposé de Rosolato à propos du sacrifice du fils par le père, nous a permis de mettre à jour plusieurs fonctions du sacrifice. Le corps du sacrifié permettait de fixer la violence, et le sacrifice donnait l'occasion de gérer l'agressivité existant chez chacun et de traiter la culpabilité qui y est accolée. En outre, il s'agissait là de faire le sacrifice d'une part de sa raison. Il a montré que le sacrificateur (l'officiant) incarne lui-même la divinité et procède au meurtre de l'animal, représentant la divinité et le possédé. Après le sacrifice, il était important de séparer les différentes entités qui avaient pris place dans ce substitut. Le sacrifice de l'animal donne du pouvoir au possédé et à l'esprit. Les deux s'entremêlent, « s'accouplent » dans le corps de l'animal. Dans tous les cas, il est donc question d'un corps censé représenter le père, le fils, la divinité ou le possédé. Ils s'incarnent simultanément ou successivement dans ce corps et on procède à leur mise à mort. Le corps inanimé donne son pouvoir sacré aux sacrificateurs. De toutes les façons, il y a là un corps qui s'abandonne entre les mains d'une autorité. L'opération devra donner du pouvoir aux deux protagonistes qui devront chacun reprendre leur place après la cérémonie. Est-ce que l'opération sacrificielle ne représente qu'une sorte de catharsis ou d'abréaction ? Est-ce que la seule chose qui importe réside dans l'acceptation de l'autorité et dans l'alliance avec elle ? Il est certain que le sacrifice a toutes ces fonctions ; or tous nos exemples démontrent que l'alliance faite par le sacrifice ouvre sur une autre vie. Le don d'un corps (d'un animal ou de soi-même) donne accès à un autre monde en attribuant un autre statut au sujet. Nous avons vu que le sujet y gagnait un nom et une famille. C'est le processus qui, dans le rituel, permet de bénéficier de tels processus et que nous allons examiner maintenant. Cette fois, nous allons nous intéresser non au corps entier, mais à une partie du corps, les « organes du plaisir sexuel ». La thèse préhistorique de Freud, selon laquelle le père tuait les enfants, les châtrait ensuite et finalement leur imposait la circoncision, nous invite à poursuivre notre recherche dans cette voie.

Une différence entre la religion chrétienne et les autres monothéismes va donner lieu à une autre sorte de sacrifice. Dans l'islam et le judaïsme, Dieu est invisible, donc il ne peut avoir de fils qui offrirait son corps. Dans ces deux religions, en empêchant Abraham de tuer son fils (Ismaël ou Isaac), Dieu a interdit le sacrifice humain. Un animal de substitution a ainsi pris la place du fils dans les deux religions, et la circoncision est aussi devenue un signe de foi, comme si l'animal ne suffisait pas et qu'il fallait quand même donner de son propre corps. Pour les juifs, cette marque démontre leur appartenance au peuple élu. Chez les musulmans, ce signe, sans être imposé par la religion, définit aussi un rapport d'appartenance à la communauté islamique. Nous retrouvons là ce que dit Rosolato à propos d'une des fonctions du sacrifice qui est de laisser des marques de reconnaissance. En analysant ce qui a remplacé le sacrifice fondateur de la religion chrétienne, ce « fossile directeur » de la recherche de Freud sur Moïse, dans les deux autres monothéismes, nous découvrirons quelques éléments essentiels quant à la place du sacrifice dans les rites de possession. En ce qui concerne le sacrifice animal, nous avons déjà démontré sa signification avec les travaux de Battain, de De Heusch, de Rosolato et de Freud. L'animal incarnait les deux protagonistes (opérant et opéré). Il canalisait l'agressivité et fixait la culpabilité en devenant le lieu de l'alliance (de l'accouplement), là où l'esprit et l'homme se retrouvaient. Toute l'attention (la tension aussi) était concentrée sur l'animal. Nous allons maintenant, à l'aide de Laplanche, dégager quelques significations des rites de circoncision.

Laplanche, partant du livre de Bettelheim, *Les blessures symboliques*, aborde les rites concernant les organes génitaux. Ces rites sont la circoncision, la subincision et l'excision. Toute l'efficacité de ces rites vient de ce que les inscriptions faites sur les organes génitaux, lors de ces rites, ne se referment pas, et qu'« il s'agit non pas de rendre manifeste une transformation déjà accomplie, mais de garantir une transformation à venir[1] ». Un autre monde doit s'ouvrir au sujet ayant subi l'opération.

La circoncision est l'ablation du prépuce. La subincision est une entaille faite à la base du scrotum, pour faire une ouverture sur le pénis, le rendre ouvert et plat. Cette opération doit se répéter

1 Laplanche J., *Problématiques II, Castration – symbolisation*, Paris, PUF, Quadrige, 1980, p. 185.

pour que la blessure ne se referme pas et pour la faire saigner périodiquement. L'excision, pour la fille, est l'opération qui consiste à couper le clitoris. Pour les deux sexes, ces opérations se portent sur les organes du plaisir sexuel, qui deviennent le lieu de toutes les tensions et attentions. Laplanche insiste sur leur rapport avec la castration et le complexe de castration. C'est à ce niveau que les interprétations divergent. Nous allons reprendre le travail de Laplanche à propos de chaque interprétation.

En observant un groupe d'adolescents qui mettent en place « un rituel d'initiation spontané » pour les garçons, Bettelheim est amené à revisiter les rituels et les mythes de circoncision afin de faire une critique de la théorie de Freud sur le circoncision et la castration. Dans son observation clinique, les adolescents ont inventé leur rituel sans aucune pression des adultes. C'est le saignement des filles, pendant leur menstruation, qui a éveillé leur intérêt. Ce « passage sans rite » des filles à une autre catégorie de regroupement pousse les garçons, aidés et encouragés par elles, à se créer un rituel. Bettelheim trouve de nombreux éléments dans les rituels et les mythes qui confirment ce qu'il observe dans son exemple clinique. Il y découvre un parallélisme entre l'origine de la menstruation et l'origine de la circoncision, et postule l'apparition de la circoncision comme instituée par les femmes et reprise par les hommes. Fort de tous ces arguments, Bettelheim affirme que le rituel de la circoncision serait « chargé de réveiller la femme procréatrice qui est en l'homme[1] ». L'homme, par le rituel, voudrait acquérir ce pouvoir qu'a la femme de procréer et, dans le pouvoir de l'enfantement, se mettre au même niveau qu'elle. En ce qui concerne ce désir de la féminité chez l'homme, Bettelheim trouve un autre argument de poids dans le rituel de la subincision. Cette fois, même dans le langage, cette identification est faite. La blessure s'appelle « vulve », « grand trou » et le sang qui jaillit, « femme » ou « lait ». Il conclut donc que la subincision est la deuxième tentative des hommes pour « procréer eux-mêmes ». La première tentative, la circoncision, avait évidemment échoué. Les conclusions de Bettelheim quant à la fonction du rite se résument en trois points : « les rites d'initiation… serviraient à promouvoir et à symboliser une pleine acceptation du rôle sexuel que prescrit la société », « prétendre que les hommes peuvent aussi enfanter », par

1 *Ibid.*, p. 210.

la subincision, les hommes pourraient acquérir un pouvoir égal à celui des femmes dans la procréation et les fonctions sexuelles[1].

Les critiques de Laplanche à propos de ce travail sont très instructives pour une étude sur les rituels. Nous allons en reprendre deux, car elles peuvent rendre compte de l'incohérence de certaines hypothèses formulées à propos des rituels de possession que nous avons présentés dans notre introduction. Premièrement, il souligne que la fonction d'un rituel est indépendante de ses acteurs ou « en tout cas de la motivation consciente de ceux-ci[2] ». Comme l'affirmait Rosolato, chacun selon son profil psychologique trouve ce qui lui convient. Pour Laplanche, la contradiction dans les motifs de chaque participant est inhérente au rituel. Dans le cas de Bettelheim, par exemple, le désir de féminité serait contradictoire avec la fonction d'un rituel qui est organisé « pour une assomption du sexe socialement et anatomiquement prescrit ». Cette affirmation du sexe anatomiquement proscrit n'empêcherait pas qu'un homme s'engage dans le rituel, justement pour trouver une réponse à son désir de féminité. Mais cela ne ferait pas de ce désir la fonction du rituel. L'existence d'un « désir double » féminin et masculin, existant chez tout individu, était déjà reconnue par Freud. Si l'anatomie ne réserve qu'un seul sexe à chacun, cela n'empêche pas le psychisme d'être bisexuel.

Un deuxième point très intéressant de la critique de Laplanche concerne la question de l'origine de la circoncision. Bettelheim affirme que les femmes ont créé la circoncision et par la suite l'ont transmise aux hommes. Mais, dans l'éventualité d'une telle transmission du rituel des femmes aux hommes, un point très important n'a pas été relevé par lui. « Ces mythes (à l'origine de l'hypothèse de Bettelheim) pourraient suggérer que la circoncision a été en effet instituée par les femmes ou par une femme – mais par la femme qui est dans l'homme, intériorisée en lui – puis secondairement attribuée, par projection dans le mythe, à une femme extérieure.[3] » Cette interprétation, plus analytique, rendrait compte d'une poussée interne qui, dans un second temps, aurait trouvé dans les mythes et l'institution du rituel un moyen de se projeter à l'extérieur.

1 *Ibid.*, p. 215.
2 Lapalanche J., *Problématiques II, Castration – symbolisation*, *op.cit.*, 1980, p. 201.
3 *Ibid.*, p. 209.

En résumé, les interprétations de Bettelheim paraissent psychologisantes à Laplanche qui, reprenant Green, écrit : « Dans ce procédé interprétatif, la différence n'est jamais faite entre le contenu manifeste et le contenu latent, si bien que Bettelheim est amené à prendre pour le fond du rituel ce qui peut n'en être qu'un camouflage défensif[1] ». Ces critiques de Laplanche nous invitent à chercher autre chose dans le sacrifice et les rituels de possession qu'une satisfaction pulsionnelle, une abréaction, l'affirmation d'un désir de féminité chez les hommes ou une réponse à la frustration sexuelle des femmes. Toutes ces interprétations ne concerneraient que « les ingrédients » d'un même rituel. Prenant en compte tous ces « ingrédients », il est plus juste de dire que la fonction du rituel serait de « traiter un désir inacceptable… inconciliable »[2]. Laplanche dit cela à propos du désir de féminité, mais cela ne serait-il pas vrai pour tout désir « inacceptable » et « inconciliable » se manifestant chez un individu ? Dans une contradiction, il viendrait trouver une solution dans le rituel et le sacrifice.

Pour Laplanche, c'est soit en niant, soit en dramatisant, en symbolisant, que le rituel peut traiter l'inacceptable. Il nous semble que dans les rituels (notamment le sacrifice), la fonction majeure n'est pas de nier l'inacceptable, même si nous pouvons remarquer une négation de la maladie en donnant une signification surnaturelle à la souffrance. Par conséquent, ce que nous cherchons à découvrir est ce qui, dans ces cérémonies, permet la symbolisation. La suite de la réflexion de Laplanche va nous permettre de répondre à cette question. Nous pouvons déjà dire que ce n'est pas le désir d'un sujet qui est à l'origine de l'efficacité du rituel. Cette question renvoie aux notions du sujet et du contenu du rituel que Bettelheim tente de découvrir. Nous allons les reprendre dans l'analyse que Laplanche fait du rituel chez Reik.

Reik, en disciple de Freud et dans la lignée de « l'orthodoxie analytique », traite de la question de la circoncision et des rituels d'initiation dans son livre *Le rituel, psychanalyse des rites religieux*. D'après ses observations sur des populations de l'Australie et de la Nouvelle-Guinée, il remarque que la circoncision s'accompagne « d'une mise en scène rituelle de la mort et de la résurrection des novices[3] ». Dans ces cérémonies, Reik insiste sur une « cruauté réelle » de la part des adultes qui donnent libre cours à leurs

1 Laplanche J., *Problématiques II, Castration – symbolisation, op.cit.*, 1980, p. 198.
2 *Ibid.*, p. 216.
3 *Ibid.*, p. 223.

« pulsion, agression et haine », sur le côté « élaboré, symbolisé » de ces tendances agressives et sur la présence « d'une génération antérieure » à celle des pères. Dans cette théorie de Reik, il y a donc la mise en évidence de trois générations, le fils, le père et le grand-père. Cela rappelle la structure du sacrifice telle que la présente Rosolato. Il y voit Dieu (le surnaturel, l'esprit), le sacrificateur (le meneur, le chef) et la victime. Cela ne ferait-il pas écho à une définition de la cure (dans sa fonction de symbolisation) où, dans la relation à deux « termes, l'analyste et l'analysant, le travail n'est possible qu'à condition d'être référé à l'instance tierce du cadre?[1] »

Reik ne s'intéresse pas à cette question et, dans sa découverte de la présence de trois générations dans le rituel, il cherche à savoir le représentant duquel des trois est le sujet du rituel. Au désir de laquelle des générations le rituel répond-il? D'une part les adultes, incarnant les esprits agressifs, terrorisent et menacent les novices; avec une cruauté évidente, les adultes jouent les monstres. D'autre part, ils défendent les novices en adoptant la position inverse, tentant d'amadouer les esprits et prévenant les novices de leur méchanceté. Pour Reik, ces rituels ne peuvent être le résultat d'un désir des novices. C'est le désir des parents qui s'exprime dans le rituel et qui fait d'eux le sujet du rituel. Le rituel est le résultat du désir des adultes, réactivé par l'identification aux « efflorescences pubertaires des désirs sexuels » de leur fils et la crainte de représailles de la part de leur propre père (génération antérieure, les monstres), transformée en crainte de représailles des fils (les novices). « Ce que tu as voulu faire à ton père, dans un premier temps ton père risque de te le faire; et maintenant, c'est de ton propre fils que vient la menace. »[2]

Évidemment, tout ceci doit être modulé, car « il faut tenir compte, nous dit Reik, de l'ambivalence des affects (toujours chez les pères), ambivalence amour-haine, aussi bien vis-à-vis de la génération antérieure que celle des fils[3] ». Pour Laplanche, c'est cette ambivalence qui trouve une réponse, en se répartissant par des clivages. « Aux pères le rôle protecteur, aux grand-pères le rôle castrateur[4] ». L'ambivalence expliquerait aussi la résurrection des novices après leur mort. Pour Reik, le père est le seul qui puisse

1 Gibeault A., « Rapport, Destins de la symbolisation », in *Revue française de psychanalyse 6, la symbolisation*, *op.cit.*, p. 1575.
2 Laplanche J., *Problématiques II, Castration – symbolisation*, *op.cit.*, p. 227.
3 *Ibid.*, p. 227.
4 *Ibid.*, p. 228.

faire valoir son désir et la circoncision serait un résultat « atténué, dégradé, atrophié, de l'acte réel ». L'acte réel étant la castration du fils par le père, la circoncision serait une « castration à minima », « un dérivé historique de la castration préhistorique ».

Laplanche formule une critique à la conclusion de Reik. Elle lui permet de mettre en évidence quelques éléments de sa façon d'interpréter le symbole. Cette critique pourrait aussi s'adresser aux interprétations qui voient dans les rituels de possession une façon d'éduquer l'individu social, une manière de le réajuster à l'ordre social. En fait, Laplanche explique que voir dans le rituel une menace de castration ou de mort qui remplacerait une castration et une mort effective entraînerait à les interpréter comme des actes éducatifs. Ils auraient pour fonction de mettre en place une nette séparation entre ce qui est permis et ce qui ne l'est pas. Ce résultat ne se remarque pas dans les observations de Reik, et nos observations, en Iran, ne font pas ressortir un tel constat non plus; les choses sont séparées mais la séparation n'est pas très nette. C'est tout ce qui différencierait une symbolisation, qui supporte des « ratés » et des « réussites » et une symbolique qui serait une « division idéale ». Laplanche considère le rituel « non pas comme une menace de mort, mais une véritable transposition de la mort en drame, non pas une mort diminuée mais un véritable drame de la mort et de la résurrection, drame auquel participent les adultes mais aussi les novices[1] ». Ainsi, le rituel serait une action réelle (un drame de la mort), un « retranchement effectif » nécessaire à la symbolisation, « qui n'est jamais univoque » et où les ratés sont « quasi-inévitables ». À partir de là, Laplanche présente « les rituels d'initiations comme modèle d'un acte de symbolisation[2] ». Le passage par ces rituels serait comme avoir « son certificat en poche », et cela accorderait « l'ouverture d'un droit » au sujet. La comparaison entre la circoncision juive et celle des primitifs, notamment par la reprise des travaux de Groddeck et de Bettelheim, donne l'occasion à Laplanche de développer davantage sa théorie de la symbolisation.

Pour les deux auteurs, la circoncision juive, accomplie obligatoirement au septième jour, est « un rituel à tendance univoque et unisexuelle, le rituel primitif au contraire est un rituel polysémique et un rituel réaffirmant la bisexualité[3] ». Bettelheim présente le sujet circoncis juif comme n'étant pas un sujet car ne pouvant pas

1 Laplanche J., *Problématiques II, Castration – symbolisation, op.cit.*, p. 229.
2 *Ibid.*, p. 232.
3 *Ibid.*, p. 248.

assumer un désir. Par conséquent, la théorie de la castration de Freud se confirmerait exceptionnellement dans ce cas, puisque la circoncision ne pourrait y signifier un désir de féminité chez le sujet. La circoncision juive, comme la circoncision chez les primitifs, est interprétée par Groddeck comme « l'élimination du trait féminin dans l'insigne de la virilité ». Cependant, cet auteur pense que les juifs ont omis la subincision qui était une réaffirmation de la bisexualité. D'ailleurs, Groddeck considère que ce refoulement du féminin est allé, dans le peuple juif, jusqu'à une représentation unisexuelle de la divinité alors qu'à l'origine, même pour ce peuple, elle était bisexuelle. Il reste que certains travaux cités par Laplanche à propos de l'antisémitisme accordent tantôt un caractère féminin au peuple juif (châtré), et tantôt un caractère hyper-agressif. Cela témoignerait d'une ambiguïté, même dans le cas de la circoncision juive. Est-ce qu'il s'agit d'un saignement équivalent de la menstruation chez la femme et d'une ablation du membre viril, ou alors d'un retranchement du fourreau du gland (partie féminine) et d'une confirmation de la virilité de l'homme ? En tout cas, la notion de la bisexualité et le désir, chez le primitif, de conserver cette bisexualité originaire, pousse Groddeck à formuler une critique de la psychanalyse, critique qui, d'après Laplanche, ouvre la voie à « une double conception de la symbolisation[1] ».

Groddeck pense que la psychanalyse qui reconnaît la bisexualité, étant issue du judaïsme, ne peut attribuer sa pleine valeur à cette théorie. Il y aura donc deux types de théories psychanalytiques. Dans un premier temps (« judaïque ») une théorie « qui va s'orienter dans le sens de l'ordonnancement, de la séparation, de la législation qui accorde sa place aux deux sexes... Mais en poursuivant sa marche (ce qui pourrait être fatal au judaïsme), la psychanalyse va bouleverser cet ordre au profit de la bisexualité, de l'ambivalence et de l'ambiguïté de tout symbole[2] ». Cette différence, que fait Groddeck entre une théorie de la séparation et une théorie de l'ambivalence, amène Laplanche à mettre en évidence une symbolisation avec « une logique du choix et de l'exclusion » et « une conception plus souple de la symbolisation introduisant certes à un nouvel ordre, car on ne peut pas symboliser sans introduire non pas seulement un symbole mais un nouvel ensemble symbolique,

1 Laplanche J., *Problématiques II, Castration – symbolisation*, *op.cit.*, p. 251.
2 *Ibid.*, p. 251.

sans prétendre pour autant lever radicalement toute ambiguïté[1] ». Dans cette deuxième conception, la symbolisation ne peut mettre un point final à l'ambiguïté et elle sera marquée autant par ses échecs que par ses réussites.

Essayons de reprendre le cheminement de Laplanche (dans l'œuvre de Freud et la théorie psychanalytique) autour des notions du symbole, du symbolisme et de la symbolisation. Ce cheminement l'amène à postuler une théorie de la « double symbolisation ». Les divergences de Freud avec Stekel à propos du symbolisme peuvent être le point de départ de ce cheminement. Freud reconnaît un certain flair et de l'intuition à Stekel, mais se méfie de ses interprétations par le symbolisme. Pour Stekel, « tout symbole est ambivalent. Il n'est pas de symbole qui ne puisse être à la fois masculin et féminin[2] ». Or, pour Freud, vu « le caractère borné de notre imagination, on ne peut faire que n'importe quoi signifie n'importe quoi. » Pour lui, il y a un symbolisme du rêve qui serait en rapport direct avec l'individu, le texte et le contexte dans lequel il aurait fait le rêve, puis une symbolique transindividuelle, transculturelle, qui peut être déchiffrée sans un apport du sujet (parfois il ne pourra rien en dire). Dans ce cas, le symbole aurait une signification propre, interprétable seulement grâce à une connaissance (mythologique, historique...) et une sensibilité interprétative. C'est sur ce point que la théorie de Freud se rapproche de nouveau de l'art mantique de l'Antiquité[3]. Dans cet art, il existe une « clef des songes » qui donne à chaque symbole un sens. Freud lui-même voit dans le symptôme un tel symbolisme. Le symptôme serait un « symbole mnésique » inscrit dans la mémoire ou dans le corps. Mais quelle serait la différence entre le symptôme et le symbole ? Le premier serait une « fausse connexion » qui exigerait un « appel au sens » et, comme nous l'avons vu avec l'hystérie, une reconnexion avec l'ensemble de la chaîne associative. Le second n'a pas besoin d'interprétation et porte son sens en lui, c'est une évidence. Il existe, dans le symbolisme, de telles associations, terme à terme, et c'est là que Freud se démarque d'un Stekel. Il constate dans les dires de ses patients et dans certains de leurs rêves (rêves typiques), un symbolisme qui n'est

1 *Ibid.*, p. 252.
2 *Ibid.*, p. 256.
3 Pour Laplanche, les devins savaient certainement interpréter au-delà d'une clef des songes absolument rigide, et l'art mantique de l'Antiquité par plus d'un point se rapprochait de la méthode freudienne. Chaque devin devait avoir une écoute personnelle qui pouvait être différente des autres devins.

pas susceptible d'une interprétation individuelle associative. « Le sujet achoppe sur cet élément et se trouve comme paralysé, dans une impossibilité de produire des associations.[1] » Ces éléments sont reliés « aux contenus inconscients les plus archaïques ». Il existerait donc un véritable antagonisme entre une symbolisation individuelle et un symbolisme typique, faisant appel à un contenu transindividuel. Les « rêves typiques », sollicitant un contenu archaïque, se présenteraient pratiquement « sans déguisement », « à l'état cru », et seraient « symboliques d'eux-mêmes ». Ces rêves procèdent à une sorte de « court circuitage », ils relient directement l'affect à la représentation. Cette fois, la symbolisation dans le rêve ne serait pas la liaison entre une représentation et une autre ou entre deux groupes de représentations, mais entre un affect et une représentation. Nous pouvons donc concevoir la symbolisation « soit comme relation de deux représentations, soit comme liaison, comme façon de lier l'affect... sous entendu : à une ou à des représentations[2] ». Or, nous dit Laplanche, la liaison de l'affect ne peut se faire qu'avec un complexe représentatif. Par exemple, dans la phobie du petit Hans, le cheval n'est pas une simple représentation mais constitue un complexe représentatif, « puisqu'il n'est pas n'importe quel cheval... il a telle couleur, il a un mors de telle forme, il accomplit certaines actions bien précises, il remue les jambes, il mord[3] ».

Ainsi, de l'affect, un « système purement quantitatif », on aboutit à un « système psychique ». Selon une première hypothèse de Freud, le cheval serait, pour le petit Hans, le substitut d'une autre représentation, le père. Mais, dans une autre hypothèse, formulée dans *Obsession et phobie* (*Névrose, psychose et perversion*) « le cheval vient seulement lier un affect qui sans lui serait diffluant et complètement ravageur pour l'individu, l'immobiliser à telle place par le moyen d'une soudure presque arbitraire[4] ».

Laplanche superpose ces deux hypothèses et affirme l'existence, d'une part, de la symbolisation d'une représentation par une autre (le père, le cheval), et d'autre part, d'une symbolisation comme tentative de maîtriser, de lier une énergie libre indifférenciée (dans ce cas l'affect d'angoisse). Le mécanisme en jeu dans la phobie comporte quatre étapes : un premier temps

....

1 Laplanche J, *Problématiques II, Castration – symbolisation, op.cit.*, p. 278.
2 *Ibid.*, p. 290.
3 *Ibid.*, p. 301.
4 *Ibid.*, p. 296.

où la pulsion (libido pour un objet, amour du père) est refoulée ; c'est le refoulement de la représentation, l'affect ne pouvant pas être refoulé, il est étouffé momentanément. Dans un deuxième temps, la pulsion refoulée pousse et veut faire irruption. Mais, selon le mécanisme du refoulement, la représentation inconciliable (amour du père) ne peut accéder à la conscience, et l'affect passe en se transformant. Il devient angoisse. Dans un troisième temps l'angoisse, insupportable, se fixe à une représentation substitutive, l'animal d'angoisse, qui rationalise. L'angoisse trouve ici un « lieu psychique » et cette localisation « permet à l'objet symptomatique d'être l'enjeu d'un combat secondaire cette fois sur le terrain du réel »[1]. Le quatrième temps, c'est la « lutte secondaire » autour de l'objet phobique. Cette fois, la personne ne lutte plus avec l'affect (la pulsion) qu'est l'angoisse, mais avec son objet d'élection projeté dans le réel et fixé sur une représentation substitutive. Il est donc vrai que le cheval est le symbole du père mais, par un glissement, ce substitut vient aussi symboliser un affect, lié à la relation au père. La poussée pulsionnelle, désir à l'égard du père, se trouve donc symbolisée une fois par son contraire (à cause du processus du refoulement), haine, peur du cheval, symbole du père. Mais le cheval sera aussi le symbole qui fixera la poussée pulsionnelle elle-même et l'angoisse qui lui est reliée. Cette substitution sera marquée aussi bien par des avantages (il est plus facile de combattre un objet extérieur qu'une crainte qui vient de l'intérieur) que par ses désavantages (l'angoisse trouvera toujours un moyen de surgir, l'objet sera angoissant de multiples façons). Nous sommes donc en présence de deux sortes de symbolisation.

Anzieu, au cours du neuvième congrès des psychanalystes, va même plus loin qu'une double conception de la symbolisation, en proposant une « échelle des symbolisations » qui comporte cinq niveaux[2]. Les propositions de Laplanche se rangent sans difficulté dans la conception de la symbolisation développée, pendant ce congrès regroupant les psychanalystes de langue française. La symbolisation présentée « comme une nécessité permanente du fonctionnement psychique[3] » y est définie par Gibeault comme « le pouvoir de toujours faire davantage de « correspondances » qui

1 *Ibid.*, p. 298.

2 Anzieu D., « Note pour introduire l'échelle des symbolisations », in *Revue française de psychanalyse 6, la symbolisation,* Tome LIII, PUF, 1986, p. 1777.

3 Perron-Boreli M., *Introduction de la Revue française de psychanalyse 6, la symbolisation,* Tome LIII, PUF, 1986, p. 1487–1491.

tiennent compte « des transports de l'esprit et des sens[1] ». Ainsi, la symbolisation ne serait pas seulement l'opération de substitution d'une chose par une autre, mais consisterait plutôt en une tentative de résolution d'un conflit en le transposant sur un autre plan, ou dans un autre ordre de fonctionnement par lequel une « in-détermination » rendrait possible une élaboration psychique.

Il reste à signaler un dernier point remarqué par Laplanche : la « désymbolisation ». Dans le processus de liaison d'un affect et d'un complexe de représentations, Laplanche postule la présence d'un temps antérieur où l'affect faisait partie d'un contexte, d'un réseau symbolique. Dans un premier temps, le traumatisme de la naissance par exemple, « il y aurait coalescence entre symbole et symbolisé et en même temps entre l'affect et la représentation[2] ». En fait il s'agit là d'une situation sans contenu représentatif. Ensuite, une série de séparations viendra succéder à l'angoisse de la naissance. De l'autre côté, du côté de la mère, un même glissement doit se produire, le long des équivalences symboliques (sein, pénis, enfant, etc.). Or, à chaque fois, avant de passer d'un symbole à l'autre dans la chaîne des équivalences symboliques, il faut postuler un moment de désymbolisation, marqué par l'angoisse. Angoisse de la perte d'un symbole avant d'en trouver un autre qui pourra de nouveau lier et fixer l'énergie libre, déliée à cause de la perte de l'ancien symbole. Cette désymbolisation décrite par Laplanche fait également penser au processus même de la symbolisation comme tentative de représentation de l'objet perdu. Le rôle et l'importance de l'objet perdu dans l'apparition du processus de symbolisation sont très bien démontrés ici. C'est en perdant un objet, un symbole, que se fait jour le désir d'un autre objet (de substitution) et se met en marche le processus de symbolisation. C'est cette perte qui permettra d'investir un nouvel objet (par exemple le mouton) en tant que représentant de l'ancien objet d'amour. Par ailleurs, le constat de Marinov, concernant le découpage, dans la technique du collage, où il remarque la possibilité de rêver et de fantasmer, renforce cette idée d'une désymbolisation avant une nouvelle symbolisation, d'une perte avant de partir en quête d'un nouvel objet. Il écrit : « En effet, comment réaliser un déplacement et une nouvelle condensation des images (une nouvelle symbolisation) sans opérer d'abord un

1 Gibeault A., « Présentation du rapport, destins de la symbolisation », in *Revue française de psychanalyse 6, la symbolisation,* Tome LIII, PUF, 1986, p. 1512.
2 Laplanche J., *Problématiques II, Castration – symbolisation, op.cit.*, p. 308.

nouveau découpage de la réalité pour la reconstruire ensuite d'une nouvelle façon[1] ».

Résumons maintenant l'interprétation des rituels d'initiations par Laplanche. Elle illustre très bien cette double conception de la symbolisation. Ces cérémonies sont, pour lui, non pas une castration symbolique, amoindrie, secondaire, mais une « symbolisation par la circoncision ». « Par plus d'un aspect, elles inaugurent, quelque chose d'original, par rapport au complexe de castration[2] ». Elles le redoublent et le symbolisent. Tout d'abord, il y voit une dimension de reconnaissance. En effet, par le rituel on s'intègre à un groupe, à une classe, et cette appartenance est reconnue, verbalisée et socialisée. Ensuite, ces cérémonies « redoublent la marque en l'inscrivant dans le corps[3] ». Nous avons vu que cette marque était ambigüe, ambivalente, voire bisexuelle. « Et enfin, à la différence de la logique et du symbolisme castratif qui ne reconnaît qu'une opposition, un symbole et son absence, ces rituels semblent reconnaître et inscrire deux symboles : un symbole masculin évidemment mais aussi un symbole féminin positif[4] ». Laplanche ne peut donc conclure, à une simple mutilation. Il y voit plutôt la « création d'une ouverture » (sur le corps) et « une logique qui est davantage celle de la marque que celle de la différence ». Nous pouvons donc dire que ces rituels donnent au sujet l'accès à un nouveau statut en l'introduisant à un nouvel « ensemble symbolique », mais également qu'« ils ne pourront jamais prétendre pour autant lever radicalement l'ambiguïté[5] ». Ces ambiguïtés font que nous pouvons aussi appréhender ces rituels « comme résultat d'un acte agressif, mais aussi comme ouverture, au moins virtuelle du corps »[6]. Pour Laplanche, ils illustrent une conception double de la symbolisation, et témoignent d'« une logique qui est davantage celle de la marque que celle de la différence[7] ».

Cette conception de la symbolisation, illustrée par des opérations qui portent sur les organes du plaisir sexuel, montre son rapport au corps, ainsi que le lien avec un affect qui trouve un substitut dans le symbole, où se dilue dans un système symbolique.

1 Marinov V., « Rêver, fantasmer, découper à travers la technique du collage », in *Soins, psychiatrie* n° 162, 1994.
2 Laplanche J., *Problématiques II, Castration – symbolisation, op.cit.*, p. 310.
3 *Ibid.*, p. 310.
4 *Ibid.*, p. 310.
5 *Ibid.*, p. 252.
6 *Ibid.*, p. 269.
7 *Ibid.*, p. 310.

L'opération sacrificielle, « pratique symbolique sur la matière vivante », intégrée dans un ensemble de rituels, permet de rétablir l'équilibre pulsionnel (pulsions de vie et de mort, énergie libre et liée) par la mise en place d'un « jeu » où le conflit peut s'exprimer et se réaliser. Le conflit à l'origine de la crise, en lien avec le corps et ce qu'il représente comme énigme, est introduit dans un espace mythologique qui lui donne toute sa signification. Le sujet est invité à vivre un « moment spécifique » qui ouvrira une brèche dans son histoire et lui ouvrira la possibilité d'une reprise, d'une reconstruction. Le sujet ne pouvant se refaire totalement, cette ouverture lui offrira une possibilité de changement. Il doit mourir et renaître. Le sujet d'avant le rituel n'est pas le même que celui d'après le rituel. Avant, victime soumise, il ne pouvait que subir la violence de l'esprit. Après, reconnu comme possédé ayant pris conscience de son état, protégé par l'officiant et la communauté, il devient capable de s'entendre avec l'esprit et d'échanger avec lui. Inséré dans une aventure qui amène un changement de son économie psychique, il peut, peu à peu, maîtriser son esprit et gérer ses crises. Ces dernières seront introduites dans un système rituel, associé à une histoire légendaire et à une pratique. Désormais, il devient possible pour le sujet de composer (de penser) avec ce qui est cause de sa souffrance et de jouer un rôle actif dans sa propre histoire. Cette composition, qui s'apparente à un travail de symbolisation, est sans fin car, comme nous l'avons vu, elle repose sur « une indétermination », due à l'ambivalence et à la polysémie des symboles utilisés et inhérents à la nature de ce qui est symbolisé. Nous pensons que le rite sacrificiel, qui instaure le statut de possédé d'un sujet, fait place à un vide, un esprit invisible nécessaire au jeu pulsionnel. Cependant, par la production de marques de reconnaissance et d'appartenance, il offre aussi une fixité, un point d'origine qui, représentant d'un incertain, d'un invisible mystérieux, ne clôture rien mais sert de point d'appui à tous les déplacements et aux transpositions qui jalonnent l'histoire du sujet. Le sujet n'est pas bloqué dans une place prédéfinie, mais il lui est prescrit un rôle qui, s'il le désire, peut évoluer de cérémonie en cérémonie. Tant qu'il sera en vie, son aventure de possédé ne sera jamais terminée.

Chapitre V

Le rituel dans le sud de l'Iran

Nous allons maintenant donner la description d'une cérémonie faisant partie des « jeux » réguliers que les *bâbâ* organisent en Iran pour permettre au *bâdi* de s'entretenir périodiquement avec leur vent, puis celle d'une autre cérémonie, organisée à la demande d'une personne pour identifier son vent. Mais nous allons tout d'abord reprendre l'histoire de la possession de plusieurs cas en Iran. Ces quelques exemples démontrent le rôle joué par l'affectivité dans le traitement par la possession et rendent compte de la complémentarité des différents rituels (réguliers pour le groupe, et individuel, pour nommer le vent d'un possédé). C'est précisément ce qui nous a engagé à chercher une signification de ces pratiques dans leurs connotations globales et par la mise à jour d'un matériel inconscient, que les pratiquants eux-mêmes ignorent.

Présentation de *bâdi* (possédé par le vent)

Ghambar Rastgou

À douze ans, il dit avoir attrapé le *zâr*. « Ma tante faisait un jeu pour quelqu'un qui avait un *djenn*. Derrière le *djenn,* il y avait un *zâr.* Il a voulu trois nuits de « jeu ». Un jour, vers midi, j'étais avec ma cousine. Elle m'a demandé si on n'avait pas un peu de tabac à fumer. Je n'ai pas trouvé de tabac et je me suis dit, je vais prendre des petits morceaux de *gorahkou.* J'ai tiré quelques bouffées pour allumer le narguilé et ma tête a commencé à tourner. Je ne pouvais pas ne pas fumer, mes yeux ont vu noir, et ont commencé à tourner. J'ai fermé les yeux et suis entré dans un autre monde. Je n'avais pas la force de parler, je pensais que j'étais dans le ciel. Je volais jusqu'au moment où j'ai entendu le son des percussions. Ma tête et mon cou faisaient des allers-retours. J'ai « joué » deux fois deux jours sans le savoir. Même si dans ma famille beaucoup de personnes ont le *zâr* et que ma tante était *mâmâ Ma'soumé*, avant cette histoire je n'y (à toutes ces histoire de vents) croyais pas. »

Ghamabar est un joueur de *jofti* (instrument à vent) très habile et très apprécié des habitants du sud de l'Iran. Il est le *moghani* (chanteur) de *bâbâ Hassan*. Auparavant, il chantait pour les cérémonies de sa tante. De simple possédé, il est devenu peu à peu un membre nécessaire à l'organisation des rituels.

Ziba

« Quand j'étais petite, mon père (qui était un *bâdi*) m'aimait beaucoup. Quand il se mettait du parfum, il m'en mettait aussi. Une fois, il m'a frappée avec un soulier, cela a été la cause de ma possession. La première fois, vers 17 ans, j'ai eu mal au bras. J'avais un enfant de six mois. Mon bras était paralysé. On est allés chez un proche qui avait un vent (*bâdi*). Son vent lui a dit, « elle a un vent et il faut qu'elle s'occupe d'elle-même ». Peu à peu j'ai eu trois vents. » Elle ne sait toujours pas le nom de ses vents. Dans sa famille, sa mère, son père et sa sœur ont des vents.

Ziba raconte qu'une fois le *bâbâ* lui avait dit de ne pas amener du halva devant *Shantour* (l'esclave des vents) et, pendant la cérémonie, Hadji (un *xeizarani*), lui avait dit d'en amener et qu'il ne fallait rien cacher aux vents. Hadji va en chercher lui-même. *Shantour* le prend et, content, il va le montrer à Ziba. Elle fait signe que cela ne le regarde pas. Ce geste énerve *Shantour* et il veut lui jeter le halva à la figure. Enfin il jette le halva, se jette par terre et devient raide. Personne n'osait s'approcher de lui et lui envoyer de la fumée. On demande à Ziba. Elle ne veut pas et dit : « moi aussi je veux être comme tout le monde et je ne ferai plus rien ». Quelques heures plus tard, Molla (une *mâmâ* présente dans la cérémonie) lui donne (au *Shantour*) un coup et il se lève. Le lendemain soir, la main de Ziba se paralyse. Cela dure 7 mois jusqu'à ce que *Shantour* lui-même vienne et lui masse le bras. Le même soir, son bras lui fait très mal et le lendemain il ne reste plus rien. Ziba, après avoir arrêté de participer aux réunions d'une *mâmâ* qui était censée s'occuper de ses vents et qui ne le faisait pas bien, a rejoint *bâbâ Ghollam*. Actuellement, elle est la *xeizarani* de ce *bâbâ*.

Hossein Gheimi

« Je fréquentais les « jeux », mais j'en avais peur. J'ai attrapé le *zâr* à vingt-deux ans, après mon service militaire. À cette époque, j'avais des douleurs à l'estomac, aux os et à la tête. On avait fait un « jeu » pour ma belle-sœur. Pendant trois nuits, son *zâr* n'est pas descendu et le dernier soir, quand je lui amenais le *gashté* (le récipient où on brûle l'encens), j'ai eu la sensation que ma tête explosait. Mon vent est descendu en même temps que celui de ma belle-sœur. On m'a dit que mon vent était le même que le sien. »

Hossein prétend être le *gashté souzi* de *bâbâ Ebrahim*. Je n'ai pas rencontré ce *bâbâ* et la fonction de *gashté souzi* n'est pas aussi définie que celle de *xeizarani*. Ce dernier remplit souvent les deux fonctions. Hossein dit que le *bâbâ,* après la première cérémonie pendant laquelle son vent est descendu, a demandé à le voir. Il l'a invité et, quelques jours plus tard, il a vu le *bâbâ* en rêve. Finalement, le *bâbâ* l'a choisi pour être son *gashté souzi* et l'a présenté au *Ahlé Hava* pour avoir leur consentement.

Mohamad Navaî

« J'ai été malade pendant plusieurs années. On est allés à Téhéran. J'avais des problèmes au foie, je n'arrivais pas à dormir, j'étais faible et j'avais mal aux os. En fait, durant six mois de l'année j'étais malade. Les docteurs ne pouvaient rien et disaient que la maladie évoluerait soit en mieux soit en pire. Comme ma grand-mère avait le *zâr*, on m'a fait un « jeu » et on a su que j'avais le *zâr.* En réalité, j'avais deux *zâr*, un homme et une femme. J'avais le *Sid* de Habaché, on m'a dit que c'était celui de ma mère. J'avais aussi *Sa'adani* qui est *Savaheli.* Ils m'ont demandé une bague. Quand je suis allé l'acheter, j'avais le bras qui tournait tout seul en l'air. Plus tard j'ai vendu la bague et je suis de nouveau tombé malade. J'ai dû en acheter une autre. Le *bâbâ,* je ne le rencontre que par hasard et parfois je vais au "jeu" ».

Ce *bâdi,* comme beaucoup d'autres, ne va que de temps en temps aux « jeux ». Ils y vont quand le *bâbâ* les appelle ou quand eux-mêmes se sentent « lourds ». Une autre *bâdi* disait : « c'est seulement quand je ne viens pas pendant longtemps que je deviens lourde. Maintenant, je suis contente du *bâbâ*, il a fait beaucoup pour moi ». En souriant, elle ajoutait : « je lui ai donné beaucoup de mal et il m'a beaucoup frappée ».

Rituels réguliers, pour entretenir son vent

L'activité principale, qui réunit et occupe tous les *Ahlé Hava*, est le « *bâzi* » (jeu). Après avoir acquis le statut de *Ahlé Hava*, à chaque *bâdi* sont prescrits des rituels qu'il devra effectuer individuellement, une des règles réside dans le fait de participer aux *bazi*. En premier lieu, nous allons décrire ces « jeux réguliers » dans le groupe et en présence du *bâbâ*. Les anciens *bâbâ* (comme les plus consciencieux d'aujourd'hui) faisaient régulièrement des « jeux » et réunissaient le plus souvent possible leurs adeptes. Les circonstances économiques et politiques actuelles, qui obligent les *bâbâ* à exercer plusieurs métiers et à se faire discrets, contraignent beaucoup d'entre eux à ne faire appel à tous les « gens de l'air » que si un malade a besoin d'une cérémonie. Ces derniers n'organisent plus de cérémonies à intervalles réguliers, réunissant à date fixe tous leurs adeptes. Le déroulement des deux cérémonies diffère. Dans les cérémonies organisées régulièrement, il n'y a pas de malade dont il faut s'occuper spécialement alors que, dans les autres, se trouve un malade qui requiert la grande part de l'attention du *bâbâ* et des autres participants.

Lors de mon second voyage, *bâbâ Ghollam* m'a invité au *bâzi* qui avait lieu un soir, chez lui. Ce « jeu » faisait partie des cérémonies régulières que ce *bâbâ* organisait le plus souvent possible. Dans la cour, des tapis étaient étendus. Dans un coin, le charbon pour les narguilés et le *gashté souze* étaient préparés. Le *bâbâ* et moi sommes entrés dans la pièce qu'il avait aménagée chez lui pour les rituels. Un rideau était tendu au milieu de la pièce. Il servait à séparer les femmes des hommes. Cette séparation est récente et artificielle. Elle ne renvoie pas à la symbolique ni au fonctionnement du rituel et elle est faite pour satisfaire aux recommandations et aux exigences du gouvernement qui reproche à ces dispositifs de culte de trop mélanger les hommes et les femmes. Jamais, lors des « jeux » et de mes visites chez le *bâbâ*, je n'ai vu ce rideau tiré. Dans la tradition, il est nécessaire que les femmes circulent au même titre que les hommes; l'ensemble des participants doit circuler de long en large dans la pièce et une personne en transe est censée suivre les règles et les injonctions imposées par son vent. Or, un homme peut être possédé par un vent féminin et inversement. Ces « jeux » surprennent justement par leur mixité et la cordialité qui règne entre hommes et femmes. C'est un brassage et un « métissage » constant de références et d'origines qui s'y produisent. S'y regroupent des individus de différentes origines (africaines, arabes, persanes, voire indiennes) et de différentes croyances au sein de l'islam (chiite et sunnite).

Dans la pièce, par terre, il y avait deux petits *dohol* et un *sini* contenant différents produits destinés au rituel. Il n'y avait encore personne. *Bâbâ Ghollam* m'explique qu'il y a dans la semaine des soirs spéciaux pour *zâr* (samedi, mardi, mercredi), et d'autres soirs pour le *Nobân* et le *Shâm* (dimanche, lundi, jeudi et vendredi). Ce calendrier des vents souligne la différence qui existe entre vents musulmans et vents incroyants. Le *bâbâ* tient à insister sur ce point et cette différence est intégrée par tous les « gens de l'air ». À l'intérieur de chaque catégorie, il y a encore une différenciation des vents, en fonction de leur dangerosité, des symptômes qu'ils provoquent, de leurs demandes, de leurs manières de se comporter quand ils descendent...

Le *bâbâ* et moi discutons quand une femme vient lui parler. Elle lui demande d'ordonner à son vent, s'il descend pendant la cérémonie, qu'elle se comporte mieux avec son mari. *Bâbâ Ghollam* me dit : « ce soir, des personnes d'un autre village viennent pour poser des questions à propos d'une fille malade et c'est *Seid Ahmad* (un grand vent qui le possède) qui leur répondra ».

L'aspect de la maison, différent des autres jours par son agencement et par la mise en place de certains ustensiles, fait tout de suite penser que quelque chose va se passer. Ce soir sera différent des autres. On a préparé la maison pour recevoir les « gens de l'air », leurs vents, et les grands vents du *bâbâ*. Du fait de ces préparations, la cérémonie commence, pour le *bâbâ* et certains des *Ahlé Hava,* bien avant le jeu. Ce dernier souligne que la réunion de ce soir servira à interroger *Seid Ahmad*, un grand vent qui le possède, à propos d'une jeune fille accompagnée par les *bâdi* de son village. La femme qui, avant la cérémonie et loin des autres, était venue lui demander de suggérer tel comportement à son propre vent, montre qu'une personne peut formuler des demandes à son vent par l'intermédiaire du *bâbâ*. La possibilité d'un échange intra-subjectif nécessite la médiation et le savoir du *bâbâ*. Ce dernier transmet et traduit le message du sujet à son vent. D'autres fois, l'intervention du *bâbâ* peut aussi servir à transmettre le message d'un sujet au vent d'un autre. Cet échange intersubjectif aura pour but de régler une mésentente entre deux personnes. Le *bâbâ* aura le pouvoir et même le devoir d'entendre le sens latent de ces demandes et de décider de la manière dont il faudra y répondre. Il peut aussi décider qu'il ne convient pas d'y répondre. Tout cela sera décidé par son vent qui devra descendre ce soir.

Avant de commencer, tout le monde est assis dans la cour, on fume le narguilé et l'on discute. Quand la cérémonie commence, il y a vingt femmes et dix hommes. Souvent le nombre des femmes dépasse de beaucoup celui des hommes, que ce soit lors des rituels ou, plus généralement, pour le nombre des adeptes.

Les femmes portent les costumes usuels de la région. Le seul changement vestimentaire notable concerne les femmes qui, si elles portent des *tchadors* noirs, doivent les changer et prendre alors des *tchador* de couleurs. Les vents n'aiment pas le noir comme si le noir, couleur de la mort, ne devait pas être présent dans le jeu. Cette mise à l'écart de la mort s'oppose à sa présence, du fait soit de la présence de certains vents qui représentent un défunt célèbre (*seix Abdolghader*...), soit du vent d'une personne qui, après sa mort, a pris possession d'un de ses proches. La plupart des hommes sont vêtus de longs habits blancs qu'on peut aussi voir dans les pays arabes et en Afrique. Tout le monde doit faire attention à sa tenue vestimentaire. Pour accueillir les vents, il faut être propre. Cette règle, comme les autres règles imposées aux *bâdi* après leur intégration dans la communauté des *Ahlé Hava*, devient un cérémonial. Cette attention portée aux habits et à l'habillement peut être une marque de féminité que tous les observateurs des rituels de ce genre, dans différents pays, constatent chez les participants de ces cérémonies. Certains observateurs vont même jusqu'à dire que les hommes qui participent aux rituels sont majoritairement homosexuels[1].

Nous sommes assis autour de la pièce, dos au mur. Le *bâbâ* et deux autres personnes à côté de lui jouent du *dohol*, le *bâbâ* chante et tous répondent en frappant dans les mains. Un peu de *kondoruk* est brûlé. Une grande fumée et une forte odeur remplissent la pièce. Cette dernière, mélangée à la sonorité des percussions et aux chants, donne l'impression d'entrer dans un autre espace. En effet, lors de ces cérémonies, tout est organisé pour que les personnes quittent, pendant le déroulement du rituel, leurs préoccupations quotidiennes et « détournent leur attention de leurs réflexions conscientes[2] ».

Dans le « jeu », il faut que cela sente bon. Les inhalations qu'on brûle dans le *gashté souze* et l'eau de rose dont on asperge chaque

....

1 Pour nous, ces formalités ressemblant aux actes obsédants d'un névrosé obsessionnel doivent, comme le préconise Freud dans *Actes obsédants et exercice religieux*, être mis en rapport avec « la vie la plus intime, voire [de] la vie sexuelle » de chacun des *bâdi*.

2 Freud S., *Étude sur l'hystérie*, Payot, 1895, p. 218.

participant imprègnent la pièce et chaque participant. Le groupe est englobé dans une ambiance olfactive qui s'intensifie tout au long de la cérémonie. En entourant tout le groupe et en emplissant la pièce, l'odeur se colle à chaque individu et elle le suivra, même après la cérémonie. Les encens utilisés lors des rituels jouent le même rôle que les odeurs de la petite enfance. Elles restent dans la mémoire et momentanément, surgissant dans la réalité, rappellent des faits anciens. L'odeur de l'encens rappelle aux possédés leurs participations aux rituels et fixent dans leurs mémoires des instants significatifs de leur initiation. Un possédé doit toujours sentir bon.

Une des personnes, le *xeizarani* du *bâbâ*, se lève et fait tourner le plateau. Chacun prend soit une feuille de basilic avec laquelle il se frictionne le visage, soit un peu de *Boza'é* qu'il jette derrière lui comme pour conjurer un sort ou faire une offrande. La personne qui fait tourner le plateau arrose en même temps chaque personne d'eau de rose. L'eau de rose et la feuille de basilic ont un effet rafraîchissant qui, contrairement à la fumée, donnent au sujet des sensations corporelles distinctes. Cela rappelle au sujet, loin de ses attentions conscientes, la sensation de son propre corps. La percussion et le chant continuent. Il y a là comme une sorte d'attraction vers un monde brumeux (à certains moments la grande quantité de fumée installe un brouillard dans l'assemblée), un monde de rêves, où les vents, les fantaisies de chacun, peuvent surgir. Cet aspect est intensifié par les percussions et les chants qui, conjugués à la fumée, font émerger une sorte de psychisme groupal. De même, un corps groupal est né. Mais, en même temps, sentir le *golab* sur sa tête et le basilic par le nez invite à sentir son propre corps et à se concentrer sur soi. Ce mouvement, qui va d'un corps à soi à un corps groupal et vice-versa persiste tout au long de la cérémonie. Cette alternance suggère le jeu de l'enfant et son va-et-vient entre son monde psychique et la réalité. C'est ainsi qu'il intègre des éléments de la réalité dans son jeu tout en leur conférant un autre sens plus personnel[1].

Une femme commence à trembler, son vent est descendu. Généralement, l'assistant du *bâbâ*, à l'exclusion de tout autre participant, lui met un *lingouté*, un peu d'eau de rose sur la tête et on passe le *gashté souze* qui, rempli de *kondoruk*, dégage beaucoup de fumée sous le *lingouté*. Il se peut, quand plusieurs personnes sont en transe et que le *xeizarani* est occupé, que d'autres participants s'occupent de l'un des possédés. Il arrive parfois que trois à quatre

1 Winnicott D. W., *Jeu et réalité, l'espace potentiel*, Gallimard, Nrf, 1971.

personnes soient en transe en même temps. Lors du « jeu », les chants se succèdent dans un ordre précis, pouvant être changé à chaque cérémonie, et il est dit que, lorsque le vent d'un *bâdi* entend son nom, il descend. Celui dont le vent est descendu est en transe. Souvent assis, le possédé bouge la tête et a des mouvements de balancement qui vont de haut en bas et de gauche à droite à partir du dos. Bien que, dans l'ensemble, la manière de se mouvoir de tous les possédés se ressemble, les mouvements de chaque possédé, « en fonction de la personnalité de son vent », peuvent avoir quelques particularités. Quand la musique s'arrête, le *bâbâ* met sa tête sous le *lingouté* qui couvre celui qui a été en transe, lui serre la main droite et lui parle, face à face. C'est un tête-à-tête dans le groupe qui attire l'attention du reste du groupe. Très vite, le *gachté souze* est amené vers le possédé et le nuage de fumée devient plus intense autour de lui. Une personne possédée attire l'attention de tout le groupe et il ne fait attention à rien d'autre qu'à lui-même. Modarressi Chahardahi prétend qu'à l'époque où les rituels se déroulaient dans la nature, une pièce était construite au milieu de la réunion d'où le *bâbâ* sortait et où l'on amenait les malades en transe. « Après leur entretien dans cette pièce avec le *bâbâ*, les malades en ressortaient dans leur état normal et apaisés.[1] »

Une fille, accompagnée de sa mère et d'une femme de son village, était venue pour connaître la raison de sa maladie. Elle était mutique et abattue. Lors du troisième chant, chaque chant durant environ sept minutes, elle se trouve mal. Plusieurs femmes s'occupent d'elle en lui envoyant de la fumée et en la massant un peu. Une autre femme se met à bouger, des participants lui mettent un *lingouté* sur la tête – car quiconque est possédé doit avoir la tête recouverte ; immédiatement après, l'assistant l'arrose d'un peu d'eau de rose et passe aussi de la fumée sous le *lingouté*. Le *bâbâ* envoie une autre femme la voir (elle est assise à côté de lui et on me dit qu'elle est une *mâmâ*). De fait, chaque participant a un rôle dans la cérémonie. Cela peut être le simple fait de taper dans les mains et de répondre aux chants, ou de s'occuper du déroulement de la cérémonie comme le *xeizarâni* qui amène la fumée et fait tourner le plateau. Chaque membre peut aussi avoir le rôle de s'occuper des personnes possédées, même si certains comme la *mâmâ* et les *xeizarân*, sont plus à même de remplir cette fonction. Un possédé, il faut s'en occuper. Les autres s'en occupent jusqu'au moment où la musique s'arrête et que le *bâbâ* décide de

1 Modaressi Chahardahi N., « Zâr va zâri yâ *Ahlé Hava* », *in Sélséléhayé soufiéh-yé Iran*, Téhéran, Batouk, p. 347.

s'entretenir avec tel ou tel possédé. À cet instant, il se met sous le *lingouté* qui cache le possédé et met en place un entretien à deux, entouré par le groupe.

Toutes les demi-heures la musique s'arrête cinq à dix minutes, les possédés ne bougent plus et quelques petites discussions ont lieu. Pendant ce temps, ceux qui sont sous les *tchadors* peuvent y rester et reprendre leurs mouvements avec le chant suivant, ou alors regagner leur place et enlever le *tchador*. Normalement, le départ du vent s'accompagne d'une chute en arrière de la personne. Pendant la pause, certaines personnes demandent au *bâbâ* de chanter tel ou tel chant comme si elles avaient envie qu'on appelle leur vent. Mais, selon la règle, il continue les chants pour le *zâr* jusqu'à minuit. Le maître de la cérémonie reste le *bâbâ*. C'est lui qui décide des chants, du moment où il faut les interrompre, et de la personne dont on doit s'occuper. Ces petites coupures dans la cérémonie donnent lieu à des échanges entre les participants, mais aussi à des demandes adressées au *bâbâ*. Elles permettent aussi à tout le monde de revenir à soi et de se reposer. Les moments de chants sont des moments intenses où tout le groupe s'agite et participe. Les personnes en transe se donnent en spectacle (la tête cachée sous le *langouté*) et éveillent la curiosité et l'intérêt de chacun. La cérémonie ne peut continuer à cette allure et c'est pour cette raison que le *bâbâ*, environ toutes les trente minutes, impose un arrêt qui évite à l'assemblée de s'épuiser trop vite ou alors de progresser vers une sorte de délire sans aucun règlement.

À minuit, on s'arrête. Dehors, on boit du thé et du lait chaud et on fume à nouveau du narguilé. Je discute avec un monsieur aux environs de la cinquantaine. Il me dit qu'il n'a pas de vent et me confirme l'appellation de *sâfi* qui correspond aux participants qui n'ont pas de vent. C'est sa femme qui est *bâdi* mais lui n'a pas peur, donc pas de vent. Ces périodes de coupure durent environ une demi-heure, ce sont des moments de calme et de détente. Des petits groupes se forment et on parle des anecdotes de la vie quotidienne, ou alors on se raconte des histoires de vents, de la maladie de quelqu'un ou de sa guérison. Beaucoup d'informations circulent à ce moment-là. Pendant ces périodes, le *bâbâ* se comporte comme tout le monde. Il discute, raconte et va aux nouvelles. Il en apprend beaucoup sur la vie ordinaire de sa communauté et sur les différents états des membres de la communauté des *Ahlé Hava*. La cérémonie recommence quand le *bâbâ* rentre à nouveau dans la pièce; là, quelques coups de *dohol* invitent tout le monde à reprendre place dans l'arène des vents.

Cette fois, en plus des *dohol*, les musiciens utilisent des *dâyéré*. Chaque *bâbâ* forme un groupe de musiciens qui, avec le *xeizarani*, constituent son équipe. En général, ils exercent un autre métier et ne sont pas des musiciens professionnels. Il se peut même qu'ils ne soient pas possédés mais seulement intéressés par les *bazi*, le *bâbâ*, les *Ahlé hava* et par la rémunération que leur apporte leur fonction de musicien dans ces cérémonies. Le *bâbâ*, dans le cas des cérémonies organisées pour un malade, leur réserve une partie de l'argent que la personne lui verse. Pour les cérémonies régulières, ils ne sont pas rémunérés. Le *bâbâ* lui-même ne gagne pas d'argent lors de ces cérémonies. Un musicien peut aussi être possédé, ainsi, celui qui était assis à coté du *bâbâ* lâche son *dâyéré* et se met à trembler ; son vent est descendu. On dit qu'il connaît beaucoup de choses. Il fait attention à tout ; quand le *bâbâ* est occupé ailleurs, c'est lui qui va sous le *tchador* avec le possédé et, au final, quand le *bâbâ* se mettra à parler en arabe, c'est avec lui qu'il dialoguera. Il commence une danse spectaculaire sous le *tchador* avec quelques cris (les autres ne crient presque jamais, ou alors beaucoup moins fort). Vers la fin de sa transe, quand il est plus calme, il serre la main de la *mâmâ* et du *bâbâ*, et parle en arabe avec lui. Ce personnage est assez proche du *bâbâ*, il vient des Émirats, travaille sur les bateaux de commerce et parle parfaitement l'arabe et le persan. Quand il est là, les cérémonies sont plus soutenues, car il connaît tous les chants et pousse tout le monde, du fait de son engagement, à bien répondre au chant. Comme il parle arabe, c'est lui qui sert d'intermédiaire entre une personne qui pose une question et le *bâbâ*, quand le vent de ce dernier s'exprime en arabe. Cette personne a le profil d'un futur prétendant à une place de *bâbâ*.

On commence à chanter le chant de *Seid Ahmad* qui est un grand vent. Plusieurs femmes et hommes se mettent à trembler. Le *bâbâ* se lève et chante, avec son *xeizaran* à la main. Il va voir une à une les personnes possédées. Il vient voir Ahmad. Cet homme, qui doit avoir près de trente ans, semblait anormal dès le début de la soirée, tout le monde lui adressait la parole ironiquement et on dit qu'il est « dérangé de la tête ». Le *bâbâ* va sous le *tchador* avec lui. J'entends qu'il dit à son vent que, s'il veut quelque chose, il faut qu'il laisse Ahmad bien travailler et que vendredi, s'il a montré sa bonne foi, on l'exaucera. Cette intervention du *bâbâ* pour parler au vent d'Ahmad insiste sur le travail de ce dernier et sert à le prévenir, à le préparer à un « jeu » qui aura lieu spécialement pour lui. Après avoir parlé à Ahmad, le *bâbâ* va de l'autre côté et discute avec une femme. J'apprends que c'est la mère de ce dernier et qu'elle n'a pas de vent. Nous sommes passés à une autre étape de la cérémonie. Le vent du *bâbâ* descend et prend possession de lui. Il commande et donne des conseils. Il répond aux demandes et interprète. Ce n'est plus le *bâbâ* qui parle mais son vent qui s'exprime par sa bouche. Il mérite encore plus de respect. Ce vent, dans la hiérarchie des vents, dépasse le vent de tous les autres participants par sa grandeur et sa force. Il est aussi leur père. Le changement d'état et de personnalité occasionné par la descente du vent, allant jusqu'à l'oubli de soi-même, est très important. La personne en transe n'est plus elle-même, elle incarne le vent. Le vent n'est pas de notre monde, son mode de fonctionnement n'est pas le même non plus. Il peut tout se permettre et personne n'empêchera les déchaînements du possédé, car ce n'est pas lui qui agit mais son vent.

Dans l'entretien du *bâbâ* avec Ahmad, on peut constater que cette cérémonie peut servir à en annoncer une autre et que, dans ce genre de « jeu », on va aussi préparer une personne pour un rituel qu'on fera pour elle. Le *bâbâ* fait allusion à un contrat qui peut s'instaurer entre le vent d'Ahmad et le sien (le vent du *bâbâ*). Si le vent accepte de laisser tranquille sa « monture » (*faras*), cette dernière devra assouvir ses désirs. Le *bâbâ* veillera au bon déroulement de l'échange. On voit aussi que, dans le cas d'Ahmad, le *bâbâ* s'entretient également avec la mère de ce dernier. Son intervention devra prendre en compte Ahmad, son vent et la mère d'Ahmad.

La musique s'est arrêtée mais les femmes en demandent encore. Une des femmes, en en désignant une autre qui est sous le *tchador*, dit au *bâbâ* : « Hanouz mikhad (elle en veut encore), sir nashodé (elle n'est pas rassasiée) ». On recommence à chanter et à jouer. Plusieurs femmes se remettent à trembler, le *bâbâ* s'arrête et va les voir une à une.

La cérémonie s'arrête quand le vent du *bâbâ* le décide, mais il peut prendre en compte le désir des participants et, ici, il est évident qu'ils veulent continuer. Durant chaque intermède, le *bâbâ* entend ces demandes et s'occupe de chaque possédé dont le vent est descendu pendant les chants. Il va parler à ces personnes et souvent l'entretien se termine par un massage et des tapes dans le dos. C'est une manipulation énergique du corps qui invite la personne à un retour vers le corps. La personne sent son corps, et cette dernière, qui pendant la transe l'avait oublié ou l'avait laissé au vent, le réintègre et en prend possession. Les *bâdi*, après la transe, se plaignent souvent d'une douleur à un endroit de leur corps, et les massages du *bâbâ* se centrent plus sur ces endroits endoloris.

Une des possédés avec qui le *bâbâ* a discuté se met à masser la jambe d'un des hommes ; j'apprends que c'est son mari. Le *bâbâ* disait à son propos « c'est elle qui rend son mari malade, elle lui reproche de faire la tête, en rentrant du travail. Il lui a demandé pourquoi elle veut le rendre *guéreftâr* (captif, mettre en difficulté) ». Son mari a pris peur et il prétend avoir la jambe paralysée. C'est celle qui, avant la cérémonie, avait demandé au *bâbâ* de dire à son vent qu'elle soit gentille avec son mari. Les prescriptions du *bâbâ* peuvent parfois répondre aussi directement aux demandes. Dans ce cas, le *bâbâ* accepte le rôle qu'on lui donne dans une telle situation. Mais ce n'est pas toujours le cas. Cette fois-là, la femme et son mari étaient présents. Lors d'une autre cérémonie quand une des *bâdi* parlait de son mari qui n'était pas présent, le *bâbâ* n'y avait prêté aucune attention. Il avait même dit à cette femme que cette affaire ne concernait pas les vents. Le *bâbâ* (ou son vent) analyse donc chaque situation et choisit s'il est nécessaire d'intervenir ou pas, comme un thérapeute qui, en fonction de ses connaissances et de la situation, juge de la nécessité d'une intervention. La cérémonie s'arrête de nouveau.

Lors de la séance, certaines femmes possédées, s'étant beaucoup agitées, s'étaient un peu dévoilées. À certains moments on pouvait voir leurs cheveux même si les autres essayaient de rattraper leur *tchador* et de le rabattre sur leur tête. Les participants qui n'étaient pas en transe protégeaient aussi les possédé(e)s en les éloignant les uns des autres et en dégageant tous les accessoires qui se trouvaient encore devant eux. Le possédé, n'étant plus « dans notre monde », ne fait plus attention à ce qui l'entoure. Ses capacités physiques renforcées (voir Lapassade, Rouget...), il peut, sans faire attention à son corps (biologique), heurter et se cogner aux autres ou aux objets. C'est pour ces raisons que les autres personnes présentes veillent sur l'individu en transe et que le *bâbâ* recommande au *bâdi* d'apprendre, peu à peu, à maîtriser leur transe.

Le *bâbâ*, quelque peu énervé, commence à réprimander tout le monde. Il dit : « Quand le vent descend, il faut le laisser faire tout ce qu'il veut, même s'il veut aller dans la rue. Mais il ne faut pas que la tête sorte de sous le *tchador*, il ne faut pas se dévoiler. Une tête dévoilée c'est deux coups de *xeizaran*. » Il me dit : « Les pauvres, leur tête se dérange ». Les « jeux » servent aux *bâdi* en transe à s'autoriser un dépassement des limites, un débordement de leur tête « qui se dérange ». Ils peuvent tout se permettre. Incarnant leur vent, l'occasion leur est offerte de faire et de dire des choses qu'ils ne font pas et ne disent pas habituellement. Une des *bâdi* en transe approche tellement sa tête du sol qu'on aurait dit qu'elle allait se casser le nez. Une autre vient se mettre du côté des hommes, devant le *bâbâ,* et met sa tête sur sa jambe, comme pour lui embrasser les pieds. La *mâmâ,* habituellement très discrète, pendant sa transe, se lève et danse avec un *xeizaran* à la main et un poignard sur son flanc, sans aucune timidité. Une personne âgée et malade fume à grandes bouffées un narguilé de *kondorouk* et reproche au *bâbâ* de lui avoir cassé un œuf sur la tête lors d'une autre cérémonie. Une personne explique qu'on se moque d'elle et qu'on la traite de grosse.

Les jeux sont une invitation à lever toutes les résistances venant du *moi.* Mises à part les règles de la communauté établissant la manière de se comporter avec les vents et rappelées à chaque occasion par le *bâbâ,* il n'est plus question de pudeur, ni de morale. Les chants, les percussions et les interventions du *bâbâ* encouragent les participants dans ce sens. Cependant, ces « jeux » ont des règles recommandées par les vents qui attendent telles ou telles attitudes des possédés. Les *bâdi,* même en transe, doivent s'y plier. Le *bâbâ* profite de ces rituels pour, à chaque fois, faire un rappel de ces règles. Pour les initiés, ces règles sont très bien intégrées, mais pour les néophytes et les *sâfi,* il y a toujours besoin de les rappeler. Ici, le *bâbâ* insiste sur la liberté d'action qu'il faut laisser au vent s'incarnant dans le corps de la « monture », mais il précise aussi que ce vent doit rester caché sous le *tchador.* Cette notion de cacher-montrer est très importante. Le *bâdi,* tout en étant libre, ne doit pas se montrer aux yeux de tous. Son visage doit rester caché. Il n'y a que le *bâbâ* qui peut aller sous le *tchador* et le voir. Ces « jeux », tout en étant un espace de liberté et de dévoilement, soulignent et mettent en place un espace privé et intime qui ne concerne que le *bâbâ* et la personne, comme si, à part le *bâbâ,* personne ne pouvait entendre et voir ce qui s'y déroule. Peut-être que se trouver face à un visage et à un discours qui se veut hors du champ des représentations n'est possible qu'au *bâbâ* qui a la connaissance des vents et un savoir sur l'invisible. Le côté spectaculaire que les autres participants doivent encourager et aider est pour tout le monde, mais ce n'est pas l'essentiel. L'essentiel se passe entre le *bâbâ* (le vent de ce dernier) et le *bâdi,* en tête à tête et souvent sous le *tchador.* Cette séparation, espace public/espace privé, dans son sein, est une des fonctions majeures de ce genre de cérémonies. Il faut souligner que la plupart du temps, pendant ces tête-à-tête, le *bâbâ* est lui même possédé. Le dialogue tout entier se passe sur un autre plan. Dans tous les cas, ce ne sont pas les personnes qui se parlent mais leurs vents, situés sur une « autre scène ».

On repart dans la cour pour fumer le narguilé, boire du thé et du lait chaud. Par petits groupes, les gens se mettent à discuter. Un homme dont le vent était descendu pendant la séance me raconte : « J'avais la peau des mains qui se décollait, j'avais mal à la tête. Je m'évanouissais ». Les symptômes somatiques de cette ordre sont très fréquents chez les *bâdi*. Ils ne se soignent qu'en traitant avec les vents. Je lui demande quand cela a commencé. Il répond : « Quand j'étais au collège, mon frère m'a donné un coup de pied et je me suis évanoui. Ma grand-mère était possédée par le vent. Ensuite, je suis allé chez les docteurs pour mes malaises. J'ai pris beaucoup de médicaments, j'ai même doublé les doses des comprimés codéinés, mais rien à faire. Plus tard, mon frère perdait ses cheveux et devenait chauve. Nous l'avons amené avec ma mère chez le *bâbâ*. Il y avait un *bâzi*, je me suis évanoui et on a compris que j'étais possédé. Ma mère me dit de ne pas venir et que tout cela n'est que de la suggestion. Mais moi, quand je sors d'ici, je deviens très léger, on dirait que je suis plus léger que mes vêtements. Quand je suis mal ou que j'ai mal à la tête, je viens. Dès qu'il y a un *meidan*[1], je le sens, mon épaule bouge ou j'ai des picotements, mais je ne viens pas à chaque fois. »

Cet homme d'une trentaine d'années, avec l'aide du *bâbâ*, a réussi à donner une origine à ses malaises. Il me raconte l'histoire de son mal. Il est facile de repérer l'intrication de son histoire familiale et de sa souffrance. Quelque chose comme une haine ou une rivalité est en jeu entre son frère et lui. Tout commence quand son frère lui donne un coup de pied. Il tombe malade. Mais ensuite, c'est parce que son frère est malade qu'on apprend qu'il est possédé. Comme si les deux frères ne faisaient qu'un et que, pour soigner l'un, il fallait soigner l'autre. Il m'a dit par la suite que son frère n'avait jamais guéri, mais que lui, ayant trouvé la cause de sa maladie (un vent) par l'intermédiaire de son frère, se portait bien maintenant. Le vent avait-il remplacé ce frère malade à qui il aurait voulu ressembler jusque dans sa maladie ? La grand-mère est une adepte des « gens de l'air »

1 Littéralement rond-point, généralement un endroit où les gens s'affrontent, on dit *meidané jang* (champ de bataille). À l'époque, les *bâbâ* et les *mâmâ* organisaient les rituels en plein air. Ils avaient chacun un lieu précis qui était leur *meidan*. Par exemple, on disait *meidané mâmâ Haniffé*. À l'heure actuelle ces lieux n'existent que dans les souvenirs, mais dans le langage commun on peut utiliser ce terme pour parler du lieu où se déroule les jeux.

et sa mère n'y croit pas. Les cérémonies ont un effet bénéfique sur lui. Chacune de ses participations l'allège. Elles lui permettent donc de se débarrasser de quelque chose. Est-ce seulement une décharge pulsionnelle (cathartique) qui est à l'origine de cette sensation de légèreté ? Est-ce la seule fonction de ces « jeux » ? Est-ce qu'à l'origine les « jeux » n'ont pas donné l'occasion de régler un conflit entre frères que les rituels suivants répètent ? On peut affirmer que la sensation de bien-être que cet homme tire de ces rituels et qu'il définit par la légèreté, provient aussi d'une autre fonction de ces rituels, à savoir de renouer les liens avec son vent et de consolider sa relation avec le *bâbâ*. La thérapeutique des *Ahlé Hava* semble être, en premier lieu et dans les rituels réguliers, une conjugaison de ces deux fonctions (catharsis, consolidation des liens avec la communauté et avec le *bâbâ*) mais, à l'origine, le rituel de nomination aurait pour fonction de régler un problème psychique plus profond qui, dans ce cas, pouvait être un conflit fraternel. D'après le déroulement des séances et le comportement des participants (il n'y a que ceux qui ont été en transe qui s'entretiennent avec le *bâbâ* et donc avec leurs vents), les deux fonctions des rituels réguliers ne sont jamais distinguées. Une période cathartique de débordement serait nécessaire pour que le *bâbâ* porte son attention sur la personne, lui prodigue des soins et fasse une prescription. Dans ce cas de figure, la transe peut apparaître comme un engagement. La personne s'oublie et s'abandonne au savoir du *bâbâ* et à la puissance des vents.

Il est presque une heure et demie du matin quand le « jeu » reprend. Cette fois, la cérémonie se joue debout. En Afrique, les cérémonies de possession de ce genre sont entièrement pratiquées debout. Ici, c'est pour accueillir un grand vent du *bâbâ* qui commence aussi à bouger. La *mâmâ* est également debout, bouge avec un *xeizaran* à la main et un poignard dans l'étui qu'elle porte sur elle. Le poignard est celui de *Seix Farrar*, et c'est lui qu'elle incarne. En effet, certains vents ont des attributs que les possédés portent sur eux quand ces derniers s'incarnent dans leur corps. Parfois, cette identification se réalise par autre chose, une action (fumer un *narguilé* de *kondorouk*), une posture (danser debout), une façon de s'exprimer (dans une langue précise ou par des mimiques)... Dans le cas de la *mâmâ*, du *bâbâ* et parfois d'autres personnes possédées par de grands vents, le côté théâtral de la possession est très développé. En plus du *tchador* et du *xeizaran* que chaque *bâdi* possède, ces personnages ont d'autres accessoires et adoptent des mimiques très stéréotypées. En les observant, un connaisseur peut très vite connaître le nom de leur vent, à leur façon de bouger, de parler ou à leur manière de s'habiller (la couleur de leur *langouté* et les attributs qu'ils ont sur eux).

Par la suite, tout le monde s'assoit et le *bâbâ* commence à bouger comme un possédé mais avec des mouvements plus réguliers. Cela ressemble beaucoup plus à une danse qu'à une possession. Le *xeizarani* lui met plusieurs *tchadors* autour du cou. Il serre d'abord la main de la *mâmâ,* puis la main de tout le monde. Une femme reste assise pour lui serrer la main, il la réprimande sévèrement car c'est manquer de respect que de serrer la main de cette façon. Ces rappels à l'ordre sont très fréquents dans les cérémonies. C'est ainsi que chaque adepte apprend à bien se comporter avec les vents. Le *bâbâ* continue un peu à danser, puis il tombe par terre, c'est le signe que son vent est là et qu'il va se mettre à parler. On lui envoie de la fumée, il se lève, s'assoit sur un petit tapis que le *xeizarani* lui a mis en place, prend un long *xeizaran,* met un *langouté* autour de son cou, et se met à parler en arabe avec celui (sâber) qui depuis le début était à côté de lui et dont on disait qu'il connaissait beaucoup de choses. À partir de là et jusqu'à la fin de la soirée, ils ne parlent qu'en arabe. Son homologue dit qu'on peut lui poser des questions maintenant. C'est *Seid Ahmad* qui, avec une voix enrouée du fond de la gorge et en arabe, parle par sa bouche. Il parle avec beaucoup de mimiques et de gestes de la main. Avec son jeu et sa mise en scène théâtrale ainsi que par le changement de voix, le *bâbâ* incarne le vent. Ce n'est plus lui, c'est *Seid Ahmad.* Le *bâbâ,* qui jusque-là occupait une place centrale dans le déroulement de la cérémonie devient, en incarnant *Seid Ahmad,* l'objet de tous les regards et de tous les intérêts. C'est par lui qu'on peut guérir et obtenir ce que l'on désire. *Seid Ahmad* est un grand vent en l'incarnant, le *bâbâ* n'est plus dans le monde des êtres humains. Il appartient au monde des vents qui englobe le nôtre. En devenant *Seid Ahmad,* il a un regard plus précis et peut repérer les problèmes et leurs solutions. Ce qu'il fera et dira aura une grande importance et sera considéré comme venant de *Seid Ahmad* et non de lui. Cette transformation du *bâbâ* qui, par la possession devient *Seid Ahmad,* lui permet de se dégager complètement des préoccupations quotidiennes et des règles qui y règnent. Ainsi, il peut entendre le désir profond du sujet et y répondre sans prendre en compte ce qui régit le monde conscient. D'ailleurs, pour lui comme pour tous les *bâdi,* tout ce qui se passe pendant la transe est marqué du sceau de l'oubli. On ne se rappelle pas ce qui s'est passé quand le vent se manifestait dans notre corps. Le passage d'une langue à une autre marque aussi la différence qu'il y a entre le monde des êtres humains et celui des vents.

Ceux qui veulent poser des questions forment un demi-cercle devant le *bâbâ* et son interprète. Un homme va lui poser une question. Il la pose à celui qui est à côté de lui et celui-ci traduit en arabe pour le *bâbâ*. La réponse du *bâbâ* se passe de la même manière. Cette façon de procéder crée un glissement de sens qui, à côté des ordonnances assez précises et en même temps fantastiques (irréelles) du *bâbâ* (tuer et couper une poule en quatre...), donne à entendre une parole qui, du fait de son passage par plusieurs personnes, devient approximative. Même si elle est une explication et un diagnostic, elle n'est pas une interprétation exacte et laisse toujours la place au jeu des sens. Ainsi, par la force du vent, une « langue savante » ayant besoin d'être interprétée fait son entrée dans le rituel : une langue dans laquelle est contenue la solution aux maux de chacun.

L'homme pose une question pour lui et une autre pour un membre de sa famille qui n'est pas venu. Ils se parlent très doucement et on n'arrive pas à entendre. Je saisis quelques mots, juste au moment où le *bâbâ* dit qu'il ne peut pas bien répondre pour les gens qui ne viennent pas participer eux-mêmes au « jeu ». C'est encore une explication de la manière de procéder des vents; ils ne peuvent pas trouver de solutions aux maux de quelqu'un qui ne participe pas à leur « jeu ». Si la personne ne participe pas à la cérémonie et qu'elle ne chante ni ne frappe dans ses mains, le vent ne peut rien pour elle. Cette réponse du *bâbâ* souligne l'importance de l'engagement personnel de chacun dans le rituel et dans sa guérison mais, en même temps, il s'agit d'une réponse à cette personne, précisément, dans sa problématique. C'est dans et par la cérémonie qu'une personne peut trouver le moyen de s'entendre avec son vent. Si elle a un vent, c'est au cours d'une cérémonie qu'il descendra pour donner son nom et manifester son désir. Par ailleurs, la demande vient de l'homme qui m'avait raconté son histoire. Il y était question de l'intrication de sa maladie avec celle de son frère. On peut supposer que, par sa réponse, le *bâbâ* veut, encore une fois, lui signifier qu'il est là pour ses propres affaires et non pour celles d'un autre.

C'est au tour de la fille qui était venue pour connaître la cause de ses souffrances. Elle avance devant le *bâbâ* avec une femme qui fait partie des *Ahlé Hava* de son village. C'est cette dernière qui leur a conseillé de venir. La première visite au *bâbâ* se passe souvent de cette manière. Un(e) ami(e) ou un membre de la famille, constatant la maladie de la personne et l'inefficacité des soins que l'on lui donne, conseille d'aller voir un *bâbâ*. Cependant, tous ceux qui participent aux cérémonies ne sont pas des *bâdi*. Pour certains, la cause de leur participation n'est pas une maladie déclarée mais leur affinité et leur amitié avec les *Ahlé Hava*. Ils pensent que leur participation aux « jeux » dissuadera les vents de leur faire du mal.

Seid Ahmad, à propos de l'état de la jeune fille, dit : « Elle a un *djenn* dans son corps. Depuis toute petite, elle l'avait dans son corps mais maintenant qu'elle est majeure, il faut s'en occuper. » Elle a été tourmentée par la terre. En fait, cette première cérémonie sert à déceler l'origine de la maladie. Si elle a un vent, elle est, par la même occasion, préparée à une autre cérémonie au cours de laquelle on fera descendre son vent afin de s'entretenir avec lui. Les ordonnances du *bâbâ*, qu'elle devra exécuter entre les deux cérémonies, attirent l'attention de la personne vers un monde fantastique, régi par d'autres lois que celles de la vie quotidienne. En même temps, elles servent à préparer le vent de la personne à sa descente et à sa prise de parole. Dans le cas de la jeune fille, elle devra suivre les ordonnances du *bâbâ*, revenir dans quinze jours et faire les dépenses pour un « jeu » qui sera organisé à son attention. Entretemps, il faut qu'elle tue une poule noire et la coupe en deux. Elle devra en enterrer la moitié dans un tissu blanc, couper l'autre moitié en trois et en lancer chaque partie dans une direction. D'autre part, il faut qu'elle prenne dix œufs et fasse le *édré*. Pour le *édré*, le soir vers minuit, il lui faudra casser des œufs dans tous les coins de la maison. Par ailleurs, le *bâbâ* va préparer une potion avec laquelle il faudra frictionner le corps de la fille pendant trois jours. Ensuite, la fille et ses proches reviendront pour faire un jeu et savoir ce qu'il en est d'elle. Les instructions du *bâbâ* s'adressent toujours à la fille et à ses proches. Dès le départ, la maladie de la personne concerne autant les proches qui l'accompagnent qu'elle-même. Pour finir, le *bâbâ* met de l'eau de rose sur la tête de la fille, lui masse le front, appuie son doigt entre ses deux yeux, lui tire les doigts et lui masse les mains.

Les préparatifs que la fille et ses proches devront accomplir sont une manière de les engager dans le processus thérapeutique. Le *bâbâ* insiste sur le fait qu'ils doivent les faire « avec le cœur ». Il ne répond pas à l'urgence par l'urgence, il demande à la personne de se préparer pour la descente de son vent qui aura lieu au cours d'une autre cérémonie. La poule peut être une représentation de la maladie qu'on maltraite et qu'on disperse dans toutes les directions. Les préparations avec les œufs (*édré*) peuvent être interprétées comme une purification de la maison et une attention qui doit être portée à la réalité. Tous ces arrangements ressemblent aux dispositions qu'un obsessionnel prend pour contourner son angoisse et projeter son mal au dehors. Ces mesures commandées par le *bâbâ* font penser aux procédés magiques qui ont cours en Afrique. La pommade qui servira aux massages de la fille permet une sensibilisation du corps qui a une grande importance dans la pratique des *Ahlé Hava*. Nous reviendrons sur ces points à l'occasion d'une autre prescription du même genre, faite par le *bâbâ*.

L'interprète demande si d'autres personnes ont des questions. La mère de la fille dit qu'elle a mal à la jambe, mais tout se passe comme si personne ne l'avait entendue. Le *bâbâ* doit faire la part des choses entre ce qui est urgent et mérite l'attention et le reste. Deux autres femmes disent avoir mal à la tête et à la jambe ; le *bâbâ* leur fait des massages et leur tape dans le dos. Cette manipulation du corps et la familiarité du *bâbâ* avec les participants introduisent une différence de méthode avec les autres pratiques qui n'ont pas d'effet sur les *bâdi*. Ici, les participants sont considérés par le *bâbâ* comme ses enfants. Il n'hésite donc pas à les frapper, les masser et à entrer dans une grande intimité avec eux. Ces derniers, tout en gardant un grand respect pour le *bâbâ*, n'hésitent pas non plus à rire de lui quand il incarne des vents esclaves ou à le reprendre quand il oublie quelque chose ou fait des erreurs. Le *bâbâ* doit rester dans cette familiarité et dans cette permissivité, tout en préservant sa place de maître de la cérémonie et d'intermédiaire entre les hommes et les vents. C'est cette élasticité du *bâbâ*, entraînant une plasticité des rituels, qui constitue la principale spécificité des pratiques des *Ahlé Hava*.

La mère d'Ahmad dit à ce dernier d'avancer et de demander conseil. Le *bâbâ* lui ordonne d'aller au travail et de continuer à bien travailler. Il lui dit : « si tu n'y vas pas, ce n'est plus la peine de revenir ici. » Pour finir, il lui dit que le vendredi soir on fera un jeu pour lui, pour savoir le nom de son vent et qu'ensuite, tout ira bien. Ici, il y a encore une preuve de la continuité qui existe entre les « jeux », puisque celui-ci en annonce d'autres et sert à préparer certains malades pour leur prochain « jeu ». Cette cérémonie, pour le groupe, sert aussi à familiariser les prochains initiés avec les règles des *Ahlé Hava*. Dans l'entretien du *bâbâ* avec Ahmad, nous constatons le rôle qu'il joue envers ce dernier : comme un père, il lui impose des règles de conduite.

La cérémonie est terminée et le *bâbâ*, toujours en arabe, ordonne à tout le monde de partir.

Il est trois heures et demie du matin et les gens partent peu à peu. Je vais voir le *bâbâ* qui continue à parler en arabe, lui dit au revoir et lui demande la permission de revenir le voir. Jusqu'à la fin et à partir du moment où il incarne *Seid Ahmad*, le *bâbâ* ne quitte plus son rôle. C'est au vent que tous les participants font leurs adieux. Cette capacité du *bâbâ* à faire intervenir une entité mythologique dans la cérémonie est la raison de son succès. Ce personnage, « en dehors des affaires des hommes », entend, prend des décisions et commande. Tous les *bâdi* croient à cette incarnation du vent. Le *bâbâ,* devenu le réceptacle de grandes puissances, est respecté et tout le monde se plie à ses ordres. Ces cérémonies aident beaucoup à renforcer son image et l'idée de la puissance des vents qu'il incarne. C'est parfois lors de ce genre de cérémonies qu'il procède à des divinations. Il trouve des objets perdus, il dit l'avenir. Mais le *bâbâ* disait que des brigands avaient tué certains *bâbâs* parce qu'ils aidaient la police en les découvrant. Pour cette raison, les *bâbâs,* ont peu à peu arrêté ces pratiques de voyance. Pourtant, ces pratiques qui consolident l'image toute puissante des vents et du *bâbâ,* paraissent nécessaires au bon fonctionnement de la thérapie des « gens de l'air ». *Bâbâ Ghollam* lui-même, lors d'un rituel, a retrouvé dans la rue devant l'entrée de sa maison la bague qu'une des participantes avait perdue. Quelques jours auparavant une participante avait perdu sa bague et demandait au vent du *bâbâ* de l'aider à la retrouver. *Bâbâ Ghollam,* incarnant *Seid Ahmad*, s'est dirigé vers l'entrée de la maison, et là, avec son *xeizaran,* a dessiné un cercle à l'intérieur duquel se trouvait la bague de la femme.

Ces cérémonies qui aident chacun à entretenir de bonnes relations avec son vent et avec les autres « gens de l'air » permettent aussi aux autres de se familiariser avec les règles et les croyances de cette communauté. La possibilité donnée aux néophytes d'y participer permet aux *Ahlé Hava* d'éveiller l'intérêt de ces derniers et peut-être aussi de leur donner envie de croire au monde extraordinaire des vents et de se laisser dominer par l'un d'eux.

Rituel de nomination, le « jeu » d'Ahmad

Les « jeux » organisés pour une personne sont financés par cette dernière ou par ses proches. Pendant la cérémonie, l'attention du *bâbâ* et des participants est en grande partie tournée vers elle. On s'occupe du malade, il est mis au centre, on lui adresse souvent la parole, et le *bâbâ* prend le temps nécessaire pour interroger son vent. Ces « jeux » durent en général plusieurs journées. Normalement, on continue la cérémonie jusqu'au moment où le vent a répondu à toutes les questions du *bâbâ*. Il est dit que parfois la cérémonie peut durer d'une semaine à dix jours.

Le matin, quand je suis arrivé chez le *bâbâ,* il était parti chercher Ahmad. Je m'assois dans la pièce avec sa femme, elle dit : « ce soir Ahmad va se marier ». Etonné, je demande : « se marier ? » Elle répond : « avec les drapeaux tout ça ». En effet, la pièce et la cours sont décorées par les drapeaux, des vents, et on pourrait croire que le soir une fête de mariage y sera organisée. L'allusion au mariage sera faite plusieurs fois encore, et par plusieurs autres personnes. Est-ce une signification latente de toute cérémonie de nomination du vent, ou bien simplement en rapport avec la problématique d'Ahmad ? Il est sûr qu'il existe un rapport avec toute cérémonie de cette sorte. Elles scellent, comme nous l'avons vu dans d'autres pays, l'union d'une personne et d'un vent. Comme le mariage, ce rituel est un nouveau départ dans la vie d'une personne. C'est là, dans cette cérémonie, que la véritable initiation à une autre vie commence avec la réalisation d'un pacte entre une personne et un vent. Mais un sens latent ne peut se mettre aussi clairement en mots et comme on le verra, les allusions répétées au mariage sont aussi en rapport avec la demande d'Ahmad et de sa mère.

Le *bâbâ* arrive avec Ahmad. Il m'apprend que le vent faisait déjà partie de la configuration familiale d'Ahmad. Sa grand-mère paternelle avait un vent. Il a un frère qui ne pratique pas la religion, et trois sœurs. Le père d'Ahmad a donné tout son héritage à Ahmad. Ahmad était-il le préféré de son père ? Est-ce pour cette raison que la maladie des vents a été transmise de la grand-mère paternelle à Ahmad plutôt qu'à un autre des petits-enfants ? Dans le cas d'Ahmad, le *bâbâ* connaît depuis longtemps sa famille. En général, lors de la cérémonie qui annoncera le « jeu » pour le malade et durant la période qui s'écoule entre les deux, le *bâbâ* tente d'obtenir les informations qui lui sont nécessaires pour formuler une hypothèse. Les pauses, lors des « jeux », sont des moments très propices à ce genre d'enquête. On peut noter que, pour Ahmad, ainsi que pour beaucoup d'autres *bâdi,* le vent se transmet par les femmes. Souvent, ce sont la grand-mère, la mère, la sœur, la cousine qui sont à l'origine de la possession.

Ahmad a la réputation d'être un « faible d'esprit ». Il a toujours le sourire aux lèvres, ne parle pas beaucoup, ne sait ni lire ni écrire et ne compte pas. Il vit avec sa mère qui a une grande influence sur lui. Pour les autres, il représente le « fou », « le simplet » qui ne comprend pas grand chose. On lui a trouvé un travail de balayeur à la mairie, ce qui représente une grande aide matérielle pour sa mère. Souvent, lors des « jeux », le *bâbâ* insiste sur le sérieux qu'Ahmad doit avoir dans ce travail. Cette insistance provient sûrement de l'aide matérielle que ce travail représente pour la famille mais aussi de son importance dans l'équilibre psychique d'Ahmad. Il lui permet d'être reconnu comme un travailleur, capable d'avoir des revenus et une certaine indépendance. Ahmad tire de ce travail un bénéfice narcissique qui ne peut être ignoré.

Le déroulement de la cérémonie de nomination du vent d'Ahmad est représentatif de ce genre de rituels. Cependant, la structure psychique de celui-ci fait ressortir quelques traits essentiels de ces rituels qu'il aurait été plus difficile d'apercevoir dans le cas d'une autre personne.

Le *bâbâ* installe la couverture sur laquelle Ahmad doit s'étendre, prépare le henné et le produit pour enduire le corps du patient. En préparant le henné, il dit que c'est pour les pieds du marié, et tout en s'affairant, il chante : *« emchab hanna mibandan »* (ce soir on enduit de henné). Enduire les pieds et les mains du patient est un procédé traditionnel qu'on retrouve aussi dans le cas des mariés. En enduisant les pieds d'Ahmad, le *bâbâ* interprète des chants de mariage et insiste sur cette idée. C'est ce qui diffère de son attitude envers d'autres malades. Cette insistance du *bâbâ* sur l'idée du mariage, tout en provenant de la ressemblance qui existe entre les deux cérémonies, doit avoir un lien avec la problématique d'Ahmad.

Le *bâbâ* lui dit d'aller sur la couverture; à côté, il avait posé le plateau habituel des rituels. Il fait un peu de fumée et le passé sur la tête d'Ahmad, lui demande d'enlever sa chemise et de se mettre sur le ventre. Le *bâbâ* lui met du produit partout sur le corps (le dos, les fesses, le visage, le cou, les jambes, les pieds...) en le tournant des deux côtés. Il passe aussi la fumée sur son corps, sous son tee-shirt et dans son pantalon. Le corps d'Ahmad, qui se laisse faire docilement, est manipulé énergiquement par le *bâbâ*. Ce travail sur le corps est nécessaire à « l'échauffement », à la mise en condition du patient pour la cérémonie, et rappelle la cérémonie du *taqfir* (percement) en Égypte. On sensibilise le corps et on invite le malade à ressentir de plus en plus les sensations de son corps. Son corps sensibilisé est porté vers la cérémonie. Le *bâbâ* lui donne une potion à boire (mélange de safran, d'eau de rose, de *kondor*...), lui met un *tchador* sur le corps et lui dit de se reposer. Ahmad, sous la couverture, ressemble soit à un enfant complètement pris en charge par les adultes, soit à un mort dans son linceul.

Ahmad avait un *rahn* depuis quatre ans. C'est le signe qu'un vent est en lui. C'est le *bâbâ* qui, en faveur du malade, a demandé un délai (*rahn*) au vent pour que le *bâdi* puisse réunir l'argent nécessaire à l'assouvissement des désirs de son vent. Avant de compter sur la bienveillance de son vent, le malade doit compter sur celle du *bâbâ* et se soumettre entièrement. Le *rahn* rappelle au malade que le *bâbâ* est là pour médiatiser sa relation avec le vent qui le possède. Mais ce vent n'a pas encore été identifié, et personne, lors d'une cérémonie, n'a présidé à leur union. Si le vent d'Ahmad descend et dit son nom, son garant sera désormais celui-ci et non plus le *bâbâ*. Après la cérémonie de nomination, le *bâbâ* sera désormais le garant du respect du contrat conclu entre ce dernier et son vent. Avant, il était sous sa protection contre les attaques du vent. Après, ce sera à son vent de le protéger. Ahmad devra respecter son vent et s'occuper de lui. Le *bâbâ* veillera à ce que chacune des parties respecte son engagement. De protecteur, le *bâbâ* se transforme en juge du bon déroulement de l'alliance établie entre le possédé et son vent.

Le *bâbâ* et moi fumons le narguilé à coté d'Ahmad qui s'endort. J'avais remarqué un couteau que le *bâbâ* avait déposé à côté d'Ahmad ; je lui en demande la raison. « C'est pour que de la terre on ne puisse pas l'ennuyer. Il faut qu'il le prenne avec lui partout où il va. S'il rentre chez lui, il prend le couteau avec lui. Si on va chez lui, un *xeizaran* est aussi mis derrière son dos et on l'entoure de corde en poil de chèvre. La chèvre sert parfois pour les sacrifices. Ses poils sont aussi brûlés dans certaines circonstances et la mauvaise odeur qui s'en échappe sert à éloigner les mauvais esprits. Quand, durant la période de préparation à la cérémonie de nomination, la personne reste chez elle, quelqu'un devra l'assister et la surveiller. Ils seront derrière un rideau pour que les gens ne soient pas face à lui. Si son vent ne veut pas, on ne laissera entrer personne. Avant, cette période de préparation durait trois jours, avec une application des produits trois fois par jour. Mais maintenant on fait cela matin, midi et soir, après il est libre. En ce moment, il est comme une femme dans le *cthelé* (période de retraite pieuse) ». Cet isolement, qui comme le *bâbâ* le rappelle, possède des points communs avec les préparatifs de la mariée avant le mariage, ressemble aussi à la veillée d'un mort par ses proches. Il ne faudra pas se trouver face à lui. L'individu isolé est doté d'un couteau pour se protéger. Chez lui on mettra aussi un *xeizaran* derrière son dos. Ces symboles phalliques lui donnent puissance et courage devant les esprits qui veulent le tourmenter. Le malade, en même temps qu'infantilisé et très dépendant, est poussé à gagner du courage et de la virilité. À la fin de son trajet thérapeutique chaque *bâdi* possédera un *xeizaran* que son vent lui aura demandé.

Il est l'heure de déjeuner, nous nous mettons à manger. Le *bâbâ,* en regardant Ahmad qui dort, dit : « Lui, à partir de maintenant et jusqu'à demain, il est en dehors de nos affaires (nos comptes). » Nous mangeons et discutons sans nous occuper d'Ahmad. Tout ce qu'il lui est demandé, c'est de se reposer et de penser à lui-même. Tout est fait pour amener la personne à se concentrer sur elle-même pour qu'elle puisse être en relation avec son monde intérieur. Ici, le *bâbâ* insiste sur le sens qui se cache derrière tous ces procédés d'isolement. Leur but est de couper la personne de toutes ses occupations quotidiennes et de marquer, par cette coupure, la grande importance des événements qui vont suivre. Une autre association à laquelle nous invite cette position d'Ahmad est celle de la femme enceinte. En fait, il est dans la position d'une femme enceinte au terme de sa grossesse. Dans cette situation, la femme doit faire le moins d'efforts possibles et attendre la naissance de son enfant. Ahmad, de même, doit ne s'occuper de rien et se préparer à recevoir son vent.

Deux heures plus tard, le *bâbâ* le réveille et lui amène à manger. Ahmad prend le couteau et va dehors; quand il revient le *bâbâ* lui dit : « Va te reposer; jusqu'à demain tu peux donner des ordres, on t'obéira. » Ensuite, il lui remet du produit sur le corps et met du henné sur ses mains et ses pieds. Ahmad se met de lui-même sur le ventre et le *bâbâ* accueille chaudement son geste en disant : « Maintenant tu sais ». Il me dit que vers cinq heures et demi, il l'amènera se laver. Il dit : « Quand il aura fait ses affaires, il sera l'enfant de notre arène et il devra participer aux cérémonies. » Toute cette première période consiste en une prise en charge complète d'Ahmad. On le masse, lui donne à manger et le lave. Le *bâbâ* encourage l'acceptation de cette position par le patient. En plus de l'enfant, de la femme mariée, de la femme enceinte ou du mort, cette position d'Ahmad peut aussi apparaître comme celle d'un roi qui ne fait rien et autour de qui tout le monde s'affaire. Tout tourne autour de lui, et lui n'existe que grâce à cette position privilégiée. Les rituels d'exorcisme comprennent également une période de préparation de ce genre.

Ahmad est de nouveau étendu. Le *bâbâ* dit que *mâmâ Fatémé,* celle qui participe à ses « jeux », demande sa permission pour tout ce qu'elle fait, et quand il sera mort on devra laver (purifier) toutes ses affaires dans l'eau de la mère. Cet énoncé du *bâbâ,* associé aux événements actuels, démontre l'existence d'un rapport avec la mort dans ces préparatifs. Cette allusion est l'évocation d'un autre trait commun de ces rituels avec les rites d'exorcisme où il s'agit d'éloigner l'esprit d'un mort, d'une personne et de son village. L'importance des massages, de l'eau, de la fumée et leur signification latente nous engage une fois encore à rappeler la part faite dans cette méthode, aux théories infantiles sur la sexualité, la naissance et la mort.

Ahmad est toujours étendu avec du henné sur les mains et les pieds. Le *bâbâ* dit qu'Ahmad aura son plateau lors de la cérémonie et à ce moment-là il recevra trois coups de *xeizaran* pour apprendre à bien se comporter. Le *xeizarani* appelle le *bâbâ* pour lui demander qui prévenir pour la cérémonie du soir. Il le lui dit et ensuite il répète à Ahmad le nom des personnes qui seront présentes ce soir. Ahmad est mis au courant de tout, c'est pour lui qu'on fait le rituel. Lors du rituel on devra exaucer son vent. Ahmad devra apprendre à bien se comporter avec son vent et aussi en tant que membre des *Ahlé Hava*. À partir du rituel, un lien entre le vent, Ahmad et les *Ahlé Hava* sera établi. Le *bâbâ* veillera au bon fonctionnement de ces relations qui passeront par des moments difficiles (haine) et des moments agréables (amour).

Je pars et reviens plus tard pour la cérémonie de la nuit. Il y a le *bâbâ*, son *xeizarani* (Aziz), la personne (Saber) qui fait la traduction quand le *bâbâ* parle en arabe, et Ahmad. Ils parlent avec Ahmad de mariage, et Saber dit : « Regarde tous ces drapeaux, c'est pour toi, ce soir, tu es le mari ». Tout le monde insiste sur ce thème.

La *mâmâ* arrive avec une femme malade qui, dès son arrivée, s'écroule par terre et se met à gémir : « Oh! venez, venez, monsieur le docteur vient... ». C'est Mariam, la femme qui lors d'une autre cérémonie avait été possédée juste avant que tout soit terminé et qui avait fait travailler le *bâbâ* jusqu'à très tard. Le *bâbâ* s'approche d'elle, lui demande ce qu'elle a, il touche son ventre, écoute son cœur avec un appareil et dit que sa poitrine n'est pas en bon état. Il sort un sac rempli de médicaments de la poche de cette femme. Elle répète souvent : « Venez, venez, ne venez pas, ne venez pas, pourquoi vous ne venez pas ? » Cette femme exubérante, avec des manifestations très bruyantes qui attirent l'attention, est une habituée des « jeux ». De temps en temps, en crise, elle n'arrive plus à gérer son quotidien et les gens de son quartier l'amènent au rituel. Les rituels durant lesquels elle peut donner libre cours à ses fantaisies et où le *bâbâ* s'occupe un peu d'elle, agissent comme un calmant. De ce fait, à chaque fois, elle repart détendue et apaisée. On verra que son état est aussi en rapport avec un « jeu » qui serait organisé pour une personne et son attitude peut déranger quelque peu le déroulement d'une cérémonie de nomination du vent. Mais le *bâbâ* en est conscient et ne lui accorde que peu d'attention. Il ne la laisse pas désorganiser la cérémonie par ses manifestations excessives.

Les femmes changent leur *tchador* noir et la cérémonie commence avec les percussions et les chants. Mariam continue à se tordre et à gémir. La *mâmâ* est assise à côté d'elle. Après deux chants elle commence à bouger, les femmes tiennent un rideau devant elle pour qu'elle se change, on lui met un *tchador* sur la tête et elle commence ses mouvements, la *mâmâ* lui met du *golabe* et de la fumée. Ses mouvements sont lents, elle fait beaucoup de gestes avec ses mains et repousse souvent le *tchador*. La *mâmâ* la surveille et lui remet le *tchador* sur la tête à chaque fois qu'elle se découvre. De temps en temps, elle s'arrête et regarde tout le monde sévèrement avec un visage chagrin. Elle représente la maladie d'une façon dramatique. D'autres femmes commencent à bouger et les rituels habituels sont pratiqués. Le *xeizarani* tourne le plateau. Il met un petit tapis devant le *bâbâ* et celui-ci demande à Ahmad de se mettre sur le tapis. La *mâmâ* s'occupe de Mariam et lui donne de l'eau de rose à boire. Elle écoute avec les yeux fermés. On met un *tchador* sur la tête d'Ahmad et on recommence à jouer. Mariam recommence à bouger et à crier. On chante *Seid Ahmad*. Ahmad commence à bouger. Plusieurs femmes entament aussi un balancement, dont une avec un *xeizaran* et une autre avec un *tchador* vert. Le *bâbâ* s'occupe principalement d'Ahmad et ne se laisse pas perturber par les gémissements de Mariam. La *mâmâ* et d'autres sont là pour s'occuper d'elle et permettre au *bâbâ* de se concentrer sur Ahmad.

La musique s'est arrêtée, le *bâbâ* va parler avec les femmes possédées et la *mâmâ* l'accompagne à chaque fois. Deux autres femmes entrent, dont une qui a le corps enflé. On dit qu'elle avait un problème au foie et qu'un docteur de Lengué lui en a coupé un bout pour des analyses, mais le docteur de Chiraz a jugé très mauvaise cette opération. Pour le moment, le *bâbâ* parle longuement avec la femme en vert qui est assise à côté de Mariam. Ensuite, il vient voir Ahmad. « On va jouer encore une série et il faut que tu (le vent) descendes ; on a réuni l'argent pour toi, centime par centime, et on ne pourra plus le faire ». Il prévient le vent d'Ahmad que tout est prêt pour l'écouter et l'exaucer. Il est temps qu'il descende et exprime son désir. On sort pour fumer le narguilé.

Je parle avec la mère d'Ahmad : « Depuis tout petit il est malade, une fois il a dit avoir vu un grand noir dans des ruines et jusqu'à maintenant on lui a fait quatre « jeux ». Il ne peut pas s'allier avec les femmes. Je l'ai amené chez le docteur à Yazd, ils ont fait des analyses de son sperme et ont dit qu'il n'avait rien. Maintenant, ils veulent du sang et j'ai ramassé l'argent ». En fait, ce « jeu » est organisé en raison de l'impuissance d'Ahmad. Les médecins n'ont rien pu faire pour lui et maintenant il est fait appel au vent. Avec cette précision qu'apporte la mère d'Ahmad, l'insistance du *bâbâ* et de tous les participants sur l'idée que la cérémonie du soir représentait le mariage d'Ahmad devient plus claire. L'argent réuni pour faire un rituel qui regroupera tous les *Ahlé Hava*, le sang du sacrifice qui sera offert au vent, le fait que ce dernier dévoilera son nom, son origine et ses désirs qui seront exaucés lors de la cérémonie, devront régler le problème d'Ahmad et lui permettre de se marier et de faire son devoir de mari. Tout cela souligne le grand rôle joué par la sexualité dans ces rituels. Et le rituel d'Ahmad insiste sur le lien entre la sexualité et la possession d'un nom, un nom qui s'obtient en procédant à un sacrifice et en offrant son sang aux vents. Nous sommes ici en présence d'un meurtre qui donnera naissance à un nom. La nomination du vent, comme l'aboutissement de tout le système rituel, rendra virilité et puissance sexuelle à celui pour qui le rituel et le sacrifice ont été organisés.

Après le narguilé, la cérémonie reprend. Dès le début, Ahmad commence à bouger. Quand il s'arrête, le *bâbâ* lui donne une tape dans le dos et il recommence. La femme qui bougeait avec un *xeizaran* bouge les mains comme si elle dansait. Elle met ses mains sur le dos du *bâbâ*, presque collée à lui. Il existe une grande promiscuité entre les adeptes, hommes, femmes, et le *bâbâ*. Ce dernier n'a pas la même réaction avec tous. Il peut se laisser faire ou alors insister sur les limites. Mariam commence aussi à bouger les mains. Tout le monde se lève et beaucoup sont en transe. Un plateau et un *xeizaran* neuf dans son étui blanc sont mis devant Ahmad. Le vent de la *mâmâ* descend aussi et elle se met à bouger, debout, avec sa dague et son *xeizaran*. Le *bâbâ*, après avoir parlé avec la *mâmâ*, se met autour du plateau avec Ahmad, et deux autres femmes. Il cite le nom de plusieurs grands vents en signe de respect. Il passe de la fumée sur les femmes, lui-même est pris d'un tremblement, tombe par terre et ensuite se met à parler en arabe pour s'adresser à Ahmad : « Tu as accepté, voilà ce que tu avais demandé ». Il lui montre une bague. La mère d'Ahmad dit : « Dis-leur de ne plus l'embêter et de le guérir ». Il lui montre son *xeizaran*. Il montre les objets à tout le monde et dit : « Que cela soit de bon augure ». Pour finir, il demande si tout le monde est satisfait. La petite fille qui était assise à côté de moi demande la signification de tout cela à sa mère qui répond : « c'est son vent qui lui demande tout ça pour ne plus l'ennuyer ».

Pour accueillir le vent d'Ahmad, il faut que le vent du *bâbâ* soit descendu aussi. C'est ce qui se passe. En même temps, le *bâbâ,* pour établir le contrat et officialiser la descente du vent d'Ahmad, a besoin de la présence d'autres vents. Ainsi s'explique la présence des trois femmes autour du plateau. Il faut que leur vent à elles aussi puisse témoigner du contrat passé avec le vent d'Ahmad. Des grands vents, qui sont : *Seid Mahmoud, Seix Farar, Seixé et Seid Ali,* se présentent pour accueillir celui d'Ahmad. On cite leur nom et ceux d'autres vents. C'est un moment important, non seulement pour Ahmad, mais aussi pour tout le monde. Le lendemain, son vent, au moment où il recevra sa bague, son *xeizaran* et la chèvre en sacrifice, devra annoncer son nom et donner sa lignée. Il sera dans « l'arène » de *bâbâ Ghollam,* Ahmad deviendra le fils de celui-ci avec un vent connu, ayant une lignée. La mère réelle d'Ahmad se manifeste. Mais ses interventions, qui n'ont rien à voir avec le monde des vents (elle n'a pas de vent), sont ignorées.

Le vent du *bâbâ* dit bonjour et l'interprète lui montre tout ce qu'on a préparé pour Ahmad. Il demande qu'on amène un autre plateau de gâteaux et qu'on montre aussi la chèvre destinée au sacrifice. Les mêmes vents (*Seid Mahmoud, Seix farar, Seixé et Seid Ali)* sont présents autour des plateaux. La *mâmâ* demande qu'on fasse sortir la petite fille. On amène la chèvre et on la montre à Ahmad qui se déclare satisfait. Le *bâbâ* casse un œuf non fécondé, met un peu d'eau de rose et le donne à Ahmad qui le boit. L'interprète donne à boire aux personnes autour des plateaux : du lait chaud, du thé et de l'eau de rose. Tous, avant de boire, proposent d'abord aux autres et personne ne finit complètement sa tasse pour en laisser un peu à celui qui sert. Dans cette cérémonie, les événements sont annoncés et exécutés par la suite. On parle et on montre au vent du patient tout ce qu'on lui prépare. Un lien étroit est établi entre l'acte et la parole, on ne cherche pas à surprendre, mais à progresser lentement, étape par étape. Il y a un grand respect entre les vents présents. Il en sera de même pour celui d'Ahmad s'il daigne descendre et parler. L'œuf ingéré par Ahmad sert peut-être à donner la parole à son vent, à lui délier la langue. Il est possible, comme il est écrit dans le dictionnaire des symboles, que l'œuf représente « la production de la manifestation par le verbe ». Il est en même temps un symbole de naissance ou de renaissance. Par ailleurs, « au sein de la coquille, comme en celui, symbolique, de la mère, joue la dialectique de l'être libre et de l'être enchaîné. De cette douce sécurité le vivant aspire à sortir[1] ». Le vent

1 *Dictionnaire des symboles*, Bouquins, Robert Lafont/Jupiter, p. 692.

d'Ahmad devra prendre la parole et le rituel de demain sera une renaissance d'Ahmad qui pourra devenir un homme, s'exprimer et prendre une femme.

Seid Ahmad prend à témoin les autres vents pour les affaires d'Ahmad, et on rejoue. Ahmad et les autres vents autour des plateaux se mettent à bouger. Sâber dit à Ahmad qu'il est libre et Ahmad se laisse tomber en arrière, son vent est parti. Ahmad et son vent sont prévenus des événements du lendemain. Ahmad a vu la chèvre qui sera sacrifiée, et les présents qu'on offrira à son vent. Il connaît les personnes (possédées par des vents déjà nommés) qui témoigneront de la descente de son vent et il sait que celui-ci devra, demain, se présenter, donner son nom et sa lignée. Maintenant, il est libre, son vent est parti. On peut s'occuper d'autres affaires. Ces cérémonies sont, en premier lieu, réservées au patient qui finance le rituel pour faire descendre son vent et l'interroger. Mais la présence des autres, qui ont toujours quelque chose à demander, fait que le *bâbâ* doit aussi s'occuper d'eux. Celui-ci accorde le temps nécessaire à celui pour qui le rituel est organisé et un peu de temps aux autres, sans que cela ne dérange le déroulement de la cérémonie de nomination. Il est aussi aidé par les autres (*xeizarani, mâmâ*) afin de pouvoir se consacrer uniquement aux affaires urgentes. De plus, le *bâbâ,* en s'adressant à un tel, cherche en même temps à faire passer un message à un autre, ou à l'assemblée. Les problèmes qu'il traite dans un rituel peuvent tous avoir un lien entre eux. La croyance aux vents, l'amour, la foi, et le respect qu'on doit accorder au *bâbâ* et aux vents sont les préceptes sur lesquels il insiste à chaque fois.

Le père de la fille enflée, qui, jusqu'à cet instant s'était tenu derrière la porte, entre. On fait étendre la fille, on lui met un *tchador* sur le corps. Le *bâbâ* commence à l'examiner. Elle porte sur elle des amulettes que le *bâbâ* enlève en disant que les vents n'aiment pas ces choses-là. Quand un vent prend possession de vous, il faut oublier ses propres croyances. Il n'y a que sur les vents qu'on peut compter et en qui on peut avoir foi. *Bâbâ Ghollam* insistera sur ce point pendant tout son entretien avec le père de la patiente. Le *bâbâ* examine le corps de la fille et l'interroge sur son état physique. Le père demande à l'interprète de lui dire qu'elle « gonfle » (*bâd kardan*) partout. L'interprète lui rétorque que le *bâbâ (et Seid Ahmad, son vent)* le sait lui-même. Dehors, certaines personnes font du bruit et on entend des rires. *Seid Ahmad* ordonne qu'on leur demande de se taire. *Seid Ahmad* dit : « Moi, je dis des choses mais vous n'allez pas les accepter ». Le père dit : « J'accepte tout ce qu'il dira ». Le *bâbâ* cherche une adhésion complète aux idées des *Ahlé Hava* et une croyance infaillible. Les paroles du *bâbâ* doivent être prises comme des solutions sans failles qui résoudront la maladie de la jeune fille, si toutefois elle et sa famille les appliquent sans hésitation et avec toute leur confiance.

Le *bâbâ* : « Vous l'amenez de docteur en docteur, chacun dit une chose et vous attrapez le *vasvas* (manie, scrupule, doute obsessionnel, inquiétude de conscience) ». La technique des *Ahlé Hava* consisterait plutôt à faire entrer la maladie dans un imaginaire qui l'intégrerait à tout un ensemble. Auparavant, le *bâbâ,* d'une manière moins formelle, s'était renseigné auprès de la fille et de son amie, sur les circonstances et les causes de la maladie de celle-ci. Quand le père lui a dit que c'était arrivé le jour du mariage de son oncle maternel, le *bâbâ* a dit que cela venait des chiens qu'elle a rencontrés dans la rue en allant au mariage. Une cause extérieure et un moment originaire sont décelés. L'interprète dit au père : « S'il te dit de faire des choses il faut en premier que tu les fasses en accord avec ton cœur. Cela se voit qu'elle est prise par un vent et si son ventre se dégonfle le reste du corps suivra aussi ». Le père rajoute que cela fait deux à trois ans qu'elle ne se porte pas bien, et le *bâbâ* dit : « Peu à peu son état s'arrangera ; pour le diabète (*ghand* : sucre), l'affaire se situe ailleurs ». La cause physique n'est plus acceptable. Ce genre de maladies ont d'autres causes, « l'affaire se situe ailleurs ». Un incident traumatique (peut-être fictif), déclencheur des troubles, est découvert. Le *bâbâ* donne l'espoir d'une guérison prochaine. Maintenant il faut, en ayant foi et avec cœur, débuter le processus de guérison.

« Il faudra tuer trois poules noires et prendre quinze œufs, amener tout cela dans la rue où eut lieu le mariage et enterrer une poule et cinq œufs au début de la rue, puis quelques mètres plus loin, une autre poule et cinq œufs, et pareil pour la dernière. Ensuite, il faut encore enterrer deux œufs dans chaque coin de la rue et deux autres au milieu de la rue. Après, on lui mettra quelques produits sur le corps et pour finir, il faudra l'amener le soir se laver dans la mer et elle devra se coucher sans se laver. Le lendemain vous la laverez avec de l'eau sucrée (eau non salée) et vous l'amènerez ici. Il faut que vous fassiez tout cela en accord avec votre cœur, c'est cela le remède. Quand elle sera guérie, il faudra l'amener ici et ne plus l'amener chez les docteurs. » Le père dit qu'elle lui appartiendra.

Les procédés magiques devant s'accomplir « dans la rue où eut lieu le mariage », nous pouvons nous demander s'il s'agit d'insister sur l'importance de ce lieu et l'événement qui y eut lieu. Le sacrifice de la poule serait-il, comme en Afrique, un appel aux défunts ? Les œufs, une tentative de renaissance ? Une réponse par l'affirmative peut être envisagée à toutes ces questions. Mais il ne faut surtout pas oublier qu'ainsi le *bâbâ* donne l'occasion à la patiente et à sa famille de lutter contre la maladie. Le sens latent de son ordonnance pourrait être : « J'ai compris que le jour du mariage de ton cousin, en voyant les chiens (sexualité) tu t'es sentie comme morte, maintenant il faut appeler cette part de toi à renaître ». Les massages et les bains sont des moyens de resexualiser ce corps abandonné à la mort pour que l'individu redevienne actif et s'engage dans la voie de la guérison. Le père s'y engage complètement et confie sa fille au *bâbâ*.

Pendant tout le temps où on s'occupait de la fille, Mariam montre beaucoup d'impatience, mais le *bâbâ* tarde à aller la voir. Enfin, il lui prend les mains et lui montre son *xeizaran* (un rappel à l'ordre). Il lui fait un massage et la tient par les épaules, ensuite il appuie sur son front et sur sa nuque. À la fin, il lui donne une tape dans le dos, mais elle s'accroche au *bâbâ*. Il dit quelques mots à la *mâmâ* qui passe de la fumée sur la tête de Mariam. Elle continue à gémir, le *bâbâ* passe ses mains dans ses cheveux et elle s'assoit à côté de lui. Elle veut continuer son jeu mais le *bâbâ* retire son *tchador*. C'est un signe pour dire que le vent n'est plus là et que, par conséquent, il faut qu'elle arrête. Par l'intermédiaire de gestes, elle fait comprendre qu'elle veut un « jeu ». Le *bâbâ* va s'occuper d'autres personnes et c'est l'interprète qui dialogue avec cette femme. Le *bâbâ* ne fait plus attention à elle et dit : « Tout ce que tu as à dire, dis-le à Saber ». Le *bâbâ* connaît le fonctionnement de cette femme et ne lui accorde que le minimum nécessaire. Il passe le relais à d'autres. Saber qui pourrait un jour devenir *bâbâ* peut s'en occuper et ainsi apprendre quelques rudiments de ce métier. Elle demande pourquoi elle n'a pas de plateau. Le comportement de Mariam signifie exactement ce qu'elle formule dans sa demande. Le « jeu » organisé pour Ahmad lui rappelle son désir d'en avoir un, elle aussi. Les *bâdi* sont parfois jaloux des « jeux » organisés pour un autre. Leur vent pourrait, en assistant au « jeu » d'un autre, avoir de nouveau envie d'une cérémonie. Ce désir de Mariam la pousse, pendant le « jeu » d'Ahmad, à faire tout pour attirer l'attention et faire comme si c'était son « jeu ». Il est aussi possible que cette envie d'une cérémonie provienne de la présence d'un nouveau vent dans le corps de la personne. Saber demande son nom au vent de Mariam, mais n'obtient pas de réponse. Il lui dit : « Il y a ici le *bâbâ* et la *mâmâ*, tu peux me dire ce qu'il y a ». Elle dit : « Je ne peux pas… » et ensuite « on m'a traitée de grosse... ». Cette femme ne formule aucune demande précise et Saber n'arrive à rien. Mariam est mariée, a huit enfants et elle est souvent malade. Quand elle vient au rituel elle est bien et se porte mieux. La cérémonie est terminée. Certains partent et d'autres restent dormir.

Le lendemain, à huit heures, j'étais là. Les femmes sont dehors, certaines nettoient le riz. La mère d'Ahmad semble contente. Une vieille dame dit à Ahmad : « Fais bien ton travail, ne tombe pas malade et je te trouverai une femme ». C'est ainsi que les mariages peuvent être arrangés par les plus âgés et Ahmad a déjà été marié. Son vrai problème est son impuissance. *Bâbâ Ghollam* me disait qu'étant marié, Ahmad ne dormait pas avec sa femme et qu'il avait été incapable de remplir son devoir d'époux. Sa femme, en accord avec sa famille, avait demandé le divorce.

Il faut que les vents de la *mâmâ*, de Belqeisse, de Fatemé et de Massoumé soient présents pour le sacrifice de la chèvre. Le plateau de gâteaux et le plateau habituel sont par terre avec le *xeizaran*. Comme pour un *bâdi*, le *xeizarani* passe de la fumée sur la chèvre, lui met du *boza'é* et de l'eau de rose et on la fait entrer. On commence à jouer et à chanter, tout le monde est debout et reçoit de l'eau de rose sur la tête. Mariam commence à bouger. Elle se met debout, prend un *xeizaran* et tourne dans la pièce. Cette fois, elle « joue » comme si elle était la *mâmâ*. Ahmad aussi tremble et les quatre femmes bougent doucement. Ahmad et les quatre vents (les quatre femmes) tournent autour des plateaux et on fait suivre la chèvre. Ils chantent qu'ils tuent la chèvre pour *Mameit*. En effet, le sacrifice s'adresse à un grand vent, ou plus généralement à tous les vents. Ce n'est qu'en honorant tous les vents que le vent d'un tel daignera se manifester. On sort la chèvre pour lui couper la gorge derrière un rideau. Ahmad et les quatre vents vont assister à la mise à mort. Le *bâbâ* prend un peu de sang dans un verre, passe Ahmad sous les plateaux et ensuite, il le fait s'asseoir sur le petit tapis au milieu, en face des plateaux. Il met un peu de sang sur ses instruments et ses *xeizarans*, sur celui qui appartiendra à Ahmad, et plonge une bague dans le verre. Il mélange un peu de *golab* avec du sang et le fait boire à Ahmad. Les « filles du vent » font un cercle avec le *bâbâ* et Ahmad autour des plateaux. La mise à mort de la chèvre peut signifier la mort d'Ahmad, d'une partie de sa vie ou d'une part de sa personne. Dans tous les cas, cela représente une perte inscrite sur les offrandes faites au vent par le sang dont elles sont enduites. Alors que tout le monde insistait sur le thème du mariage, nous remarquons que l'acte sexuel représenté par le chevauchement de la victime en Égypte ne se réalise pas. Cette signification des rituels tend à devenir de plus en plus latente.

Le *bâbâ* parle à Ahmad (à son vent) : « Hier soir, nous t'avons montré ta bague et ton *xeizaran*, et tu as accepté. À partir d'aujourd'hui jusqu'au moment où nous serons morts, il ne faut plus de problème, rien. Si tu es pris d'envie et que tu veux autre chose, sache qu'il n'y aura plus rien. *Seix Farrar, Seid Ali, Seid Mahmoud,* et *Seid Nasser* sont témoins. Il faut qu'il (Ahmad) se comporte bien à la maison. Il faut qu'il s'occupe de sa mère et que, là où vous savez, il se porte bien pour que dieu lui donne une femme ». Le *bâbâ* parle directement au vent, pour établir la paix entre lui et Ahmad. Il en sera garant. Il ne faut pas que le vent demande plus. Ensuite, il lui parle d'Ahmad (à la troisième personne) et évoque son problème. Les offrandes et tout le mal qu'ils se sont donnés pour lui devraient le faire consentir à aider Ahmad. Il lui met la bague, lui donne le *xeizaran* et demande son nom au vent. Ahmad dit quelque chose. Il lui demande de le répéter fort. Il dit s'appeler *Sid.*

Le *bâbâ* : « *Sid* d'où ?

– Je ne sais pas.

– Ne prend pas de chemins de traverse et dis-nous. »

La mère d'Ahmad s'approche, lui demande si ça va, lui dit : « Si tu ne réponds pas, il va te frapper ». La *mâmâ* lui ordonne de se retirer. Les interventions de la mère ne s'intègrent pas dans la thérapeutique. Elle parle à Ahmad alors que tout le monde est à l'écoute de son vent.

Le *bâbâ* reprend :

– « *Sid* est le fils de qui ?

– Le fils de *Seid Ahmad* (un des grands vents du *bâbâ* et le père de nombreux vents présents). »

Le *bâbâ* répète plusieurs fois :

– « Le père de *Seid Ahmad,* qui est-ce ?

– Je ne sais pas ».

Le *bâbâ* le frappe fort avec le *xeizaran* et lui dit :

– « Il n'est pas de père inconnu quand même ; tout le monde a un père. Le père de *Sid* c'est *Seid Ahmad* ; le père de *Seid Ahmad,* qui est-ce ? »

Sa mère dit :

– « Ahmad n'a-t-il pas de père? (encore une intervention inopportune, tout le monde parle à *Sid* et la mère s'adresse à Ahmad) »

Ahmad répond (en écho à sa mère) :

– « Aqlaqui. »

C'est le nom de son vrai père. Toute la complexité du problème d'Ahmad se manifeste ici. Cette mère trop présente empêche son vent de prendre la parole. Il existe sûrement un rapport entre ce qui se passe à propos du vent d'Ahmad et son vrai problème. Le *bâbâ* lui donne quelques coups et lui dit : « Je veux le nom de ton père à toi (au vent) ». Il commence à parler en arabe, son vent est descendu et demande qu'on retire les plateaux. C'est une dernière tentative pour que le vent d'Ahmad puisse vraiment être reconnu. Le *xeizarani* s'approche d'Ahmad et lui dit (à son vent) : « tous les gens que tu vois ont un nom. Si tu dis seulement *Sid*, ils ne vont pas te lâcher, dis le nom de son père et de son grand-père ». Le *bâbâ* le menace de coups et ajoute, « si tu ne dis rien nous serons obligés de rester ici jusqu'à demain ». Les gens autour demandent que l'on vérifie si c'est Ahmad lui-même qui répond ou si c'est son vent. On lui demande : « Ahmad, est-ce toi » ? Il ne répond pas et on en conclut que c'est son vent qui est là. Une hésitation s'installe et on laisse la possibilité à Ahmad d'objecter le départ de son vent pour expliquer son ignorance. Il ne saisit pas cette occasion.

Le *bâbâ* le frappe encore avec son *xeizaran*. « Tant que tu n'as pas dit ton nom, ils ne te lâcheront pas, tu ne peux pas les berner. » On se pose toujours la question de savoir si c'est lui-même ou non, et on dit que ce n'est pas lui. Le *xeizarani* (Aziz) lui dit : « Ils ont fait beaucoup d'efforts, il faut que tu comprennes cela ». Il demande à sa mère le nom du vent de la grand-mère. Elle s'appelait *Mobarak* et c'était un *Noban*. La femme qui remplit aussi la fonction de *xeizarani* (Ziba), d'un air apitoyé, s'approche d'Ahmad et dit : « il n'a pas tout son cerveau et il est pris de peur mais son nom c'est *Sid* et son père c'est *Ahmad* » Elle demande au vent d'aider Ahmad dans sa vie et son travail et de ne plus l'embêter. Tout le monde s'implique dans l'interrogatoire du vent d'Ahmad. Le *bâbâ* incarnant le vent frappe avec autorité. Aziz tente de raisonner le vent et invite la mère à parler. Et Ziba (comme d'autres) ne supporte plus la violence avec laquelle *Seid Ahmad* frappe Ahmad et veut conclure. Elle redit le nom de son vent et celui de son père, et l'interrogatoire est terminé.

Le *bâbâ* serre la main de tout le monde et demande au vent de partir. Ahmad se jette en arrière, son vent est parti. Il se met sur le côté. Personne ne parle de son vent sauf sa mère qui lui demande comment étaient les coups. Il ne répond pas et demande au *bâbâ* s'il va laver son *tchador* qui a été taché de sang. On met la nappe pour le petit déjeuner. La mère, avec un peu d'ironie, pose des questions à propos des vents d'Ahmad. L'attitude de la mère qui n'a pas de vent ne paraît pas convenir à une résolution, par l'entremise des vents, des problèmes d'Ahmad. Elle n'y « croit pas avec le cœur ». Et l'accession d'Ahmad à un monde imaginaire, nécessaire pour la thérapie des *Ahlé Hava*, semble très difficile.

Après le petit déjeuner et le narguilé, la cérémonie reprend. L'ambiance est plus détendue et, pendant un moment, comme il n'y a pas de percussionniste, je joue du *dohol* pour accompagner le *bâbâ*. Je suis devenu un habitué des cérémonies et l'ambiance me permet de prendre part aux activités. Les « gens de l'air » veulent s'amuser et rire, maintenant.

Mariam se met à bouger. Elle se met à côté du *bâbâ* et il se prête à son jeu. Il lui permet maintenant de jouer toute sa folie. En fait, depuis ce matin, Mariam est un peu le sujet d'amusement de tout le monde. Mariam et le *bâbâ* « jouent » ensemble et finalement elle se prend pour la *mâmâ* et elle masse le *bâbâ* qui est étendu par terre. Le comportement de Mariam fait rire tout le monde. Tous s'amusent de choses qui quelques heures plus tôt étaient considérées comme très sérieuses et graves. Mariam est une actrice très active de cette comédie. Pour finir, elle serre la main à tout le monde et va s'asseoir dans un coin. Son attitude comique n'est pas du goût de tout le monde, et une des femmes lui parle et dit à voix haute que Mariam ne doit pas avoir de vent car « les vents ne sont pas comme ça, à être malade tout le temps ». C'est l'heure du repos. Mariam dort dans la pièce où le *bâbâ* range ses affaires.

Pendant ce temps je vais dehors et je discute avec Abasse, qui prépare la chèvre pour le repas. Après avoir parlé de nos situations respectives il me demande si je suis marié et me dit que lui l'est. « On se marie très jeune ici. Il y en a vers 17, 18 ans, ils sont pris dans le piège et pour les filles c'est vers 13, 14 ans, sauf si elles ne veulent vraiment pas. Comme il fait chaud ici, on les marie pour qu'ils ne tournent pas mal. » Il explique que le mariage est un piège qui réussit à empêcher les gens, dans la chaleur du sud, « de tourner mal ». Est-ce une histoire d'énergie à maîtriser? Les rituels auraient-ils aussi cette fonction? Un rituel peut également être l'occasion de trouver un(e) époux(se).

Je rentre dans la pièce. La mère d'Ahmad raconte l'histoire d'Ahmad à voix haute. Tout le monde revient dans la pièce. On met de l'eau de rose et de la fumée sur les instruments et on joue les *Noban*. Le vent de la *mâmâ* descend, ce n'est pas son vent habituel. Cette fois elle « joue » assise et bouge beaucoup. Elle demande de l'eau de rose à boire et du *Gorahcou* à fumer. On joue du *daf* et du *dohol*. Quand on chante *Seid Ahmad*, le *bâbâ* dit au *xeizarani* de mettre un *tchador* sur Ahmad qui se met à bouger. Pour terminer le rituel, plusieurs participants demandent au *bâbâ* de faire venir le vent *Shantour*. Ce vent a toujours faim et se jette sur la nourriture. Il dérobe celle des autres et fait attention à ce qu'on ne lui en vole pas une miette. Le *bâbâ*, dans ce rôle, devient un personnage qui fait rire tout le monde par son avidité et son avarice. Après deux jours de cérémonie, les participants veulent plus d'indolence, de frivolité et de décontraction. Le *bâbâ* accepte et démontre, avec finesse, toute l'élasticité dans l'interprétation des différents rôles dont il est capable. Mais avant ce dernier « jeu », tout le monde se repose en attendant le repas. Une fois le repas préparé, hommes et femmes se mettent autour d'une grande nappe, et tout le monde mange ensemble.

« Jeu » de *Shantour* (l'esclave des vents)

Le *bâbâ* se lève, prend trois œufs, s'assure qu'ils ne sont pas fécondés et en mange deux. Il met un tissu marron autour de sa taille et marche courbé. C'est *Shantour* qui est descendu. Plusieurs femmes avaient demandé ce vent depuis le matin. *Shantour* regarde partout, même par les portes. Il se méfie, il regarde pour être sûr que personne ne vient lui dérober ses provisions. Il parle aussi en arabe. Il cherche d'autres *Shantours* chez les personnes présentes. Il y a une dame âgée qui a le *Shantour*. Elle demande à manger un œuf, on le lui donne. Ensuite elle se plaint d'être ici. Il paraît que la dernière fois, au cours d'une séance où les *Shantour* étaient descendus, le *Shantour* du *bâbâ* avait cassé un œuf sur sa tête. On sort Mariam de l'autre pièce, elle a aussi le *Shantour*. Elle mange aussi un œuf et joue très bien son rôle. On demande à la *mâmâ* de faire descendre son *Shantour* aussi mais elle ne veut pas. Les trois *Shantours* se jettent sur le plateau de gâteaux avec avidité. Ils se volent la nourriture et font attention à ne pas s'en faire dérober. Ils en demandent toujours plus. La *mâmâ* cache le plateau sous son *tchador* mais ils le retrouvent et l'en retirent. Tout le monde est content de ce spectacle. Mariam donne un peu à manger à d'autres mais le *bâbâ* prend le plateau et vide le contenu dans sa chemise. Si quelqu'un veut manger, il lui demande de l'argent. Par la suite, il fait le tour et donne un peu du contenu de sa chemise à tout le monde. Pour finir, les trois *Shantours* se mettent au milieu et on les attache par les pieds, le *bâbâ* leur dit : « On y va », et ils se jettent en arrière. Les *Shantours* sont partis. Le *bâbâ* demande, comme s'il n'était pas là : « C'est quoi tout ce désordre par terre, » et tout le monde rit. Par cet énoncé il fait allusion au fait que quand il incarne un vent, il n'est conscient de rien.

Le *Shantour* est l'esclave des grands vents. Il fait penser à un personnage de la comedia dell'arte. Ce « jeu » met en évidence l'aspect ludique présent dans chaque « jeu ». On constate que le *bâbâ,* après avoir incarné un grand vent très respecté, peut aussi incarner l'esclave des vents. En fait, il est à la fois maître et esclave. Ses « enfants » (les *bâdi*) ont peur de lui et en même temps ils s'en moquent. Le *bâbâ* joue avec adresse toute l'ambivalence qui existe dans son rapport avec ses adeptes. Avec beaucoup d'insouciance, tout le monde se prête au jeu, participe à la fête, et cela resserre un peu plus les liens existants entre les personnes présentes.

Jeu et créativité

La description du dernier rituel (celui de *Shantour*), ainsi que l'aspect théâtral de l'ensemble de cette méthode de prise en charge, nous invitent à revenir sur le terme qui désigne ces cérémonies. Ils sont appelés *bâzi* (« jeu »). Les personnes se rendent aux « jeux » pour se soigner, « se sentir plus légères » et il est dit de la personne en transe qu'elle « joue ». Ce terme, qui souligne l'aspect ludique des rituels, s'oppose par la même occasion au côté rigoureux et austère de leur déroulement, sur lequel le *bâbâ* insiste abondamment. Cependant, si la personne en transe « joue », nous pouvons penser que la transe et la descente du vent ne sont que des prétextes pour que la personne puisse se glisser dans un rôle et s'habiller d'un masque de représentation. Ces deux aspects contradictoires nous deviennent plus compréhensibles lorsque, dans la littérature psychanalytique, nous nous rendons compte de l'importance accordée au jeu de l'enfant. Le jeu est sérieux et, même si l'enfant ne réfléchit pas pendant le jeu, nous pouvons dire que celui-ci est réfléchi. Après Freud qui, décrivant le jeu de la bobine, insiste sur l'importance de ce moment dans le développement de l'enfant et dans son accession à la symbolisation, Winnicott est l'un de ceux qui ont développé une théorie du jeu. Il pense que le jeu, mettant en contact le monde intérieur de l'individu avec la réalité extérieure, rend possible l'intégration du dehors ainsi que l'appréhension des règles qui l'organisent. Dans une relation créative au monde, l'enfant qui joue, croit – par une sorte de magie – contrôler les objets qui l'entourent. Cet artifice lui permet, peu à peu et sans trop de heurt, de rejoindre la communauté humaine, tout en « découvrant son soi ».

Pour Winnicott, « la psychothérapie se situe en ce lieu où deux aires de jeu se chevauchent, celle du patient et celle du thérapeute[1] ». Dans la psychothérapie on aurait donc affaire à deux personnes en train de jouer ensemble. « Là où le jeu n'est pas possible, il faudra amener le patient à un état où il est capable de le faire[2] ». Faisant le lien entre l'aire de jeu et « l'espace potentiel », entre la mère et le bébé, Winnicott défend l'idée d'une place et d'un temps propre au jeu. Le jeu serait un entre-deux (à l'image de celui de l'enfant et de la mère) qui inviterait au faire. Cette description du jeu correspond tout à fait au *bâzi* des « gens de l'air ». Là aussi, dans un espace défini et en un temps délimité, on tente de rendre possible le « jeu » d'un possédé et la descente de son vent. Si la personne n'arrive pas à jouer, le *bâbâ* et les autres l'aident, par des procédés techniques que nous avons décrit, précédemment. Par ailleurs, dans ces rituels très réglementés comme dans le jeu de l'enfant, une grande importance est accordée à la liberté (du vent) de chacun. Il est permis de bouger, de se donner en spectacle, de crier et de dire. La transe est la preuve même de l'engagement du *bâdi* dans le processus de guérison et la condition nécessaire à la prise de parole de son vent. Cette permissivité est contenue dans des règles qui, en fonction de la loi des vents, ordonnent le rituel. La capacité du *bâbâ* à faire coexister la loi et la liberté, le sérieux, la gravité et la détente, la distraction, est la condition de la fiabilité du rituel et la raison pour laquelle les *bâdi* lui accordent leur confiance. Comme dans le cas de la mère pour l'enfant, l'éventualité d'une expérience créative dépend de la « fiabilité », de la capacité du *bâbâ* à contenir, par le rituel, cette « situation particulière », le dépassement, la démesure des *bâdi*. Ainsi, dans un encadrement, « en étant créatif l'individu découvre le soi » ou une partie de lui-même qu'il ne pouvait ou ne voulait, jusqu'alors et sans l'artifice du rituel, voir et reconnaître. En montrant, mais sans tout dire, l'individu, avec l'aide de la communauté, parvient à construire une histoire, histoire qui lui permet de naître comme sujet autonome[3].

1 Winnicott D. W. , *Jeu et réalité*, Gallimard, 1971, p. 55.
2 *Ibid.* p. 55.
3 Marinov V., « La part du secret dans l'art et la thérapie », in *Symposium* « les thérapies avec médiations artistique », 1996.

Dans le rituel se joue le drame de la vie. Chacun, par l'intervention du *bâbâ* et la descente du vent, y crée donc un personnage qu'il met en action. C'est un lieu de création, une scène, où tout le monde, dans une atmosphère imprégnée d'odeur et de fumée, emporté par des actes rituels, se laisse aller dans un espace autre. Les croyances de chacun sont mises de côté et tout le monde renaît à la croyance des vents. Tout y est permis ; il y règne une grande intimité et les personnes de tous bords, peuvent y participer, comme si, dans ces cérémonies un autre genre de lien se mettait en place. L'individu est pris en charge par le collectif. L'intrication de l'individuel et du collectif se constate tout le long de la cérémonie où il existe un va-et-vient constant entre le « corps groupal » et l'individuel. Le *bâbâ* passe également des interventions pour le groupe à des tête-à-tête avec tel ou tel possédé, à l'écart des autres. Le collectif constitue une famille, la hiérarchie des vents aussi. Les quelques cas de *bâdi* que nous venons de décrire insistent sur ceci de particulier que le vent fait déjà partie de la famille du *bâdi*, et que c'est souvent par la mère (une femme) que cela se transmet. En ce qui concerne la première remarque, il est vrai que tous les habitants du sud connaissent le *zâr* et les coutumes des « gens de l'air ». Dès leur petite enfance, ils entendent le bruit des cérémonies et y participent dès leur plus jeune âge. Le rituel est ouvert à tous. Si ce n'est pas la totalité, au moins une majorité des familles originaires du sud ont un ou plusieurs membres de leur famille qui sont possédés par le vent. Celui-ci peut représenter une sorte d'héritage phylogénétique qui se transmet d'une génération à une autre. Pour ce qui est de la transmission par une lignée féminine, c'est comme si, à l'instar de la relation de l'enfant avec la mère, qui est la base nécessaire de l'apparition du père, il fallait, par la prise en charge maternante du *bâdi*, revenir à cette première relation, et en exhumer le père. La reconnaissance de cette place, qui, nous l'avons vu, était plus complexe qu'une simple représentation de l'autorité, convoque le sujet à penser et à assumer son être contradictoire. Sans l'appui de cette « expression même du culturel », le sujet se trouverait face à face avec le réel sans visage[1].

Pour les *Ahlé Hava*, la nomination de leur vent est un signe de leur appartenance à une lignée de vents. Cela met en fiction générationnelle deux formes de lien : celui des humains à leurs esprits, et celui des esprits entre eux. L'individu, par le biais de ce

1 Assoun P. L., « Les fonctions freudiennes du père », in *Le Père*, Paris, Denoël, 1989.

double lien, se trouve introduit à la fois dans une généalogie verticale (celle des vents) et dans une généalogie horizontale (les frères et sœurs de son vent). Désormais, une famille parallèle (d'adoption) se constitue pour le possédé; le *bâbâ* sera son père de vent et les autres possédés ses frères et sœurs aériens. Cette famille fictive, sorte de roman familial, peut représenter un doublon de la famille réelle, une famille intermédiaire.

Freud décrivant le roman familial du névrosé affirme que l'enfant, se sentant dédaigné et délaissé par ses parents, s'invente, dans un but « érotique et ambitieux », de nouveaux parents d'un rang social plus élevé. Tout d'abord ce sont les deux parents qui sont remplacés mais plus tard, « lorsqu'il saisit que *pater semper incertus* tandis que la mère est *certissima,* alors le roman familial subit une restriction particulière; il se borne alors, en effet, à placer haut le père sans mettre en doute le fait, désormais irrévocable, que l'enfant descend de la mère[1] ». Cette hypothèse de Freud, faisant écho aux théories psychanalytiques que nous avons avancées à propos du vent et d'autre part le fait, dans le sud de l'Iran, que la mère du vent même inconnue est certaine alors que c'est le nom du vent, celui de son père et de son grand-père qui sont à découvrir dans le rituel, nous encouragent à voir dans ces coutumes l'élaboration et la construction d'une sorte de roman familial. Pour Freud, « la technique de production de ces fantasmes... dépend de l'ingéniosité de l'enfant et du matériel dont il dispose[2] ». Dans le sud de l'Iran, les coutumes et croyances des « gens de l'air » sont les matériaux dont chaque individu dispose et il est vrai que la forme de l'affiliation de l'individu à cette communauté et les modalités de son engagement dépendront de son « ingéniosité » et de son désir. Dans cette mise en relation du roman familial du névrosé tel que le conçoit Freud et les coutumes des *Ahlé Hava*, nous faisons nôtre la remarque de cet auteur, qui affirme que : « l'enfant n'élimine pas à proprement parler son père mais l'élève » et que cet effort « exprime la nostalgie du temps heureux et révolu ». Nous mettons à l'origine de cette technique de prise en charge, ainsi que de la première crise du possédé, le retour d'un temps révolu. L'individu s'écarterait ainsi de ce qu'il connaît pour retourner vers ce en quoi il croit ou ce en quoi il a cru. Pour Freud, cette connaissance et cette croyance concernent le père. Cette hypothèse de Freud laisse entrevoir l'évolution de sa théorie et les

1 Freud S., « Le roman familial des névrosés », in *Névrose psychose et perversion*, PUF, 1909, p. 159.

2 *Ibid.*, p. 159.

affirmations de Lacan qui, dans sa théorisation, différencie le père symbolique, réel et imaginaire. Sans poursuivre notre recherche dans ce sens, nous tenons à souligner le fait que le rapport de chaque possédé avec son vent, comme cela se constate dans les rituels, n'est pas de même nature, et que celui-ci peut prendre différentes fonctions. Il peut être le garant de la personne, son protecteur, celui qui le limite et le punit, celui qui le protège et qui exauce ses vœux ou celui avec qui il dialogue, à qui il fait des offrandes et de qui il reçoit des cadeaux. Nous tenons à insister sur le fait que c'est par le rituel que chacun de ces rapports devient « fiable » et que, par conséquent, la symbolisation est rendue possible.

Par le rituel se réalise donc l'introduction d'un personnage mythique dans l'histoire du sujet. Comme nous l'avons vu avec le travail de Dorey, le rituel permet aussi « l'appropriation d'une histoire sacrée » qui donne accès à une connaissance sur les origines. Dans le cas des *bâdi,* nous avons souligné l'existence d'un moment angoissant, incompréhensible. L'un nous dit qu'après avoir fumé du *kondorouk* avec sa cousine, sans avoir une conscience de lui-même, il s'est trouvé dans un autre monde. Une autre est atteint d'un mal de bras inexplicable à la suite d'une dispute avec son père qui était *bâdi.* Enfin, un autre trouve la solution à son mal de ventre, d'os et de tête dans le rituel organisé pour sa belle-sœur. Ces « moments significatifs » qui, par la suite se trouvent introduits dans l'ensemble rituel, nous renvoient au « signifiant énigmatique » que Laplanche édifie à l'origine de la pulsion. En rapport étroit avec le vécu infantile, « ces prototypes inconscients refoulés », à l'origine « de l'exigence de travail » demandé à l'appareil psychique, non symbolisés, non-représentés, déliés, évoquent la pulsion de mort, angoissante et dévastatrice. La tension et l'angoisse, incomprises, seraient liées à la répétition d'une « excitation insensée », folle, et qui pousse à la recherche d'un sens. Le *meidan* du *bâbâ* ouvre un lieu qui, par le biais d'une « expérience singulière », rend possible la « création de nouveautés » et l'intégration de ces « moments spécifiques » dans une chaîne de signification, ici en étroit lien avec un système mytho-symbolique (une histoire sacrée). Le rituel rend possible le mariage, la liaison de ce système avec l'expérience du sujet. Nous avons présenté, dans notre travail, la famille des vents et celle de la communauté des « gens de l'air » : l'histoire des *bâdi* nous démontre leur intrication avec le vécu familial de chacun des possédés. C'est comme si dans cette situation (de crise, d'angoisse), un tiers, le *bâbâ* et l'histoire du vent venaient s'intriquer pour donner sens à un non-dit. Ainsi, l'urgence se trouve introduite dans une histoire qui, par l'émergence d'une altérité, n'est plus un délire mais une légende, un roman. Ces rituels rendent donc compte d'un « mouvement de mise en roman » qui fait partie intégrante de la vie de chaque être humain. Et le mythe, comme l'affirme Lacan dans le séminaire *L'envers de la psychanalyse*, devient un énoncé de l'impossible[1] qui est mis au travail dans le rite.

Une autre information que nous donne le *bâbâ* nous éclaire encore un peu sur ce « mouvement de mise en roman ». Il dit : « C'est à la puberté qu'il faut s'occuper de son vent ». Par ailleurs, il est fréquent que des personnes aient une crise de possession à l'approche d'un mariage, lors du mariage d'un autre, ou encore pendant le service militaire. Ces éléments invitent à accorder une importance plus grande à certains moments de la vie. Nous pensons que ces moments requièrent une certaine importance du fait qu'ils font émerger les énigmes du début de la vie : la naissance, le sexe, la vie et la mort. Cependant nous pensons que chaque individu possède sa manière propre et son approche personnelle de ces moments et de ces énigmes. Même si certaines périodes de la vie sont plus propices au surgissement de ces questions fondamentales, la crise, le surgissement de l'angoisse, ne dépendent pas de ces étapes significatives mais de la perception que l'individu, selon son état et sa structure, peut avoir de ces moments institutionnels. Or, il est vrai que le rituel et les coutumes des « gens de l'air », comme la mythologie, sont une sorte de code général, proposé par la culture, qui permet « d'encoder cette angoisse existentielle ». Ainsi, dans une liberté et par l'expression, devient possible la symbolisation de l'inarticulé.

La méthode de prise en charge des *Ahlé Hava* rend compte, comme le roman familial de Freud et le mythe individuel de Lacan, de « comment l'individu (le névrosé) se forge une version personnelle de scénarios portant sur la « famille » et proposée par le mythe[2] ». Mythe qui, dès les premiers jours de la vie, vient mettre à la disposition de chacun « un schème pour une nouvelle traduction » des éléments énigmatiques qui se présentent comme « anomalies, contradictions ou scandales ». Ce « second discours », proposé à l'être humain par la culture, « traduction des messages de l'autre et théorisation de lui-même », lui permet de faire face à « l'angoisse existentielle » qui fait partie de la vie de chacun. Dans cette optique, les rituels que nous

1 Lacan J., *Séminaire, Livre XVII*, Seuil, 1969-1970, p. 145.
2 Laplanche J., « La psychanalyse : mythes et théorie », in *Entre séduction et inspiration : l'homme*, Puf, 1999, p. 267.

envisageons comme une manière, par l'intermédiaire des vents, de faire face à l'angoisse et de réintégrer la communauté humaine en s'ouvrant à l'autre, nous invitent à poser la question du statut et de l'émergence de cette altérité. Cette recherche sur la pratique des *Ahlé Hava*, communauté du sud de l'Iran, démontre comment les altérités et les origines se reconfigurent dans un rituel. C'est l'acceptation de cette altérité qui serait à l'origine de la symbolisation.

Conclusion

À l'origine de la symbolisation

La description des rituels qui précède déroule devant nos yeux le processus de guérison tel qu'il est envisagé dans les pratiques du sud de l'Iran. Précédemment, nous avons aussi pris connaissance du trajet d'un possédé, de son état avant la prise en charge, des mécanismes de celle-ci, et de ce qui advient de lui après les rituels. Nous avons mis en évidence la nécessité face à la souffrance (psychique et corporelle) d'un pacte, d'une alliance, signant le point de départ d'un processus de changement. Cette alliance d'abord considérée comme accouplement, mariage avec l'esprit (Égypte) a peu à peu, en Iran, pris la seule signification d'un acte de nomination qui donnait au sujet le droit d'un commerce avec le monde surnaturel. Dans cette « assomption vers la spiritualité » intervenait un signifiant surdéterminé, le vent, une force qui pousse et cherche un corps. Nous l'avons analysé, mis en rapport avec le concept de pulsion. À travers la littérature psychanalytique (et autres), traitant du symbolisme du vent, nous avons constaté dans cette force la présence cachée d'un « principe » qui, déposé dans le réceptacle que constitue le corps (d'un individu, du possédé, de l'homme médecine, du *bâbâ*), ordonnait une scène mythologique – le sacrifice, pour se constituer et permettre une construction, une histoire. Énigmatique, déliée, sans nom, cette force aurait été dévastatrice. En revanche, l'introduire dans le système rituel, la nommer, permettait au sujet de s'entendre avec elle et d'évoluer dans son rapport au monde. Le sacrifice, préparé avec soin, signait le moment initial, fondateur de ce cheminement en ouvrant sur une « Autre scène », faisant croire à la possibilité d'une action. C'est cette ouverture, cette sensibilisation à un autre mode de pensée, qui est travaillée dès les premiers instants où l'individu rencontre le *bâbâ*. C'est aussi un thème que celui-ci met en œuvre et traite à chaque cérémonie.

Les *Ahlé Hava*, qui font intervenir activement une métapsychologie dans leur pratique, permettent à une personne souffrante de nommer son vent. Au départ, le sujet vient en sachant que c'est une méthode qui traite par le surnaturel. Ce surnaturel, il s'agira de le faire toucher par le sujet. « Il doit vivre avec. » Nous savons qu'ici il prend le nom de vent, métaphore de la pulsion, en lien avec la vie infantile. Cette pratique définit une théorie de la parole, une symbolisation de l'énergie pulsionnelle. Cette méthode, soutenue par une théorie qui décrit les étapes de la guérison et de la prise en charge d'un possédé, de la première rencontre jusqu'au rituel du sacrifice, consiste en une « métapsychologie du prendre soin ». Ayant fait ce constat, il s'agissait pour nous de découvrir comment le dispositif thérapeutique des « gens de l'air » pouvait permettre au sujet de reprendre la parole et de redevenir un acteur de son destin. Avec cette hypothèse, nous pouvions découvrir dans notre recherche des éléments de l'efficacité de ces rituels autres que l'importance d'un consensus commun ou le fait d'une définition dynamique, positive de la maladie, déjà avancés par Lévi-Strauss ou Collomb.

Nous pensons donc que les pratiques des « gens de l'air » décrivent les étapes d'une prise en charge à chaque fois que l'on a affaire à un « étranger interne[1] ». Cette situation « d'inquiétante étrangeté » cause un dérèglement des liens qui réunissent le langage avec le réel du corps et le réel de la mort. Le thérapeute, sensible à l'émergence d'un dire, joue « avec tous les insignes du social, fonds commun de représentation symbolique et imaginaire[2] » pour ouvrir à une « scène » où un nom à l'origine de toute parole peut s'énoncer... De cette manière devient possible une nouvelle articulation entre corps, langue et objet. Le sujet peut ainsi retrouver « sa capacité d'agir[3] ». Chaque consultant en fonction de sa constitution et de sa structure, dans une densité particulière, vient chercher dans ces coutumes la possibilité de vivre une « aventure singulière ». Tout commence avec ce simulacre qui fait croire au sujet qu'il peut nommer et apprivoiser ce qui le possède. Face à cet indomptable, le rituel permet l'engendrement d'un point d'identité

1 Nous pensons à Freud qui, dans *les Études sur l'hystérie,* écrit : « Le traumatisme psychique et, par la suite, son souvenir agissent à la manière d'un corps étranger qui, longtemps après son irruption, continue à jouer un rôle actif ». PUF, 1895, p. 4.

2 Cherki A., Douville O., « La pratique analytique et l'argent », in *Journal des anthropologues*, 2002, p. 378.

3 Freud S., *Études sur l'hystérie,* PUF, 1895, p. 211.

inattendu qui réintroduit le sujet dans une possibilité d'échange, de construction et d'élaboration. La mythologie, mise activement en place, en scène, en discours et en risque d'improvisation dans le rituel thérapeutique, est ce qui, à chaque fois et par la grâce du rite, refond et retisse un lien entre le présent et le passé.

Dans cette entreprise, le *bâbâ* tient un lieu qui permet la manifestation d'un autre espace, il ouvre un lieu du possible. Dans cette « arène », il tient lieu de représentant d'une ou de plusieurs lignées de vents. Cela lui permet de convoquer ce trésor de signifiants que constituent les vents, et d'offrir la possibilité de jouer avec ces êtres mythologiques. Cela permettra une « correction associative » et la possibilité de nouvelles articulations significatives sur le mal qui hante le sujet. Le vent devient ici un objet et en même temps une altérité. Il comble ainsi les carences de la libre association. Il s'agit de renommer le mal et, par ce biais, de rendre possible une poursuite de l'histoire du sujet restée figée à une rencontre traumatique. Cette conversion de la souffrance singulière en malheur interprétable par le biais de modèles de représentation de la maladie lui donne un sens, sans diminuer le malade et l'isoler en le coupant du monde des « normaux ». Il sera même valorisé car il a été en contact avec un monde transcendantal[1].

Les événements qui précèdent une prise en charge traditionnelle mettent en évidence une expérience, une rencontre que le sujet n'arrive pas à intégrer à l'ensemble de ses représentations. Envahi, dépassé par une charge émotionnelle, il se retire du monde, souffre dans son corps, et après avoir consulté médecins et religieux, il vient auprès du *bâbâ,* à la recherche d'une solution. Ici également, comme Freud l'explicite dans *La technique analytique,* il s'agit de trouver « une voie adéquate de décharge » et, dans ce but, il faut rassembler « l'énergie nécessaire » à cette entreprise. Pour cela, le *bâbâ* convoque le malade dans le monde du rêve et de la transe. La solution est à trouver dans cet autre monde et non pas dans le monde de la réalité. Cette étape, appelée « éveil » en Égypte, consiste à entendre la personne au sujet de ce qui le fait souffrir et à lui faire prendre conscience que cela concerne le monde des esprits, un monde gouverné par des forces appelées vents[2]. Un lieu

....

1 Collomb H., *Psychiatrie moderne et thérapeutiques traditionnelles,* Office national de coopération et d'assistance pour le développement.

2 Dans cette entreprise nous avons voulu insister sur le rapport du vent avec un innommable qui prend son origine dans la vie infantile, et qu'il s'agit de nommer et de faire travailler.

d'adresse, d'écoute, est offert au sujet et à son vent. Le *bâbâ* invite la personne et son entourage à prendre la parole et à exposer leur théorie de la maladie. Le rêve du *bâbâ* et la transe de la personne viennent authentifier cette explication et confirmer la possession par un vent. Le *bâbâ*, en écoutant les constructions du malade et de son entourage, met en relation ce monde surnaturel avec un moment décisif de l'histoire de ce dernier. Il établit ainsi une articulation propre au sujet qui permettra de le réintroduire dans un ordre cosmique. Le sujet est appelé à prendre place dans une histoire (fictive) et à se constituer une mémoire. Le *bâbâ* devient ainsi le support des interrogations du malade qui lui suppose un savoir du monde surnaturel. Ce sont les prémisses du travail du *bâbâ* qui consiste à aménager un espace autorisant le passage de la parole d'un lieu à l'autre. Il faut d'abord que le vent parle. Le diagnostic qui est ainsi posé permet de mettre en place les repères d'une situation intersubjective qui rendra possible cette prise de parole.

Le malade admet l'explication surnaturelle, et l'étape suivante consiste à rendre effective cette acceptation. Le malade est travaillé au corps. Pendant une période d'isolement, on « perce » son corps pour que l'esprit puisse prendre totalement possession de lui. Il accepte de lui appartenir « corps et âme ». C'est par le corps transformé, en transe, du possédé que l'esprit s'exprimera. « Nos affaires – les affaires de ce monde-ci – ne le concernent plus. » Il est invité à se concentrer sur lui-même et à se préparer à recevoir l'esprit. Déjà, avant le sacrifice, avec la médiation du *bâbâ*, il s'engage pleinement dans cette voie. C'est de lui-même que dépend sa guérison, c'est lui (ou son vent) qui en est l'auteur ou y fait obstacle. Il ne doit pas seulement attendre l'esprit, mais préparer activement sa descente. Cette préparation est ponctuée par des massages et des fumigations – procédés qui accompagneront la vie du possédé tout au long de son parcours. Il est appelé à sentir pleinement son corps et à en ouvrir tous les pores. L'esprit qui désormais se manifestera dans les rituels sera toujours accompagné par l'odeur, les chants et des manipulations du corps. Ces procédés invitent le possédé à se constituer un « moi peau », à l'origine d'un « sens commun », d'où une parole peut s'énoncer et à partir de laquelle la relation d'objet devient possible[1]. Il est vrai que pour les possédés depuis longtemps initiés, il suffit de quelques notes

1 Lors de cette étape le malade est invité à réinvestir (libidinalement) son propre corps et le monde. Investissement nécessaire à tout processus de symbolisation.

et d'un peu de fumée pour que leur vent descende. Au contraire, le *bâbâ* nous disait à propos d'un psychotique à qui nous avons rendu visite qu'il ne pouvait se concentrer, et que donc les rituels pour le moment ne pouvaient être d'aucun secours pour lui. En persan, se concentrer se dit *Havase ra jam kardan*, c'est-à-dire rassembler ses sens. Le *bâbâ* disait que ce jeune garçon très délirant ne pourrait pas, lors du rituel, rassembler ses sens afin de préparer la descente de son vent. Alors, il ne pouvait être question de lui organiser des rituels. Pour le moment, le *bâbâ* lui rendait visite de temps en temps et s'entretenait avec lui et sa famille.

Nos investigations signalent jusqu'ici, à propos des coutumes des *Ahlé Hava*, la grande implication du corps et la haute connotation sexuelle, affective, des relations entretenues entre le possédé et son esprit. Il est vrai que « la naissance de la symbolisation témoigne d'une articulation entre le corps et l'esprit[1] » et d'un investissement libidinal du monde. Cependant, la dernière étape des cérémonies de guérison où le vent du possédé est censé se faire co-naître, bien que hautement sensuelle, insiste essentiellement sur la « Loi du Nom » comme point initial de la guérison. Cette loi est elle-même suspendue à l'impératif de la nomination par laquelle elle est actualisée. Nous devons reconnaître que c'est à partir de cette obligation qui est faite au vent d'avouer son nom que se recompose et se distribue une nouvelle règle d'échange. C'est pour cette même raison que le corps doit être travaillé. Est-il possible qu'une parole n'émane pas d'un corps ? Ce dont il s'agit ici n'est pas d'une parole qui serait le résultat d'un processus mécanique, mais d'une parole investie du souffle de l'âme. Ce souffle indispensable au fonctionnement du corps biologique concerne tout autant l'image du corps, « substrat relationnel à l'autre », appartenant au monde du rêve[2]. La concentration sur le corps biologique serait un moyen pour approcher cet autre corps fantasmatique d'où une parole concernant le sujet tout entier, aux prises avec ses peurs et ses angoisses, peut s'énoncer. « L'apparition de la symbolisation peut ainsi se concevoir comme une fécondation réciproque du corps et de l'esprit, qui cesse de reproduire les thèses dualistes de l'âme et du corps.[3] »

1 Gilbeault A., « Destins de la symbolisation », in *Revue française de la psychanalyse 6, La symbolisation,* Tome LIII, PUF, 1989, p. 1508.
2 Dolto F., Nasio J. D., *L'enfant du miroir*, Rivages, Psychanalyse, 1987.
3 Gilbeault A., « Destins de la symbolisation », in *Revue française de la psychanalyse 6, La symbolisation,* Tome LIII, PUF, 1989, p. 1584.

En effet, à la suite de l'étape de préparation vient la cérémonie du sacrifice. Le sacrifice est un tour de force : on procède à la nomination du vent. Le vent (le malade) habitué, tout au long des préliminaires, à être écouté, est appelé à descendre et, par la bouche du malade, à énoncer son nom et sa généalogie. Ainsi est signifié au vent qu'il est sujet de la parole. En Égypte, dans une autre forme de ces rituels, nous avons vu que cette cérémonie représentait l'accouplement de l'esprit et du possédé. Il s'agissait pour ce dernier de mourir et de renaître. La figure du possédé malade, incarnant un esprit sans nom, devant disparaître pour permettre une nouvelle métamorphose et l'éclosion d'une identité engagée dans un processus de changement, « d'élévation[1] ». Le sacrifice officialise ce moment qui est l'ouverture d'un droit pour le malade et son vent, ainsi que la perte de la toute-puissance du vent. Cette cérémonie insiste donc également sur l'importance de la perte dans l'apparition de la symbolisation. À partir de là, la personne fera partie des « gens de l'air », soumise aux règles de cette communauté. Elle viendra participer aux cérémonies où son vent pourra agir librement et exprimer son désir. Le *bâbâ* devra prendre en compte ses manifestations et réagir en conséquence[2]. Elles concernent les désirs d'une puissance appartenant à un autre monde accolé au nôtre. Ces puissances, qui ne cessent de se manifester, désormais reconnues et nommées, peuvent collaborer avec nous. Or, à partir du sacrifice, le vent nommé est aussi limité. Cela nous rappelle les paroles d'une *bâdi* qui disait, à propos de Mariam, l'hystérique qui se manifestait bruyamment dans le rituel, que « si elle a un vent elle ne devrait pas se comporter de cette manière ».

Plusieurs points de la cérémonie du sacrifice organisée pour une personne méritent d'être soulignés. Ils nous permettront de ne pas nous méprendre sur les mécanismes en jeu dans ces rituels.

Il est important de signaler que, dans cette étape de sacrifice et de nomination, le *bâbâ* n'est pas dans une position de toute-puissance. Comme nous l'avons vu dans le cas d'Ahmad, le *bâbâ* appelle quatre autres grands vents pour la nomination du vent d'Ahmad et pour le sacrifice. Une toute-puissance ne peut permettre au sujet, envahi par une puissance « étrangement

1 Battain T., *Le zâr rituel de possession en Égypte, de la souffrance à l'accomplissement*, thèse de doctorat, 1997.

2 Le *bâbâ* est ce médium malléable qui, avec son accompagnement, permet au sujet de regagner son autonomie.

inquiétante », de s'engager dans la voie de la guérison. C'est le grand vent du *bâbâ* et ceux des autres, eux-mêmes soumis à la loi des vents, qui peuvent, après avoir entendu la personne, offrir cette possibilité au sujet. D'autre part, il existe une grande différence entre le *bâbâ* en tant qu'individu et le *bâbâ* quand il incarne un vent. Ce n'est pas le *bâbâ* qui est puissant mais son vent qui, lui-même, est soumis à d'autres grands vents. Que représente le *bâbâ* quand il n'incarne pas un esprit? Et quelle est sa fonction et le poids de sa parole à ce moment-là? En tous cas, la division subjective de l'officiant, avec la possibilité d'incarner différentes places dans la réalité, sont essentielles dans ces pratiques. Barrière contre sa toute-puissance, le *bâbâ* y trouve aussi la possibilité de choisir de se positionner selon la logique rationnelle de la réalité, ou alors selon une autre logique qui est celle du surnaturel. Par exemple, il peut, lors d'un rituel, frapper une dame très âgée avec le *xeizaran* et le lendemain, quand on lui apprend que c'est lui qui a fait cela, de répondre : « Ce n'est pas possible, elle est comme ma mère[1] ». Les faits et gestes du *bâbâ* et du malade, quand ils sont possédés par le vent, font partie d'une autre logique qui n'est pas celle de la logique rationnelle. Ainsi le *bâbâ,* dans une parfaite cohérence, peut avoir plusieurs fonctions et places. Dans un décalage par la mythologie, il peut attaquer directement le symptôme qui, tout en concernant le possédé, ne le représente pas tout à fait car ce n'est pas lui mais son vent qui est coupable du dysfonctionnement causé par le symptôme. Ce constat nous incite à envisager autrement la cérémonie de nomination du vent.

Le *bâbâ* dit que, lors de cette cérémonie, la personne doit donner le nom de son vent. Nous remarquons, dans le cas d'Ahmad, que le sujet lui-même ne parvient pas à répondre entièrement aux exigences du grand vent du *bâbâ* et à lui donner le nom de ses ancêtres. En fait, le symbole collectif amené par le thérapeute aide à délier une situation conflictuelle, à créer un espace ouvert, un lieu transitionnel qui permet une expérience spécifique

1 *Bâbâ Ghollam* nous a raconté cette anecdote où son vent, pendant une cérémonie, lui avait commandé de donner trente coups de *xeizaran* à une personne très âgée qui avait offensé un vent. Tout le monde pensait qu'elle ne supporterait pas les coups, mais le *bâbâ* avait suivi les ordres de son vent. Le lendemain la personne avait senti des douleurs et découvert des marques de bâton dans son dos. Quand elle s'était renseignée on lui avait dit que c'était le *bâbâ* qui l'avait frappée. Elle s'était rendue chez le *bâbâ* pour en avoir le cœur net et celui-ci lui avait dit que ça ne pouvait être lui car, étant donné leur différence d'âge, il lui devait le respect.

(affective) à l'origine d'une nouvelle orientation possible. Dans ce lieu, le sujet crie, le *bâbâ* frappe, et le *xeizarân* (la communauté) compatit et souffle le mot. Contrairement à ce qu'on fait croire au sujet (et aux chercheurs), ce n'est pas le sujet lui-même qui se nomme, ce sont les autres qui le font. Le sujet, après tout le travail préparatoire, est disposé à donner une orientation. Puis les autres, avec les indications du *bâbâ,* nomment son vent, ou sa généalogie. C'est la communauté qui peut dire que quelqu'un est possédé, et non pas le sujet lui-même. Le système thérapeutique des « gens de l'air » consisterait à préparer et à mettre le sujet dans une disposition où il pourra accueillir pleinement un étranger interne et montrer une voie, une possibilité de sa nomination. Cette nomination devra, sous les ordres du *bâbâ* et de la loi des vents, venir des autres (la communauté). Cette définition de la méthode des « gens de l'air » reproduirait le schéma de la symbolisation chez l'être humain dans laquelle l'enfant, pour lutter contre une angoisse interne qui pousse, pointe; et l'Autre, soumis à la loi du symbolique, nomme. Cet « escapisme[1] », conduite d'évasion face à une situation insupportable, impose une perte qui est mise en jeu par le sacrifice.

Un autre point de la cérémonie de nomination du vent d'Ahmad souligne toute l'importance que nous devons accorder aux cérémonies régulières. Le sacrifice est une étape importante, mais elle n'est pas la seule. Comme nous l'avons constaté, il y a un avant, qui prépare la cérémonie, et puis un après. Cette continuité de la prise en charge tend à être dissimulée par le côté spectaculaire de certains rituels qui marquent les étapes importantes du processus de soin. Le sacrifice ne clôture pas, mais ouvre sur un nouvel épisode. Il est un acte mystérieux « où l'anéantissement d'une vie vient nourrir une fantasmagorie du manque, un manque que toutes les victimes du monde jamais ne combleront[2] ». Après le sacrifice, les seules paroles d'Ahmad sont : « il y a du sang sur mon *langouté* ». D'une part, cette parole indique qu'Ahmad s'est approprié ce que le rituel a tenté de mettre en place. D'autre part, Ahmad proclame que des tâches persistent et qu'il y a un reste qui devra être traité prochainement. Cette souillure est le signe d'une incomplétude, d'un manque qui ne peut jamais être comblé et qui devra être repris et retravaillé. Les

....

1 Muhlmann W. E., « La dialectique de l'attente et de l'action », in *Messianisme révolutionaire du tiers monde,* Gallimard, NRF, 1968, p. 243.

2 De Heusch L., *Le sacrifice dans les religions africaines*, Gallimard, NRF, 1986, p. 328.

cérémonies qui suivront seront de nouvelles occasions d'exprimer et de réélaborer ce manque, cette insatisfaction permanente des vents qui, à l'instar des hommes, ne cessent d'avoir de nouvelles demandes. Ces nouvelles demandes peuvent aussi se manifester avec la possession de la personne par un nouveau vent qu'il faudra faire descendre et nommer dans une nouvelle cérémonie. Parfois, une personne peut être possédée par trois à quatre vents.

Face à cette quête sans fin, puisque prise dans la répétition, nous avons avancé que cette méthode offrait un point de mutation après une période d'incertitude. Cette incertitude existentielle, différente selon chaque individu et pouvant réapparaître à tout moment, trouve une solution dans le rituel par la possibilité d'une nouvelle aventure. Mais, contrairement à ce que peuvent nous faire croire les descriptions ethnographiques et certains guérisseurs soucieux de démontrer l'exactitude de leur méthode, la solution proposée, donnant lieu à une « symbolisation ouverte », n'est jamais définitive et peut prendre différentes formes selon les personnes. Une information que nous rapporte la mère d'Ahmad, mise en relation avec l'histoire de quelques autres possédés, nous permet de douter de cette fin heureuse et de mettre l'accent sur la plasticité de ces rituels. De ce point de vue, ils se différencient complètement d'un rituel obsessionnel.

La mère d'Ahmad nous apprend que plusieurs « jeux » ont déjà été organisés pour son fils. Nous ne savons pas s'il y a eu nomination, mais comme personne ne parle des vents d'Ahmad qui seraient déjà nommés, nous pouvons conclure qu'il est possible d'organiser un rituel de nomination sans que l'on ne parvienne à obtenir le nom du vent. Un possédé peut organiser plusieurs cérémonies de nomination sans que son vent ne daigne se présenter. Qu'est-ce qui fait qu'un vent ne peut ou ne veut être nommé ? Dans le cas d'Ahmad, d'après les dires de sa mère, cet échec ne semble pas les avoir découragés. Celle-ci disait avoir organisé cinq « jeux » pour son fils. L'histoire de Hadji Aziz nous pousse aussi vers la même interrogation. Cela fait des années qu'il fréquente les rituels. Il était auparavant dans « l'arène » de *Hadji Améné*, mais comme elle ne s'occupait pas bien de lui, il l'a quittée pour *Bâbâ Ghollam*. Il est devenu le *xeizarâni* de celui-ci, mais il ne connaît toujours pas le nom de son vent. Il sait qu'il est possédé, mais il veut simplement qu'on les « laisse tranquille lui et son vent ». Ces faits cliniques éveillent quelques incertitudes à propos de notre hypothèse sur la nomination. Il existe des sujets qui, sans la nomination de leur vent, semblent retrouver un certain équilibre par la simple fréquentation des rituels. Même si, pour le moment, notre développement théorique et le matériel clinique insistent sur l'aspect initial et fondateur de la cérémonie de nomination et du sacrifice, ce genre de question nous encourage à poursuivre la recherche et à ne pas nous arrêter à cette seule hypothèse.

Un autre aspect essentiel de cette cérémonie et des coutumes des « gens de l'air » en général est l'ouverture d'un espace du possible, en lien étroit avec un autre monde. En somme, les participants viennent chercher là un moyen de s'entretenir avec le surnaturel. Le *bâbâ* et le lieu qu'il organise rendent possible la mise en place de cet espace. À propos de cet espace de « jeu » offert aux possédés, nous devons signaler le cas des personnes venues de loin et qui, après la cérémonie de nomination, ne fréquentent plus les « jeux ». Cette réalité du terrain, allant à l'encontre de notre point de vue concernant la continuité qui existe dans le rituel, vient soutenir notre hypothèse sur l'importance de la nomination. Elle nous pousse à croire que, dans le cas de ces personnes, la loi du nom a agi et que cette seule cérémonie, avec ses préparatifs, a permis une reprise de l'activité et l'accès à un nouvel épisode de la vie. Cela nous fait penser aux entretiens thérapeutiques de Winnicott – celui-ci parvenant, en quelques entretiens, à entendre l'origine de la plainte de certains enfants, à se faire comprendre d'eux et ainsi leur permettre « de naître à la vie » et de continuer seuls leur histoire. Winnicott, à propos de ces cas, parle d'une situation qui permet d'exprimer effectivement un conflit et d'une interprétation juste qui viendrait au bon moment[1].

Cette réalité du terrain, comme celles citées précédemment, nous engagerait, dans une recherche future, à nous centrer davantage sur l'histoire des *bâdi* pour comprendre ce qui, les différenciant, viendrait questionner leur propre théorie de possession par le vent. Nous constatons que, contrairement à cette théorie qui commande une nomination des vents et une fréquentation régulière des cérémonies, il est possible d'avoir un vent sans qu'il soit nommé, ou de quitter les rituels et de ne plus fréquenter les *Ahlé Hava*, une fois son vent nommé. Ces éventualités, non exprimées dans la théorie et qui apparaissent dans la pratique, invitent à insister sur l'écart qui existerait entre la pratique et la théorie. Même dans ces méthodes que nous avons

1 Winnicott D. W., *Consultation thérapeutique de l'enfant*, Gallimard, Tel, 1971.

appelées une « métapsychologie du prendre soin », où la théorie consiste en une explication des différentes étapes de la prise en charge, la clinique vient toujours questionner le corpus théorique du thérapeute et lui demander de se risquer. Celui qui, dans ce cas, se cramponnera à une technique préétablie par une théorie, interdira toute possibilité de jeu et d'ouverture et, du même coup, ratera toute possibilité de rencontre. Là-bas comme ici, la théorie ne permet pas au thérapeute de faire l'économie d'une formation clinique mettant à l'épreuve tout son savoir théorique. Cet aspect qui insiste sur une nécessaire liberté du praticien, même dans les rituels hautement codifiés du sud de l'Iran, permet d'entrevoir la différence entre ces rituels, qui donnent une large part à l'improvisation, et les rituels d'un obsessionnel qui, commandé par une loi rigide, ne peut se permettre aucun écart. Nous n'avons remarqué aucun surdéveloppement de ce caractère chez les *bâdi*. L'efficacité thérapeutique, envisagée dans une pratique avec une telle possibilité d'improvisation dans son lien avec la théorie, nous pousse à voir d'un mauvais œil une institution (par exemple le gouvernement islamique) qui aurait pour effet une rigidification qui ne permettrait aux praticiens qu'une pure reproduction sans aucun lien avec ce qui anime le sujet[1].

Nous venons d'insister sur une qualité clinique, non qualifiable et indescriptible du praticien. Nous allons poursuivre par plusieurs exemples d'incohérences cliniques qui, selon *bâbâ Ghollam*, semblaient impensables de la part d'un « bon *bâbâ* ». La veille de mon départ, celui-ci me faisait part de ses rencontres avec un *bâbâ Kétabi*[2]. Il me disait qu'un jour, celui-ci, surtout intéressé par l'argent, recevait deux frères qui venaient des pays arabes. Comme celui-ci ne parlait pas arabe, *bâbâ Ghollam* était invité à cette cérémonie où il faisait aussi office de musicien. Pendant la cérémonie, *bâbâ Ghollam* avait remarqué que le frère souffrant n'arrêtait pas de soulever son *langouté* pour regarder les femmes présentes et plaisanter avec elles. Son vent ne descendait pas. *Bâbâ*

1 Mannoni M., dans *La théorie comme fiction*, se pose la même question à propos de la théorie et la pratique psychanalytique dans leur rapport aux institutions analytiques.

2 « Kétab »voulant dire « livre ». Ces *bâbâ*, très critiqués par les autres, sont considérés comme les machines qui appliquent un savoir auquel ils ne comprennent rien. Ils se sont nommés *bâbâ*, sans avoir aucun lien de parenté avec de grands *bâbâ* et sans être passés par la maladie. Ils pratiquent cet art comme un métier qui leurs apporte beaucoup d'argent et, pour diagnostiquer, ils ouvrent des livres.

Tavassoli, le *bâbâ Kétabi*, sans faire attention à ce comportement du « soi-disant malade », demandait beaucoup d'argent et l'organisation de plusieurs jours de « jeu ». Mais *bâbâ Ghollam,* considérant l'attitude de la personne comme motivée par d'autres raisons qu'une possession par le vent, s'était entretenu avec l'autre frère. Il lui avait expliqué que son frère n'avait pas de vent et que, s'il n'allait pas bien, c'était parce qu'il voulait une femme. Il suffisait qu'il le marie et il irait bien.

Précédemment, nous avons vu que les « jeux » pouvaient servir à rendre possible un mariage, mais qu'est-ce qui dans ce cas pousse *bâbâ Ghollam,* à ne pas accepter l'éventualité d'une possession ? Il nous dit que le comportement de la personne ne correspondait pas à celui d'un possédé. Celui-ci restait conscient et c'est consciemment qu'il recherchait une promiscuité avec les femmes. Dans ce cas, ce n'était pas l'affaire des vents de répondre à ce besoin naturel. De plus, cela pouvait, en abattant la barrière qui existe entre notre monde et le monde surnaturel, encourager d'autres individus à agir de la même façon et à décrédibiliser ainsi les pratiques des *Ahla Hava*. Les affaires des vents concernent un autre monde que le nôtre.

Une autre anecdote que *bâbâ Ghollam* racontait toujours à propos du même *bâbâ* insiste, encore une fois, sur cette séparation. Lors d'un « jeu », le vent d'une femme ne descendait pas ; alors *bâbâ Tavassoli* avait demandé à tout le monde de sortir pour rester seul avec elle. *Bâbâ Ghollam* disait qu'il s'était moqué de cette attitude de *bâbâ Tavassoli*. Il disait que, agissant ainsi, les autres pouvaient croire ou bien que celui-ci était en train d'apprendre à la personne comment faire, ou bien qu'il lui mettait « du piment dans le derrière » pour qu'elle tremble et qu'elle fasse croire que son vent était descendu. En présentant la transe comme une affaire d'apprentissage ou de prestidigitation, ce comportement du *bâbâ* ôtait également la barrière entre notre monde et celui des vents. La transe et la descente d'un vent ne doivent dépendre que de son bon vouloir qui, lui-même, dépend du bon déroulement du rituel. Un rituel bien organisé, laissant place à l'irrationnel et à l'involontaire, éveille le désir du vent et lui donne envie de descendre parmi les *Ahlé Hava* pour se faire reconnaître. C'est avec plaisir qu'il se laisse piéger. Pour *bâbâ Ghollam,* il était plus normal d'arrêter la cérémonie et de proposer une autre cérémonie pour plus tard. Cela, non seulement n'aurait pas transformé le rituel en un jeu truqué, mais aurait été une réponse adéquate à un désir de la personne qui, peut-être, n'était pas encore prête à recevoir son vent. Nos deux derniers exemples insistent sur la nécessité, dans la prise en charge, de travailler sur une division du sujet et sur l'énigme, deux éléments que le *bâbâ Kétabi* semble totalement ignorer.

Encore une fois, nous affirmons donc que la vérité de chaque cas ne se déduit pas de l'examen du dispositif, ni même de l'exposé précis des mythes qui s'y actualisent et parfois s'y déforment, ni même encore des techniques employées. Cette vérité et la guérison dépendent de l'articulation que le *bâbâ* rend possible entre une densité singulière et un fonds commun de représentations symboliques et imaginaires. Pour cela, il semblerait que le plus important serait de bien différencier un monde raisonnable, qui possède une logique rationnelle, et un monde surnaturel, qui connaît une autre logique. Celui qui se trouve pris par les puissants pouvoirs de ce monde invisible se doit de leur ménager un espace et d'établir un contact entre ces deux mondes. Ce contact doit se concrétiser et se fixer dans une alliance qui commande sans aucune duperie la perte d'une part de sa raison. Tout ceci semble impraticable si l'on reste dans une maîtrise qui interdit l'émergence de la nouveauté. Le terme *Alzar*, dans les pays arabes, mis en lien avec les rituels du *zâr*, insiste sur ce fait. Il concerne les jeux du hasard, les jeux de dés, et signifie « s'en remettre à ». Si le thérapeute, dans une maîtrise totale, ne laisse aucune place à l'aléatoire, aucune rencontre ni prise en charge ne semblent possibles. Ce n'est qu'en laissant une place à l'imprévu que le « jeu » peut advenir. Le roman *Mémoires d'un tricheur*, de Sacha Guitry, illustre très bien ce propos. Son héros, comprenant enfin ce qu'est le jeu, « par amour du jeu » arrête de tricher. « Quand on est un joueur, vraiment joueur, on ne peut pas tricher, on ne peut pas se substituer au hasard.[1] » Ce n'est qu'à partir de cette prise de conscience qu'un accès au « jeu » devient envisageable.

Nous voyons que, finalement, tout dépend de l'attitude de celui entre les mains duquel s'en remet le malade. Bien que soumis lui-même à des règles, c'est lui qui offre au malade la possibilité de vivre une « aventure particulière », une sorte de renaissance. Pour cela le guérisseur, tout comme le psychanalyste, instaure un lieu, un espace, qui, après une période d'incertitude, permet une mutation. La personne, dans les deux cas, y est invitée à

1 Guitry S., *Mémoires d'un tricheur*, Presses de la cité, collection Omnibus, 1991, p. 68.

« changer d'attitude à l'égard de sa maladie ». Nous avons vu qu'il s'agissait de l'engendrement d'un point d'identité qui permettait au sujet de reprendre la parole et de devenir l'acteur de son destin. Nous pensons, comme Dorey le souligne dans la situation analytique, que dans le rituel aussi, il s'agit d'une « dialectique intersubjective », s'appuyant sur une « structure dialectique du désir ». Là aussi, on est au courant des pouvoirs de l'Eros, et on traite l'amour et le transfert. C'est ce point qui constitue une constance thérapeutique à la recherche de laquelle nous nous sommes engagés dans ce travail. Un autre invariant serait la filiation et son rapport étroit avec le langage. Ces deux points constituant pour nous les lois subtiles de la thérapeutique qui se dissimulent derrières les particularités culturelles, il nous semble que c'est dans leur traitement que les techniques divergent, cette divergence étant dans en lien direct avec la théorie et la rigueur conceptuelle qui sustentent chaque pratique[1].

Dans cette pratique (le rituel des *Ahlé Hava*) le langage joue un grand rôle. À deux, sans médiation et sans le langage, on peut se croire uni et parfaitement en accord, comme la mère et l'enfant. Nous savons les dégâts qu'une telle entente peut entraîner, ainsi que l'impossibilité de sa poursuite au-delà de l'infans. Au contact des autres et pris dans le langage, il n'est plus possible de compter à deux mais il y a toujours obligation de faire place à un autre qui ordonne les échanges. Dans le rituel, une importance considérable est accordée au langage, pour ordonner une nomination. On y tente de défaire des liaisons pour finalement renommer le mal qui hante le sujet au moyen d'un trésor de signifiants culturels. Le vent serait un moyen de remédier à une « dissociation du psychisme » en mettant en contact « un groupe isolé de représentations » avec l'ensemble de la « chaîne associative » et ainsi permettre « le passage de la fermeture à l'ouverture des formations symbolique[2] ». Il s'agirait ici, par des procédés rituels, de constituer le corps du possédé comme un réceptacle d'où une parole peut s'énoncer. Cet énoncé s'intègrerait dans un système qui se clôture par un contrat qui fixe des places et permet d'être reconnu.

Nous concevons l'originalité de cette méthode qui permet une (re)naissance du sujet dans son retour à l'origine de la symbolisation.

1 Lacan J., dans *La situation de la psychanalyse et formation du psychanalyste en 1956,* fait un rapprochement entre rigueur conceptuelle et préceptes de la pratique.

2 Père Folch et T. E. de Folch, « Symbolisation jeu et transfert », in *Revue française de la psychanalyse 6, La symbolisation,* Tome LIII, PUF, p. 1630.

Le guérisseur fait le lien entre un moment traumatique et l'état pathologique de la personne puis lui donne les moyens de re-symboliser ce qui l'empêche de continuer son histoire. Il est question d'une condensation et d'une surdétermination du symptôme qui doit obligatoirement passer par une étape de déliaison, rendant possible « une correction associative » au moyen de signifiants culturels. Le *bâbâ* donne (des objets), fixe (le lien) et renomme (le mal) en vue d'une guérison magique. Il s'agit d'un travail synthétique de liaison se servant d'un fonds mythologique commun, qui doit pour cela passer par un moment de déliaison qui peut aussi être appelé désymbolisation. Après une étape de désymbolisation par le rituel, chacun, dans une expérience singulière, trouve la possibilité de s'approprier un vent, symbole polysémique et surdéterminé qui permet une nouvelle expérience par le biais d'une « resymbolisation ».

Glossaire

Ahlé del : Ceux qui se passent de leur tête (téméraires, acceptent de perdre leur tête) et sont à la recherche du secret. Ils sont pardonnés et ont la permission d'interpréter comme bon leur semble leur état intérieur.

Ahlé Hava : Communauté de personnes, regroupées autour d'un *bâbâ* ou d'une *mâmâ*, le long des côtes du sud de l'Iran. L'activité principale de ces derniers consiste en l'organisation de rituels, afin d'apaiser les vents qui ont pris possession du corps de leurs adeptes. Littéralement, *Ahlé Hava* signifie les « gens de l'air ». Ce terme sert aussi à désigner celui qui est possédé par un vent et, dans ce cas, il peut se confondre avec le terme de *zari*.

Alaqa : Dans certains pays, nom donné à la personne qui organise les rituels (le guérisseur), il signifie : « celui qui est en connexion ».

'Aqd : Désignant la cérémonie du sacrifice en Égypte, ce terme signifie « pacte, alliance ». En Iran les fiançailles sont dénommées ainsi.

'Aroussa : Nom donné au possédé en Égypte. Il peut signifier aussi bien « épouse » qu'« enfant ».

Asyad : Nom donné aux esprits en Égypte, il signifie maître.

Bâbâ : Intermédiaire entre les vents (les esprits) et les hommes. C'est le personnage sur qui repose toutes les croyances des *Ahlé Hava*. C'est une fonction qui s'obtient souvent par héritage (de parent à enfant), mais il est aussi possible que la communauté élise un nouveau *bâbâ* en son sein quand un *bâbâ* meurt et qu'il n'a pas de descendance pour prendre la suite. Dans tous les cas, la personne qui devient *bâbâ* doit absolument être passée par une période de maladie et de souffrance, conclue par des rituels en l'honneur des vents. Un *bâbâ* est possédé par plusieurs grands vents à la fois. Le terme *mâmâ* est l'équivalent féminin de celui de *bâbâ*.

Bâd : Ce sont les esprits qui prennent possession des humains. Ils sont répartis en trois grandes catégories. Certains disent qu'il existe trois cent soixante vents différents. Il existe des liens de parenté entre les vents.

Bâdi : Celui ou celle qui est possédé(e) par un vent. Dans *Farhangué loqât va estellahat erafani* « bâdi » est dit de ce qui apparaît au cœur à certains moments et qui déclenche un état spécifique chez la créature à ce moment-là. Cet état apparaît, par ordre du seigneur, dans les cœurs des sujets.

Bâzi : Ce term,e qui littéralement signifie « jeu », est employé en Iran pour désigner les rituels, organisés pour identifier ou apaiser les vents.

Boza'é : Poudre qui est mise dans le plateau, présent à chaque rituel. Quand le *xeizarani* fait tourner le plateau, chaque participant prend un peu de ce produit et le lance derrière lui.

Daf : Instrument de musique composé d'un grand cercle de bois couvert d'une peau tannée. En Iran, des cercles métalliques sont souvent posés à l'intérieur du cercle en bois.

Dâyéré : Tambour sur cadre.

Dohol : Tambour biface. Chez les *Ahlé Hava*, il en existe de différentes tailles, avec des noms différents, et utilisés en fonction de chaque vent.

Dive : Dans la mythologie persane, monstre, être surnaturel grand et puissant.

Djenn : Dans l'Islam « djinn » c'est le terme qui désigne les esprits en général. Dans le sud de l'Iran, les *djenn* sont des esprits avec lesquels on ne peut s'entendre, alors que par les rituels il est possible de faire une alliance avec les vents. Nous avons écrit *djenn* quand il s'agissait de cette catégorie d'esprits en Iran et « djinn » quand c'était dans les pays arabes. Cette différence dans la transcription vient d'une différence de prononciation.

Edré : L'ensemble des actions que le possédé doit accomplir avant le rituel de nomination. C'est aussi les actions que les *bâdi* accomplissent selon les ordres du *bâbâ* pour éloigner les esprits d'un endroit. Ce sont souvent des actions avec une connotation magique ou animiste.

Faras : Terme arabe qui veut dire « monture » et qui sert à designer le possédé qui devient la monture, le cheval de son vent.

Gashté souze : Réceptacle où sont brûlés les produits servant aux inhalations.

Golab : Eau de rose.

Gorahkou : Produit utilisé pour faire des inhalations au patient. Il est fait d'un assortiment de safran, bouxach (amené de l'Inde), de cardamome, zabâné jujé (langue de poussin, plante qui pousse dans la montagne), gachte (bois apporté de Bombei)... Ces produits sont trempés dans de l'eau de rose. Il sert aussi à laver le corps du malade. On peut aussi le fumer dans un narguilé. Certains disent que l'inhalation de ce produit met la personne dans un état proche de celui d'une drogue.

Guat : Nom donné aux esprits dans la région centrale et méridionale de Balouchistan qui signifie « vent ». Les adeptes dans cette région sont appelés *guâti* (possédés par le vent).

Hadra : Signifiant « présence » c'est le nom utilisé, dans la plupart des pays où a lieu le rituel du *zâr*, pour désigner les cérémonies régulières ou la cérémonie où ont lieu les premiers contacts.

Ism : Voulant dire « nom », ce terme, surtout au Yémen, désigne un genre de rituel.

Jar : Dieu de croyance polythéiste qui, d'après certains, serait à l'origine du *zâr*.

Kasf al atar : Le nom d'une catégorie de rituels en Égypte dont la traduction littérale est « découverte de trace ».

Kondorouk : produit qui sert aux inhalations.

Kudiya : terme désignant l'officiante dans les rituels en Égypte. Il pourrait signifier « esclave noire du harem ».

Kursi : Signifie « trône ». Dans le rituel en Égypte, c'est la table d'offrandes que l'on prépare pour les esprits, mais également, hors rituels, se dit du lieu où s'assoient les mariés. Dans les rituels en Iran, cela peut aussi être l'endroit où on fait asseoir le possédé, surtout dans le cas d'un possédé qui va devenir guérisseur.

L'eb : Signifiant « jeu », c'est le terme utilisé dans la région centrale et méridionale de Balouchistan pour désigner les rituels.

Lingouté : Morceau de tissu. Chaque *Ahlé Hava* en possède un qu'il fabrique selon le désir de son vent. Il doit toujours rester propre et parfumé. Lors des « jeux », quand le vent de la personne « descend » et « le soulève », la *mâmâ*, le *xeizarani*, ou quelqu'un proche d'elle lui met le *lingouté* sur la tête.

Malbussa : Un des noms du possédé en Égypte, qui signifie « revêtu par ».

Malmussa : Un des noms du possédé en Égypte, qui signifie « touché par ».

Mazzar : Signifie « sanctuaire », et désigne les rituels au Yémen et dans certains pays du golfe Persique. Dans ces pays, les adeptes sont parfois appelés *mazzawiria*, les « visiteurs de sanctuaire ».

Meidan : Littéralement « rond-point », généralement un endroit où les gens s'affrontent. On dit *meidané jang* (champ de bataille). À l'époque, les *bâbâ* et les *mâmâ* organisaient les rituels en plein air. Ils avaient chacun un lieu précis qui était leur *meidan*. Par exemple, on disait *Meidané mâmâ Haniffé*. À l'heure actuelle, ces lieux n'existent que dans les souvenirs, mais dans le langage commun on peut utiliser ce terme pour parler du lieu où se déroule les jeux.

Moloud : Le nom donné au rituel dans la région centrale et méridionale de Balouchistan qui désigne aussi l'anniversaire de naissance d'un saint. Dans la région étudiée dans notre recherche, il arrive également qu'on appelle ainsi certains rituels. Si c'est le cas, ces rituels concerneront surtout des vents musulmans.

Mouhaba : Un des noms donnés aux possédés en Égypte, qui signifie « l'aimé ».

Mountasseb : Ce terme qui signifie « affilié », est le nom donné aux adeptes dans certains pays du golfe Persique et au Yémen.

Nobân : Catégorie de grands vents musulmans. Ce mot viendrait du nom donné à l'instrument joué lors des rituels. En Iran, cet instrument est appelé *tambiré*, mais à l'origine il s'appelait *nobi*, signifiant « le Nubien ».

Pari : « Fée » dans la vision iranienne du surnaturel.

Qat : Produit stupéfiant utilisé dans certains pays lors des rituels.

Rahn : Quand le possédé n'a pas d'argent pour organiser les rituels, le *bâbâ* met un tissu autour de son bras en gage de ce qu'il doit au vent. Cette action et le tissu sont appelés *rahn*. Littéralement, ce mot signifie « hypothèque, gage ».

Rih : signifie « vent » en arabe. Dans les pays arabes les esprits sont souvent appelés *Al rih al ahmar*, « le vent rouge ».

Sâfi : Une personne qui n'a pas de vent mais qui, intéressée, vient participer aux rituels.

Sayha : Signifie « chef », ce terme est utilisé, dans certains pays, pour désigner le guérisseur.

Sham : Grande catégorie de vents musulmans et arabes qu'on appelle aussi *mashaiex*.

Sini : Plateau en fer ou en argent, utilisé à chaque "jeu" pour déposer des produits. (Safran, *boza'é*, persil, les produits d'inhalation).

Sulha : signifiant « la paix, faire la paix », ce terme désigne une catégorie de cérémonies dans certains pays arabe, et surtout en Égypte.

Tafquir : En Égypte, terme qui signifie « percement », utilisé pour désigner la cérémonie où a lieu la possession.

Tambiré : instrument à corde, utilisé en Iran pour les rituels des vents *Nobân*. Il est appelé *Tamboura* dans les pays arabes et désigne parfois une catégorie d'esprits. Dans d'autres pays il est parfois appelé *nobi*, ce qui signifie « le Nubien ».

Tchador : Tissu qui sert à couvrir le possédé en transe. Ce terme désigne le foulard que toutes les femmes portent pour cacher leur corps des regards indiscrets. On emploie plus communément le terme de « lingouté » pour désigner le tissu utilisé lors des « jeux ».

Tchélé : Période de retraite pieuse. On utilise aussi ce terme pour la mariée qui s'isole avant le mariage.

Xeizarân : Bout de bois utilisé par le guérisseur pour faire descendre le vent. En fonction du vent pour lequel il est utilisé, il peut être surmonté d'anneaux en argent ou en or. Chaque guérisseur peut en posséder plusieurs. Chaque vent en demande un à sa monture.

Xeizarâni : Le bras droit du *bâbâ*. Celui qui s'occupe de toute l'organisation du rituel, distribue les produits, et fait tourner le *sini*.

Zâr : Grande catégorie de vents non musulmans. Ils viennent d'Afrique et représentent la catégorie de vents la plus dangereuse.

Annexes

Paroles de quelques chants

Chant de *zâr* (traduction de bâbâ Ghollam)

Anzel

Descends

Yumen zelat ayulé

Au moment où il va descendre, tous ensemble

Xâtam zahab saoulé

On lui fera une bague en or

Bâ tarâresh Bâ tarâresh lâssé (3 fois)

Envoie-moi du tissu fin et clair

Men yaresh nâyé

Tu viens de quel côté ?

Lah men bar Bambâssé

Du côté de Bambassé

Bâresh langar nâyé (3 fois)

J'ai préparé l'ancre

Bâresh langar nâyé vahou nâyé

J'ai préparé l'ancre, il vient maintenant

Bâresh langar nâyé lam zeifa

J'ai préparé l'ancre, je lui ai fait le *zeif* (des cérémonies)

Bâresh langar nâyé yo kokabé

J'ai préparé une perdrix

Shambar Yussef bârem baré va a'lihé

Yussef donne de la lumière, transporte mon chargement, malheur à toi

Shambar yussef, akbar matar va a'alihé

Le pas de la pluie arrive, malheur à toi

Shambar Yussef, Angosh vanou va a'alihé

Tu as la permission autant qu'un pouce, malheur à toi

[Chant des vents esclaves (traduction de *bâbâ Ghollam*)]

Shantour :

Al' landam badrah hilah (3 fois)

Quand tu veux venir ne fais pas de manière (te fais pas prier) viens

Nastar yayeb xaileh

Tu es venu avec ton cheval

Al'landam badreh shkar

Tu es allé planter du sucre

Shantar yayeb askara

Tu es venu avec des soldats

Xamari :

Sara'lmavi sayerin alayhom ya Allah ya Allah(3 fois)

Oh Hommes Tous ensemble dites ya Allah ya Allah pour nous

Ya Osman tark'lhava (3 fois)

Oh Osman abandonne l'air (le ciel)

Malek mihava savâ

Toi qui possèdes l'air (le ciel), sépare-le

Chant de *Noban* (traduction de bâbâ Ghollam)

La elaha ellâ Allah Mohamad rassoul Allah (2 fois)

Il n'y a pas de Dieu à part Allah, son prophète est Mahomet

Talab bâbé mollana (2 fois)

Demande à Molânâ (Dieu)

Karim laïssa shafanâ

Karim (le généreux) guéris -nous

Sadaghnâ bémâ jânâ va Sadegh rassoul Allah

Donne-nous de la vie au nom de Sadegh le prophète de dieu

Mohamad zin kolé zin

Mahomet tu es bon très bon

Sama va sin Ala hazrat raassoul Allah

Vois dans le ciel le prophète de Dieu

Chants des *Mashaiex*

Seid Ahmad ben Refaï (Ben veut dire fils)

Seid Yahya ben Seid ahmad ben Refaï

Seid Esmâile ben Seid Yahya ben Ahmad ben Refaï

Seid Abdollah ben Seid Esmâil ben Seid Yahya ben Seid Ahmad ben Refaï

Seid Youssef ben Seid Abdollah ben Seid Esmâil ben Seid Yahya ben Seid Ahmad ben Refaï

Seid Moxtâr ben Seid Youssef ben Seid Abdollah ben Seid Esmâil ben Seid Yahya ben Seid Ahmad ben Refaï

Seid Fâzel ben Seid Moxtâr ben Seid Youssef ben Seid Abdollah ben Seid Esmâil ben Seid Yahya ben Seid Ahmad ben Refaï Seid Adnan ben Seid Fâzel ben Seid Moxtâr ben Seid Youssef ben

Seid Abdollah ben Seid Esmâil ben Seid Yahya ben Seid Ahmad ben Refaï

Créatures légendaires

La population de cette région du sud de l'Iran, en dehors des rites des *Ahlé Hava,* possède d'autres croyances, auxquelles nous allons nous intéresser maintenant.

Bâbâ daria :

Il a un corps d'homme recouvert de grands coquillages. Ses très longs bras se terminent par des mains sans pouce. Il possède de nombreux seins et se trouve le plus souvent le long des côtes indiennes et africaines. Il vit dans des eaux vastes et profondes et sort de l'eau au moment des tempêtes. Il s'attaque aux bateaux et essaye d'emporter avec lui quelques personnes au fond de l'eau. Il fait l'amour avec sa proie et ensuite il la tue. Il a peur du fer et des métaux, et même entendre leurs noms peut le faire fuir.

Batché (enfant) beningui:

Parfois les pêcheurs trouvent dans leur filet un berceau avec un nourrisson à l'intérieur. Les pêcheurs, après cette rencontre, tombent malades et sont pris d'hallucinations. Pour cette raison, quand ils se trouvent dans cette situation ils coupent la corde de leur filet et renvoient le nourrisson à la mer.

Zabân avardé-i-é daria :

Parfois, les chercheurs de perles rencontrent, au fond de l'eau, une femme qui tient son nourrisson. Elle demande au plongeur de ramener un berceau pour son enfant, la prochaine fois qu'il vient en mer. Si le plongeur n'oublie pas et lui amène un berceau, la « femme de mer » lui donne la plus grande des perles de la mer.

Bousalamé :

Elle attrape les enfants sur la plage et les amène au fond de l'eau. En mer, elle se met sur les bateaux, attire et noie les voyageurs.

Djenné zir âbi (sous l'eau):

Ce djinn peut rendre « havâi » (possédé par le vent), et halluciné. Si le corps du plongeur est au contact de ce djinn il se pétrifie, et devient raide.

Omo-l-mendâs :

C'est un animal imaginaire qui sort de la mer et qui fait peur à la personne qui se trouve seule sur la plage en la poursuivant. Beaucoup le prennent pour Menmendas.

Menmendas :

Une jeune femme très belle qui a les cuisses en forme de scie. Elle erre dans les montagnes, et possède un paquet rempli de joyaux. Les hommes sont très vite épris de Menmendas. Elle est très coopérante et amène l'homme dans les ruines pour copuler. « Elle met son paquet sous la tête et ouvre les jambes. » « Si l'homme connaît les légendes de Menmendas, il lui jette de la terre et prend le paquet de joyau, sinon s'il faute avec elle, par envie de forniquer, elle le coupe en deux en serrant ses cuisses. »

Xezr et Elias :

Xezr est un immortel et le protecteur des mers. Il aide les pêcheurs, les plongeurs et les voyageurs. Il a un servant du nom d'Elias. Les habitants du sud leur construisent des mausolées. Chaque fois que la mer ne donne plus de poisson et qu'il y a des tempêtes, les habitants s'y retrouvent pour prier et faire des sacrifices. Alors Xezr et Elias sont pris de pitié pour eux et les aident.

Mirmahnâ :

Il régnait sur le Bandar de Rig à l'époque de Karim Xâne Zand. Il n'aimait pas les étrangers, et il est à l'origine de beaucoup de légendes qui sont toujours vivantes. Après avoir fait la guerre avec les Hollandais et les Anglais, il est enfin battu par Karim Xané Zand et s'enfuit au Koweït. Il meurt, condamné par le roi de Bagdad, dans les prisons de Bassora. Al Ahmad nous présente plusieurs de ses histoires dans son livre sur l'île de Xârq :

- Mirmahna a une sœur qui, à l'œil nu, pouvait voir les côtes de Genâvé. Cela représentait une grande aide pour lui,è_ qui attendait « ceux qui ne connaissaient pas les routes » sur le golfe. Mais un jour, sous l'influence de son entourage, Mirmahna arrache les yeux de sa sœur et ordonne qu'on la noie. Quand on lui demande la raison de son acte, il répond : « j'ai eu peur que cette femme, avec sa force de perception, puisse voir le sexe des hommes qui attendent seuls dans un coin ».

- Un jour, pendant la période de la guerre de Mirmahna avec les Hollandais, deux jeunes filles de Xârq, alors que pour se laver elles se trouvaient nues dans la rivière, sont surprises par les non-croyants. Les jeunes filles courent vers la montagne et les autres les suivent. Enfin les filles lèvent les bras et demandent à dieu de les cacher du regard de ces incroyants. Alors, les montagnes s'ouvrent et elles disparaissent. Le lieu de cet événement est encore appelé « Do doxtaroun » (les deux filles).

Les pierres

Dans cette région, les pierres peuvent avoir une puissance de guérison. « Mohreha (les pierres) dès les premiers jours, quand il est dans les bras de sa mère et au moment de chagrin de maladie, d'amour et de bonheur accompagnent les habitants du sud » (Kasraian) Il faut les laver, les parfumer, leur lire des prières, les bénir pour qu'elles puissent exercer leur pouvoir. Elles peuvent guérir les malades mais il faut s'occuper d'elles et les protéger. « La forme et le mode de fonctionnement des pierres sont différents » (Kasrai)

Une des pierres les plus importantes est la pierre de Xalas (libération), que l'on appelle aussi mâr (serpent) ou kalâq (corbeau). Le corbeau au moment de pondre, et les serpents au moment de la fécondation, libèrent cette pierre. Elle est utilisée pour l'amour et la paix et aussi des accouchements difficiles. Elle résout tous les problèmes. Ahmadi dans *Sangestan* écrit : « Une des pierres importantes est «Mohre-i-é mâr». Chaque serpent en possède deux dans la tête. Pour l'obtenir, il faut qu'au moment de la reproduction des serpents, une vierge enlève sa robe et la met sur leur tête. À cet instant, le couple libère une pierre. Elle mange du poivre et en manque de nourriture elle(s) se jette sur tout le monde ».

Pierre de jodaî (séparation) :

Si elle est mise sous l'oreiller de l'homme et de la femme ils se séparent.

Pierre de *chehr mehr* :

Utilisée avec les pierres de protection de la femme et de l'homme pour attirer l'amour. La poudre blanche de la pierre *chehr mehr* est versée dans un récipient d'eau; la pierre de protection de la femme y est déposée et l'homme en enduit la femme pour augmenter la force de son amour. On dépose la pierre de protection de l'homme dans de l'eau mélangée à la poudre rouge de *chehr mehr*, on laisse l'eau s'évaporer et on en frictionne le corps de l'homme choisi pour attirer son attention. Si cette pierre n'est pas déposée dans un lieu parfumé, ou s'il y a un mauvais esprit dans la pièce, elle s'enfuit.

Pierre de gonâr :

Protectrice de la femme enceinte, elle empêche la fausse couche. Il n'existe pas beaucoup de ces pierres. Elles sont utilisées par la femme enceinte et par la suite lavées, parfumées et rendues au propriétaire accompagné d'un cadeau.

Les pierres *tosho; goushti; hamzadi; pâravâ; sorm;* et *dandân tarak :*

Elles sont utilisées pour soigner la fièvre de l'enfant, donner de la force aux enfants faibles, faire grossir les enfants maigres, faire marcher les petits de un an, empêcher la diarrhée et la nausée des enfants, et faire pousser les dents.

Il existe une pierre utilisée pour les « maladies sans raisons », et les maladies provenant des vents, appelée pierre « bâdi » (de vent).

Les pierres agissent dans une période de trois à dix jours, elles doivent être portées par la personne ou alors utilisées par elles mélangées à de l'eau. Si deux personnes en possession de pierres se trouvent face à face, cela peut nuire aux deux individus. Ces nuisances doivent être contrées par des rituels que nous ne décrirons pas ici.

Dans cette région, il existe aussi des arbres sacrés. Les habitants y suspendent des bouts de tissu et font des vœux que l'arbre devra exaucer.

Magie et talisman

Des personnes faiseuses de talisman et diseuses d'incantations ont aussi beaucoup de succès dans cette région. Elles peuvent être consultées pour se protéger contre les esprits, les mauvais sorts et beaucoup d'autres raisons. Deux exemples de ces pratiques sont le « siqe-i-é tobé » et la prière de « haft gâm » (sept pas), dans les environs de Bandar Abbas. Si une personne âgée est très malade et ne meurt pas, les gens croient que c'est le grand nombre de ses péchés qui l'empêche de mourir. Dans ce cas, ils vont consulter un *molla* (religieux) pour obtenir un *siqé-i-é tobé* qui permettra à la personne de se retirer de ce monde. Si une jeune personne se trouve dans le même cas, la raison de sa maladie est son éloignement et le manque de nouvelles de ses parents, son enfant ou de sa femme.

Pour sa guérison, le *molla* est consulté pour pratiquer la prière de *haft gâm*. Un grand nombre d'habitants se rassemble, attache un mouton et va voir le *molla*. Il se tient devant eux, ils font des prières, pleurent, et font sept pas en direction de la Mecque. Ils pensent que cela guérira le malade. Le malade avoue ses fautes. Le mouton est sacrifié, préparé et partagé entre les villageois.

« Une des maladies légendaires qui, dernièrement, était la cause d'une grande angoisse chez les habitants du sud, est le *biberi* » (Kasraian P 14). Le bruit se répandait que le « *biberi* » était arrivé. C'est un individu qui a cette maladie, et qui se cache des regards. Pour se soigner il a besoin de foie d'enfant. Il engage une personne pour lui amener les foies d'enfants dont il a besoin. Même si cette maladie fait très peur, « il faut préciser que jamais une personne atteinte de cette maladie n'a été vue, ni aucun enfant volé pour soigner le malade » (Kasraian, p. 14).

Les habitants de Bouchehr, le dernier mardi du mois de Safar, vont avec toute la famille au bord de la mer. Ils prennent une pierre du lieu où ils se trouvent, la tournent trois fois autour de leur tête en disant : « Tous les malheurs que j'ai, je les jette à la mer ». Ils font aussi des souhaits et ils jettent la pierre à la mer. Ils prennent un peu de l'eau de la mer dans une bouteille pour l'amener à la maison. Cette eau est pour celui ou celle qui a été malade et qui n'a pas pu aller à la mer. On lui met de cette eau sur la figure pour le guérir de sa maladie. (Afchar sistâni. Simorq n 1)

Fêtes et coutumes

Dans cette partie, nous allons donner une description de quelques fêtes dans différents lieux du sud. Nous présenterons aussi les règles et les préparatifs de mariage dans plusieurs villes du sud.

Les fêtes religieuses ainsi que les fêtes du Nouvel An iranien (Norouz) sont pratiquées dans le sud. Les plus grandes fêtes religieuses sont le Eide de Fetr et Qorbân. Le dernier mercredi de l'année avant le Norouz est aussi une grande fête. Lors de cette fête on saute par-dessus le feu en criant : « Que ma couleur jaune t'appartienne et que ta couleur rouge m'appartienne ».

« Une des coutumes spécifiques du sud est celle de la fertilisation des dattiers qui commence vers la fin de l'hiver pour certaines régions et en début de printemps pour d'autres... Dans cette région le dattier, comme l'humain naît, se marie et meurt » (Kasraian, p.18). L'acte de la fertilisation du dattier est appelé *fin avar* ou *moq avar*. Il existe des dattiers femelles et mâles. Leur mariage commence avec de la musique et beaucoup de joie. Quelqu'un prend le *gach* (la partie du dattier mâle qui contient la semence) et le verse dans le dattier femelle. Les dattiers ne sont jamais coupés, il existe un point précis sur leur tronc qui, lorsqu'il est percé, les fait mourir.

Une autre coutume toujours répandue dans le sud, est la cérémonie de la « demande de pluie ». « Quand l'eau commence à manquer et que la sécheresse met en péril la vie des animaux et de l'homme, les gens pensent à se tourner vers *qeblé doa* (direction de la prière) et faire la prière de la pluie » (Kasraian, p.19).

À Bouchehr, pour cette cérémonie, des femmes prennent un tamis qu'elles cachent dans leur tchador et sans dire un mot, vont de maison en maison. Le propriétaire de chaque maison, selon ses ressources, donne du blé, du thé, du riz et rarement de l'argent. La nuit suivante, la population se rassemble dans une des maisons, et on prépare la nourriture avec les aliments qui ont été ramassés. Dans une soupe préparée avec le blé sont déposées quelques graines de chapelet; celui qui en trouve dans son plat doit prendre la pierre du moulin à mains sur son dos, et l'amener sur la plage. Sur la route qui mène à la plage tout le monde chante : « tournons-nous vers *queblé doa*. Peut-être que Dieu aura pitié de nous ». Après avoir répété cela plusieurs fois, toujours en se dirigeant vers la plage, ils chantent : « La vieille aveugle porte la pierre du moulin. Mon outre est vide, que Dieu la remplisse ». Ils chantent jusqu'à leur arrivée au bord de la mer. Ils mettent trois fois la pierre du moulin dans l'eau, quelqu'un d'autre se charge de la porter, et ils retournent au village en chantant : « On est allés au *qeblé doa*. On est allés vers Dieu, on est allés au *qeblé doa*, pour l'eau on est allés vers Dieu ». Après cette cérémonie, ils attendent la pluie.

Il existe aussi une autre façon de demander la pluie. Un homme, qui est peint en noir, porte des habits laids et déchirés. On lui accroche des branches et des feuilles de dattier et on se met à marcher derrière lui. Une personne joue le rôle de *gueli* et une autre le rôle de sa femme. *Gueli* danse, fait du charme, et fait croire parfois qu'elle veut faire l'amour avec sa femme. Les autres chantent une chanson qui finit avec cette phrase : « que *guéli* soit au roi et que la pluie soit la clémence de Dieu ». Cette assemblée, en poursuivant *gueli*, va de maison en maison pour ramasser du blé. Devant chaque maison on leur jette d'abord un bol d'eau sur la tête et eux chantent : « ce n'était pas de l'eau, c'était de la pluie ». La nuit suivante, ils mangent la soupe au blé et ensuite ils vont au *qeblé doa*.

Mariage

« Dans les fiançailles et les mariages les personnes âgées jouent un grand rôle, en donnant leur accord et en participant à la fête du mariage ils unissent les mariés »(Kosravi, p.104).

À Xârq, avant d'amener le mari chez sa fiancée, il est amené au pied de l'arbre *lil* (figuier indien). Ensuite il est lavé et porté sur les bras jusque chez la fiancée, tandis que quelques personnes le caressent avec des mouchoirs de couleurs. Le mari habite trois jours chez la mariée et ensuite il prend sa femme et va chez son père. Le mari doit, avant le mariage, donner de l'argent au père de sa femme pour les dépenses du mariage. Il doit aussi en donner un peu après le mariage. Les mariages entre les ethnies religieuses différentes se pratiquent souvent, les femmes noires peuvent être mariées à des hommes blancs mais le contraire ne se pratique jamais.

Dans le passé, à Bandar Langué, les parents choisissaient le conjoint de leurs enfants. Maintenant cela a changé, et les enfants participent quelque peu à ce choix. Les filles se marient vers l'âge de 13 à 15 ans et les garçons vers 20 ans. Quand la mariée est choisie, les dépenses et le « chir baha » (prix de lait, ce que la famille du fiancé doit donner à la famille de la fiancée) ont été calculé. La fête de mariage commence, et elle dure trois jours et trois nuits, dans la maison du nouveau couple. Le matin de chaque jour on met du *hénné* aux pieds de la mariée, et ensuite elle met les vêtements spécifiques de ce jour. Le troisième jour, le mari, accompagné de musique, va chez la famille de la mariée. Le vieux de la famille heurte trois fois la tête de l'homme et de la femme, pour rendre légitime leur union. Ensuite le mari rentre, et les femmes de la maison ramènent la mariée dans son nouveau logis. Il est de coutume de tuer une chèvre devant le couple, pour que la mariée passe par-dessus pour rentrer dans la maison. Auparavant on a accroché du « halva » en haut de la porte, et le mari doit en couper et donner un morceau à sa femme pour que leur vie soit toujours remplie de « sucre » (bonheur). Les habitants de Bandar Langué pensent que celui qui mange de ce « halva » verra ses vœux exaucés (Farah baxsh. N 270).

Daneshvar, qui a écrit son récit de voyage en Iran, donne quelques exemples de mariages dans plusieurs villes du sud. « À Desfoul, les jeunes filles sont pratiquement toutes fiancées dès leur plus jeune âge » (p. 28), et leurs parents essaient de leur préparer une dot dès leur naissance. Après les fiançailles, le mari et sa famille vont chercher la mariée. La famille de la jeune fille garde la porte fermée jusqu'à ce que le mari leur donne un précieux cadeau. Le mari doit faire des prières en face de la jeune fille. Ensuite, la femme est amenée chez son mari, soit sur un cheval, soit mise sur un tissu, portée par quatre femmes. Elle doit passer sous le mari qui se tient en haut de la porte d'entrée pour rentrer chez lui. Le mari se met à la droite de la mariée sur un lit et une personne de la famille de la jeune fille leur met la main dans la main.

Cet auteur présente aussi le cas d'une jeune fille de Shoushtar qui ne trouvait pas de mari. Elle est mise en haut d'une tour de la ville et un cadenas avec la clef sont attachés à son tchador. De l'autre côté du tchador qui est lancé en bas de la tour sont attachées quelques confiseries. Celui qui passe en bas de la tour ouvre le cadenas, prend les confiseries, et rend son tchador à la jeune fille. Si c'est un homme, « il peut arriver à ses fins ». Daneshvar écrit qu'à Shaqou se sont les femmes qui travaillent et les hommes qui restent au logis. Dans cette ville, les femmes commandent aux hommes et peuvent même amener leurs amants dans la maison conjugale. À Bandar Abbas, Bandar Langué et l'île de Qeshm, il existe des garçons qui, dès leur plus jeune âge deviennent les fiancés d'autres hommes. Ils sont habillés avec des habits féminins et se comportent comme des femmes. D'après lui, ces garçons sont amenés sur les bateaux pour les longs voyages.

Dans le Bandar de Jâscq, il n'est pas important que la femme soit vierge au moment du mariage et, dès la naissance de la jeune fille, une *mâmâ* lui déchire son pucelage. Il est aussi dit dans ce récit de voyage que, dans certaines villes du sud, le divorce se fait très facilement et que parfois ce sont le mari et la femme eux-mêmes qui peuvent procéder au divorce.

Saédi, dans son livre sur les *Ahlé Hava,* parle quelque peu des relations conjugales et affirme que parfois les maris partant pour de longs voyages libèrent leurs femmes de leur obligation conjugale. Ainsi, la femme qui se trouve toute seule peut trouver un autre compagnon et partager les difficultés de la vie avec lui.

Bâbâ Ghollam et sa femme, nos deux principaux informateurs, nous ont aussi décrit le déroulement d'un mariage dans le sud de l'Iran. « Au départ, c'est la demande en mariage; généralement, si la fille est d'accord, les parents donnent leur accord aussi. Ils amènent une bague comme signe et prennent rendez-vous, quelquefois un ou deux ans plus tard. À la date fixée ils reviennent pour sceller l'alliance. Ils viennent auprès de la famille de la mariée avec le bougeoir et le miroir. Ensuite pour le mariage, on amène du henné de la maison du mari pour la mariée, et vice versa. Un plateau est préparé avec bougie, henné, gashté souz et gâteaux. Pendant la cérémonie, on joue du naqâré et des percussions mais maintenant c'est le synthétiseur qui est utilisé pour la musique. Il y a trois sortes de mariage : indien, local et citadin. »

Jeu

Le jeu de la fille du roi des elfes :

C'est un jeu de la région Dashti et Dashtestân du sud de l'Iran. Ce jeu représente la cérémonie d'enterrement de la fille du roi des elfes, et doit se jouer sans aucun geste impoli. Ce jeu, contrairement à d'autres, se joue dans le silence et une ambiance de lamentation. Il présente plutôt un aspect magique, et si quelqu'un rit et sort de son air affligé, le jeu est annulé et il faut tout recommencer.

Le jeu se fait à cinq. Une personne représente la fille du roi des elfes, qui est morte il y a quelques minutes. Les quatre autres s'assoient autour du premier. Deux mettent leur index sous les bras du premier et les deux autres sous ses pieds. Ces quatre personnes ont l'air d'avoir perdu quelqu'un de très cher à leur cœur. À cet instant, un des joueurs qui est devenu le chef demande : « la fille du roi des elfes est-elle morte ? Est-ce vrai ? » et celui en face de lui répond « oui ». Il pose la question aux deux autres et ils répondent « oui » aussi. Cette question et les réponses sont répétées trois fois très doucement et avec beaucoup de chagrin. Ensuite, sans que personne ne rie, le chef regarde autour de lui et siffle doucement. Les joueurs croient que les elfes, en entendant le sifflement, viendront à leur secours. De plus, ce sifflet est aussi un signal pour les autres joueurs qui, en l'entendant, lèvent leur index le plus haut possible. Les joueurs croient que si le mort rit, les elfes le feront tomber à terre. Si tout se fait dans le plus grand sérieux les joueurs cherchent un bon endroit pour enterrer le mort.

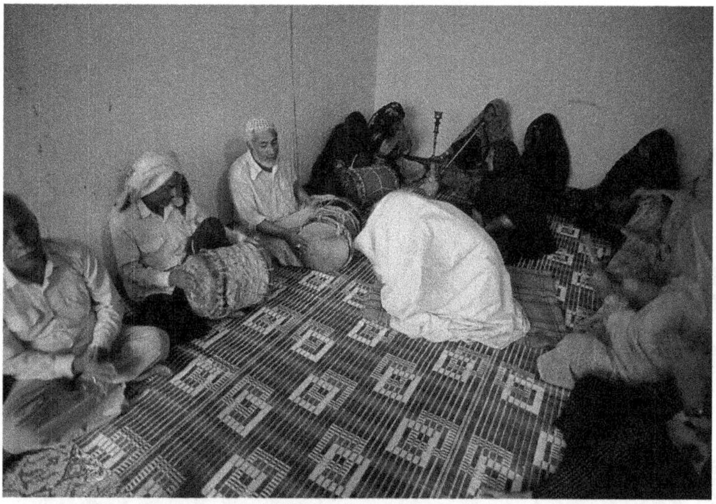

Une femme possédée par le vent lors d'une cérémonie de *zâr* © N. Kasraian.

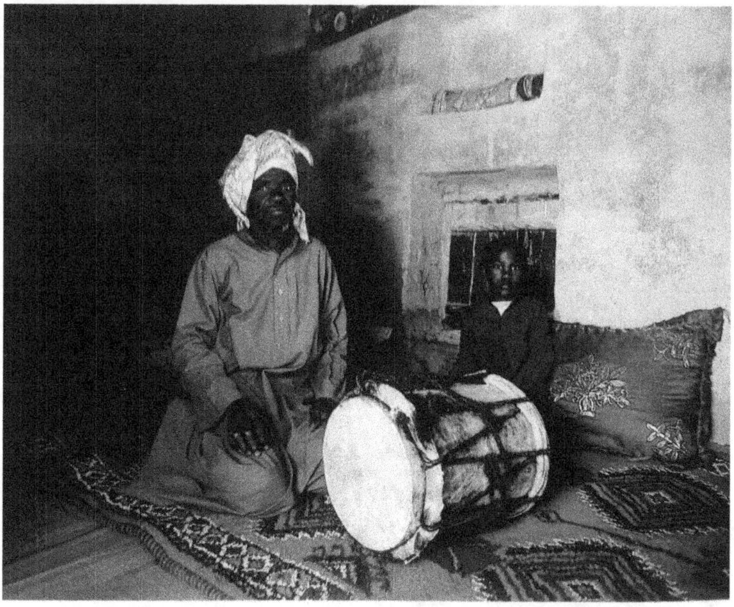

Bâbâ Zâr dans le village de Rostagh ©N. Kasraian.

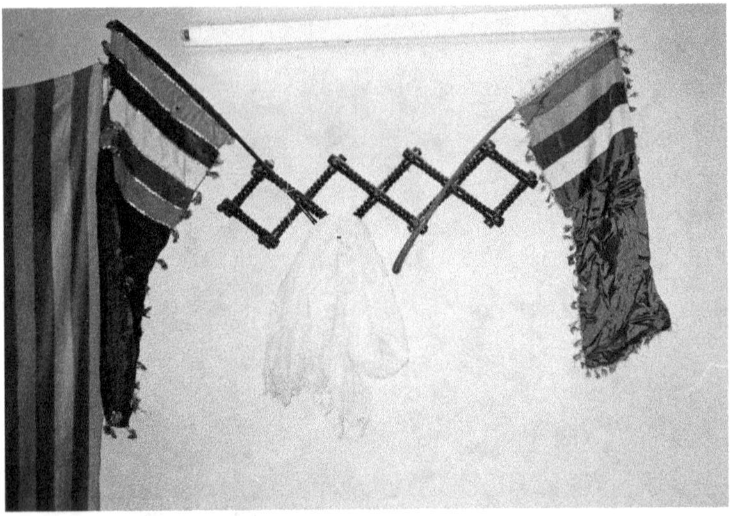

Drapeaux des vents © auteur.

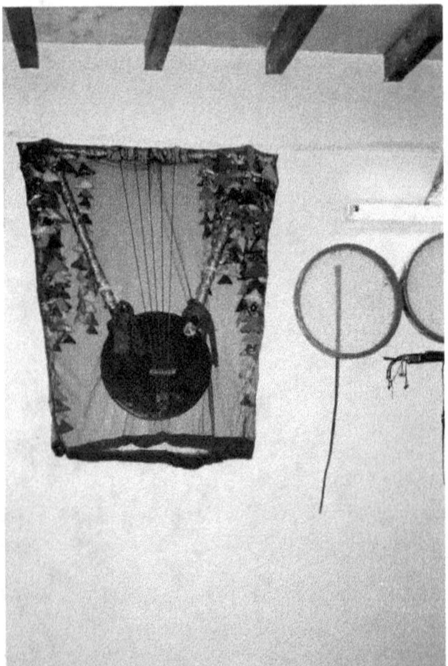

Un tambiré, *daf* et *xeizaran* © auteur.

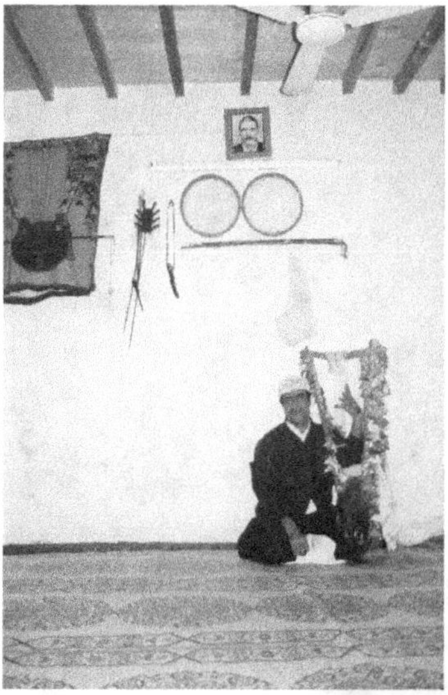

Bâbâ Ghollam jouant du *tambiré* dans la pièce qu'il réserve aux rituels. Sur le mur des accessoires (*dafs*, *Xeizarâns*, sabres…) et la photo du père du bâbâ qui était aussi guérisseur à Bandar Langué © auteur.

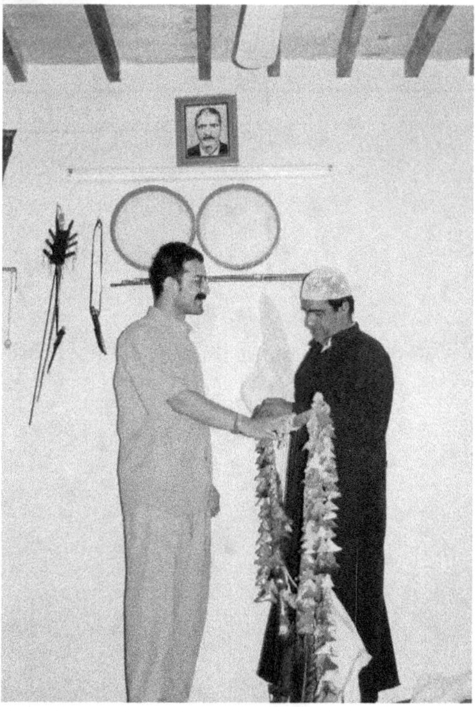

Nader Aghakhani et bâbâ Ghollam © auteur.

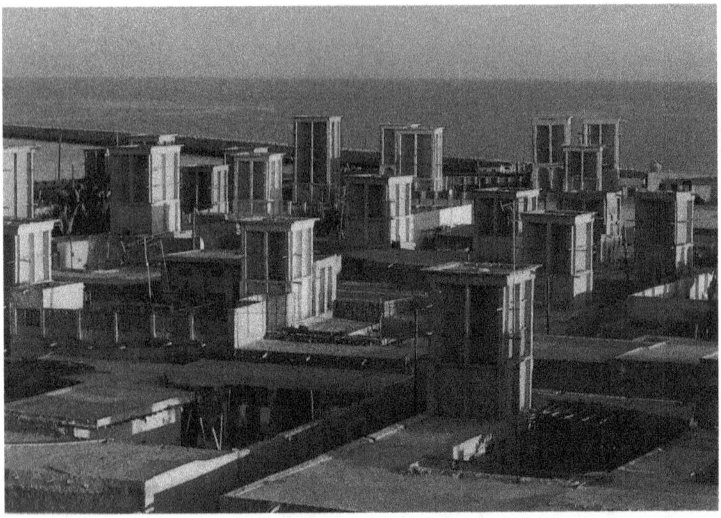

Paysage de ville, Bostannow, au sud, avec des *badguir*, littéralement « attrape vent », élément constructif des anciennes maisons du sud, servant à rafraîchir l'air des habitations. © N. Kasraian.

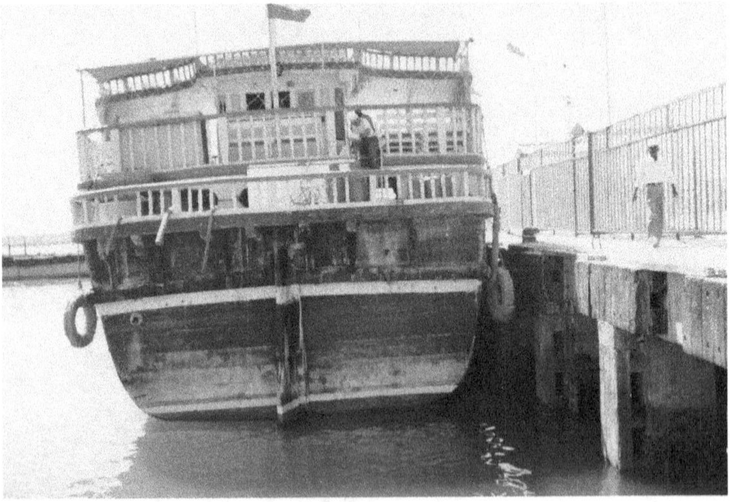

© auteur.

Bibliographie

Abdelsalama, S. (1994) : « L'Hôte divin, Étymologie du mot *Zâr* », in *Manuel de psychthérapie des migrants* n° 24, éd., La pensée sauvage, p. 73-92.

(1995) « Le *zâr* musical et le *zâr* divinatoire, Description anthropologique des thérapeutiques traditionnelles au Soudan », in *Petit manuel de psychthérapie des migrants* n° 28, éd., La pensée sauvage, p. 53-72.

Aghakhani, N. (1998) : *« Le Bâbâ » et l'« Autre », le « jeu thérapeutique " et les " gens de l'air "*. Mémoire de D.E.A. (Sciences Humaines Option Psychologie) sous la direction d'Olivier Douville, Université de Rennes 2 Haute Bretagne.

Aghakhani, N., Douville, O. (2003) : « Symbolisation du pulsionnel dans le rite thérapeutique des gens de l'air », in *Culture, Insertion et Santé*, L'Harmattan, Espaces Interculturels, Colette Sabatier et Olivier Douville(dir.).

Anzieu, D. :

(1984) « Le corps de la pulsion », in *La pulsion pour quoi faire*, Colloque du 12 mai 1984, Association Psychanalytique de France, p. 53-77.

(1986) « Note pour introduire l'échelle des symbolisations » in *Revue française de psychanalyse* 6, La Symbolisation, Tome LIII, PUF, p. 1775-1778.

Assoun, P L :

(1989) « Fonctions freudiennes du père », in *Le père*, Paris, Denöel, p. 25-51.

(2002) *Le vocabulaire de Freud*, Paris, Ellipses.

Battain, Tiziana (1997) : *Rituel de possession en Égypte, de la souffrance à l'accomplissement*, Thèse de doctorat (Anthropologie sociale et ethnologie) sous la direction de Gilbert Grandguillaume, EHESS.

Cherki, A., Douville, O. (2002) : « La pratique analytique de l'argent, entretien réalisé par Selim M. » in *Journal des anthropologues* n° 90-91 *Monnaies : pluralités – contradictions*, Association française des anthropologues, p. 375-387.

Collomb, H. (1965) : *Psychiatrie moderne et thérapeutiques tradition-nelles*, Office national de coopération et d'assistance pour le développement, p. 40-54.

Darvishi M. R. : *Moghadmei bar shenakhté mousighuie navahie Iran*, Hozeie honarie sazmane tablighatie eslami, 1994

Davis M. & Wallbridge D. (1992) : *Winnicott, introduction à son œuvre*, Essais, PUF, Quadrige.

Déchaud-Ferbus M. (2001) : « Le corps en nostalgie, régressionfixation, régression/désintrication », in *Monographie de psychanalyse : Fixation, régression*, RPF, p. 95-106.

(2001) « La psychothérapie de relaxation psychanalytique : Une relation corps psyché », in *Les psychothérapies psychanalytique en institution*, collectif dirigé par V. Boucherat- Hue et al., Dunod, p. 170-184.

Da'i Alsalam, M. A. : "Bâd et Hava", in *Farhangué Da'i Alsalam.*

Danshvar, M. (1948) : Didaniha va shénidanihayé Iran, Téhéran.

Davidiân, H. & Saédi, G. H. (1965) : "Al va omolssabiân bar mabna-ye ravanshenassi", in *Sokhan* n° 1.

De Folch T. E. et Père (1989) : « Symbolisation, jeu et transfert », in *Revue française de psychanalyse 6, La Symbolisation,* Tome LIII, Paris, PUF, p. 1629-1642.

De Heusch, L. (1986) : *Le sacrifice dans les religions africaines*, Paris, Gallimard, NRF.

Devereux, G. :

(1957) « La psychanalyse, instrument d'enquête ethnologique : données de fait et implication théorique », in *Essais d'ethnopsychiatrie générale*, NRF, Gallimard, (1970), p. 354-372.

(1967) : *De l'angoisse à la méthode dans les sciences du comportement*, Paris, Flammarion, Aubier (1980).

(1972) *Ethnopsychanalyse complémentariste*, Paris, Flammarion, p. 251-253.

(1975) Préface in *Perspective psychiatrique, treizième année*, IV, n° 53.

Digard, J.-P. (1985) : « Croyances et rites populaires en Iran », in *Mythes et Croyances du monde entier, T.2. Le monothéisme*, André Akoun(dir.), Paris, Lidis Brepols : 414-421.

Dolto, F. & Nasio, J.-D. (1987) : *L'enfant du miroir*, Paris, Rivages, Psychanalyse.

Dorey, R. :
(1984) « Allocation d'ouverture, La pulsion en question », in *La pulsion pour quoi faire, Colloque du 12 mai 1984*, Association Psychanalytique de France, p. 5-9.
(1988) *Le désir de savoir, Nature et destins de la curiosité en psychanalyse*, Paris, Denoël, L'espace analytique, p. 7-79 & p 195-213.
Douville, O. (1996) (dir.) : *Anthropologie et clinique : recherches et perspectives*, Rennes, ARCP, Laboratoire de Cliniques psychologiques, p. 11-21.
(2000) « Notes sur quelques apports de l'anthropologie dans le champ de la clinique « interculturelle », in *Évolution psychiatrique, n° 65*, Solitude, p. 742-761.
During, J. :
(1988-89) « Le mythe de Simorghe dans la musique extatique du Balutchistan », *Luqman* n° 1 cinquième année, Annales des presses universitaires d'Iran, p. 20-39.
(1989) *Musique et mystique dans les traditions de l'Iran*, Paris, Peeters *Encyclopédie persane* volumes I et II.
Eghtedari, Ahmad :
(1965) « Khalidje Fars va namé ân », in *Kanoun* vokalâ n° 94, p 65 – 76.
(1966) « Zabânhayé mahali va folkloré Khalidjé Fars », in *Khalidjé Fars*, Téhéran, Edarehye kollé entéshârât va radio, Vol. 2, p. 119-132.
Ellenberger, H. F. (1970) : « Les ancêtres lointains de la psychiatrie dynamique », in *Histoire de la découverte de l'inconscient*, Paris, Fayard (1994), p. 33-83.
Ferenczi S. (1913) : « Ontogenèse des symboles », in *Psychanalyse II (1913-1919)*, Payot, p. 105-109.
Forester, J. : « Le symbolisme », in *Le langage aux origines de la psychanalyse*, NRF, Gallimard, p. 121-209.
Freud, S. :
(1894) « Manuscrit E », in *La naissance de la psychanalyse*, Paris, PUF.
(1897) « Lettres à Fliess », in *La naissance de la psychanalyse*, Paris, PUF, (1961, 1996), p. 165-174.
(1899) *L'interprétation des rêves*, Paris, PUF, (1999).
(1904) « La méthode psychanalytique de Freud », in *La technique analytique*, Paris, PUF, (1992), p. 2-8.
(1904) « De la psychothérapie », in *La technique psychanalytique*, Paris, PUF, (1992), p. 9-22.
(1905) *Trois essais sur la théorie sexuelle*, Paris, Gallimard, Folio (1987).

(1905) « Technique du mot d'esprit », in *Le mot d'esprit et ses rapports avec l'inconscient*, NRF, Gallimard, (1930), p. 19 -101.
(1907) *Avenir d'une illusion*, Paris, PUF, (1983).
(1909) « Analyse d'une phobie chez un petit garçon de cinq ans » (Le petit Hans), in *Cinq psychanalyses,* Paris, PUF, (1999), p. 93-198.
(1909) « Le roman familial des névrosés », in *Névrose psychose et perversion*, Paris, PUF, p. 157-160.
(1910) « Des sens opposés dans les mots primitifs », in *Essais de psychanalyse appliquée*, NRF, Gallimard, (1933), p. 59-69.
(1910) « À propos de la psychanalyse dite "sauvage" » in *La technique psychanalytique*, Paris, PUF, (1992), p. 35-42.
(1910) *Un souvenir d'enfance de Léonard de Vinci*, Paris, Gallimard, Folio (1998).
(1911) « Remarques psychanalytiques sur l'autobiographie d'un cas de paranoïa », in *Cinq psychanalyse*, Paris, PUF, (1999), p. 264 -24.
(1912) « La dynamique du transfert », in *La technique psychanalytique*, Paris, PUF, (1992), p. 50-60.
(1912) « Conseils aux médecins sur le traitement analytique », in *La technique psychanalytique*, Paris, PUF, (1992), p. 61-71.
(1912-13) *Totem et tabou*, Paris, Payot, (1994)
(1914) « Remémoration, répétition et perlaboration », in *La technique psychanalytique*, Paris, PUF, (1992), p. 105-115.
(1915) « Pulsions et destins des pulsions », in *Métapsychologie*, Paris, Gallimard, Folio, (1968), p. 11-45.
(1917) « Sur les transpositions de pulsions, plus particulièrement dans l'érotisme anal », in *La vie sexuelle*, Paris, PUF (1999), p. 106-13.
(1917) « L'angoisse », in *Introduction à la psychanalyse*, Paris, Payot, (1961) p. 370-389.
(1917) « Le symbolisme dans le rêve », in *Introduction à la psychanalyse*, Paris, Payot, (1961) p. 134-154.
(1918) « L'homme aux loups », in *Cinq psychanalyses*, Paris, PUF, (1999), p. 324-420.
(1919) « L'inquiétante étrangeté », in *L'inquiétante étrangeté et autres essais*, Paris, Folio, (1985), p. 212-263.
(1920) « Au-delà du principe de plaisir », in *Essais de psychanalyse*, Paris, Payot, (1981), p 41-117.
(1921) « Psychologie des foules et analyse du moi », in *Essais de psychanalyse*, Paris, Payot, (1981), p. 117-219.
(1923) *Psychopathologie de la vie quotidienne*, Paris, Payot (1967).
(1926) *Inhibition, symptôme et angoisse*, Paris, PUF, Quadrige, (1995).
(1929) *Malaise dans la civilisation*, Paris, PUF, (1986).

(1935) *L'homme Moïse et la religion monothéiste*, Paris, Gallimard, Folio, (1998).
(1937) « Construction dans l'analyse », in *Résultats, idées, problèmes II*, Paris, PUF, (1985), p. 269-281.
(1937) « L'analyse avec fin et l'analyse sans fin », in *Résultats, idées, problèmes II*, Paris, PUF, (1985), p. 231-269.
(1938) *Abrégé de la psychanalyse*, Paris, PUF, (1973).
Gandji, M. H. (1966) : « Abe va havayé Khalidjé Fars », in *Khalidjé Fars*, Téhéran, *Edârh Kollé entéshârât va radio*, Vol 1, p. 18-34.
Gahdimi, M. (1963) : Tammadoni farâmoush shodeh dar Khalidjé Fars in *Kâvosh*, n° 12, Téhéran, p. 34-41.
Gardiner, M. (1971) : *L'Homme aux loups par ses psychanalystes et par lui-même*, Paris, Gallimard, Nrf, (2000).
Gharassou Maryam : *Le zâr dans la province de l'Hormozgan (Iran du sud)*, Mémoire de master I, Paris X, 2006.
Gibeault, A. :
(1989) « Présentation du rapport, destins de la symbolisation », in *Revue française de psychanalyse 6, La Symbolisation, Tome LIII*, Paris, PUF, p2 1493-15152.
(1989) Rapport, « Destins de la symbolisation », in *Revue française de psychanalyse 6, La Symbolisation, Tome LIII*, Paris, PUF, p. 1517-1617.
Jones, E. :
(1914) « La conception de la Vierge par l'oreille, Contribution à la relation entre l'esthétique et la religion », in *Psychanalyse, folklore, religion, essais de psychanalyse appliquée, Tome II*, Paris, Payot, p. 227-299.
(1922) « Étude psychanalytique de l'Esprit-saint », in *Psychanalyse, folklore, religion, essais de psychanalyse appliquée, Tome II*, Paris, Payot, p. 300-312.
(1924) « Psychanalyse et anthropologie », in *Psychanalyse, folklore, religion, essais de psychanalyse appliquée, Tome II,* Paris, Payot, p. 104-128 (1973).
Juranville, A. (2000) : *Figures de la possession, Actualité psychanalytique du démoniaque*, Grenoble, Presse universitaire de Grenoble, Psychopathologie clinique.
Kasraian, N. (1997) : *Djonoub the south of Iran*, Téhéran, Nashr-e cheshmé.
Kauffman, P. (1998) : *L'apport freudien, éléments pour une encyclopédie de la psychanalyse*, Paris, Larousse.
Keyhan, M. : « Joghrâfiâyé tabi'yé Khalidjé Fars », in *Khalidjé Fars*, Téhéran, Edarreh Kollé entéshârât va radio, Vol. 1, p. 10-17.

Khoramchahi, B. (1998) : *Danechnâméyé Ghorân, Ghorân pajouhi*, Téhéran, Nâhid.

Kiani néjad, Z. : *Tssavof dar Eslam*, Téhéran, Echraqui.

Klein, M. (1930) : « L'importance de la formation du symbole dans le développement du moi », in *Essais de psychanalyse 1921-1945*, Paris, Payot, (1968), p. 263 - 278.

Lacan, J. :

(1953-54) « L'ordre symbolique », in *Le séminaire, Livre I, Mes écrits techniques de Freud*, Seuil, p. 245-258.

(1954-55) « L'univers symbolique », in *Le séminaire, Livre II, Le moi dans la théorie de Freud et dans la technique de la psychanalyse*, Seuil, p. 43-59.

(1955-56) *Le séminaire, Livre III, Les Psychoses*, Paris, Seuil

(1956-57) « Les trois formes du manque d'objet », in *Le séminaire, Livre IV, La relation d'objet*, Seuil, p. 25-39.

(1956-57) « On bat un enfant et la jeune homosexuelle », in *Le séminaire, Livre IV, La relation d'objet, Seuil*, p. 111-129.

(1957-58) « De l'image au signifiant dans le plaisir et dans la réalité », in *Le séminaire, Livre V, La formation de l'inconscient*, Seuil, p. 387-405.

(1957-58) « Les circuits du désir », in *Le séminaire, Livre V, La formation de l'inconscient*, Seuil, p. 457-472.

(1958-59) « Leçon XXVI », in *Le séminaire, Livre VI, Le désir et son interprétation*, Document interne à l'A.F.I, p. 507-523.

(1959-60) « L'objet et la chose », in *Le séminaire, Livre VII, L'éthique de la psychanalyse*, Seuil, p. 121-137.

(1962-63) *Le séminaire, Livre X, L'angoisse*,

(1966) « Situation de la psychanalyse et formation du psychanalyste en 1956 », in *Écrits II*, Paris, Seuil, Points (1971), p. 9-43.

(1966) « Fonction et champ de la parole et du langage en psychanalyse », in *Écrits I*, Paris, Seuil, Points (1971), p. 111-208.

(1969-70) *Le séminaire XVII, L'envers de la psychanalyse*, Paris, Seuil

Laplanche, J. & Pontalis, J. B. (1967) : *Vocabulaire de la psychanalyse*, Paris, PUF, Quadrige.

Laplanche, J. :

(1980) *Problématiques I, L'angoisse*, Paris, Quadrige, PUF, (1998).

(1980) *Problématiques II, Castration – symbolisation*, Paris, Quadrige, PUF, (1998).

(1984) « La pulsion et son objet source ; son destin dans le transfert », in *La pulsion pour quoi faire, Colloque du 12 mai 1984*, Association Psychanalytique de France, p. 9-29.

(1987) *Problématiques V, Le baquet, la transcendance du transfert*, Paris, Quadrige, PUF, (1998).
(1999) « La psychanalyse : Mythes et théorie », in *Entre séduction et inspiration l'homme*, Paris, Quadrige, PUF, p. 263-292.
Laplantine, F. (1974) : *Les trois voix de l'imaginaire...*, Paris, Ed. Universitaires, p. 15-25, p. 49-52, p. 149-177, p. 233-238.
Leiris, M. (1989) : *La possession et ses aspects théâtraux chez les Éthiopiens de Gondar*, Paris, Fata Morgana.
Lévi-Strauss, C. (1974) : « Magie et religion », in *Anthropologie structurale*, Paris, Plon, p. 183-257.
Macary, P. (1996) : « Le réel et la structure chez Lévi-Strauss », in *Anthropologie structurale et clinique; recherches et perspectives*, Paris, Ed A.R.C.P, p. 123-134.
Macary, P. & Ottavi, L. (oct 2000) : « Quelle jouissance dans la transe rituelle ? L'exemple du vaudou haïtien », in *L'information psychiatrique n° 8*, p. 931-935.
Mannoni, M. (1979) : *La théorie comme fiction, Freud, Groddeck, Winnicott, Lacan*, Le champs freudien, Paris, Seuil.
Marinov, V :
(1996) « La part du secret dans l'art et la thérapie, Symposium : les thérapies avec médiation artistique », in *Cinquième salon international Psychiatrie et Système Nerveux Central.*
(1998) « Les signifiants corporels dans les troubles de conduites alimentaires : une expérience de psychothérapie analytique à travers le collage », in *International Journal of Art Therapy* n° 3, p. 20-33.
Markazé Amaré Iran, (1996-1997) : *Sarshomarié omoumié nofousse ve maskan, Ostané Bouchehr* .
Masse, H. (1938) : *Croyances et coutumes persanes*, Paris, Librairie Orientale & Américaine.
Mengal, P. (1999) : « D'une parole l'autre. Le retournement rhétorique dans l'histoire de la psychothérapie », in *Psychologie Clinique, Les psychothérapies dans leurs histoires*, Paris, L'Harmattan, p. 31-42.
- Métraux, A. (1958) : « Le rituel », in *Le vaudou haïtien*, Paris, Gallimard, Tel, (1995), p. 140-189.
Modaressi Chahardahi, N. :
(1980) « Selséléyé Ghadérié », in *Sélséléhayé soufiéh-yé Iran*, p. 102-128.
(1981) « Zâr va zâri yâ *Ahlé Hava* », in *Sélséléhayé soufiéh-yé Iran*, Téhéran, Batouk, p. 346-350.
Mohadjeri, Bijan (1977) : « Zâr dar Khalidjé Fars », in *Rastâxiz*, n° 577-578.

Mo'ine, S. (1968) : « Bâd et Hava », in *Farhangué Mo'ine*, Téhéran, Amir Kabir.
Mûhlmann, W. E. (1968) : « La dialectique de l'attente et de l'action (adventisme et nativisme) », in *Messianismes révolutionnaires du tiers monde*, connaissance de l'Homme, Paris, Gallimard, Nrf.
Nafissi, M. (1964) : « Bâd et Hava », in *Farhangué Nafissi*, Téhéran, Amir Kabir.
Nafissi, S. (1966) : « Joghrâfiâyé târigkiyé Khalidjé Fars », in *Khalidjé Fars*, Téhéran, Edareh kollé entéshârât ve radio, Vol 1, p. 60 - 83.
Nezam, H (1983) : "Bâd & Havâ", in *Fahrang-e-Nezâm*, Téhéran, danesh.
Oury, J. (1989) : *Création et schizophrénie*, Paris, Éditions Galilée.
Perron-Boreli, M. (1986) : « Introduction », in *Revue Française de Psychanalyse n° 6, La Symbolisation, Tome LIII*, Paris, PUF, p. 1481- 1491.
Petot, J. M. (1979) : « La genèse de la sublimation primaire et le système protokleinien », in *Mélanie Klein, premières découvertes et premiers systèmes*, Dunod, p. 102-122.
Reik, T. (1957) : « Le Dieu invisible », in *Mythe et culpabilité*, Paris, PUF, (1979), p. 305-317.
Riahi, A. (1977) : *Zâr, bâd, baloutch*, Téhéran, Bibliothèque Tahouri
Rodinson, M. (1967) : *Magie, Médecine et possession à Gondar*, Paris, La Haye, Mouton.
Roheim, G. :
(1930) « L'homme-médecine et l'art de guérir » in *L'animisme, la magie et le roi divin*, Paris, Payot, (1988), p. 123 -219.
(1941) « L'interprétation psychanalytique de la culture », in *L'anthropologie psychanalytique* depuis totem et tabou, collectif dirigé par W. Muensterberger, Paris, Payot, (1976), p. 35-55.
(1950) *Psychanalyse et anthropologie*, Paris, Gallimard, (1967).
Rosolato, G. :
(1987) *Le sacrifice, Repères psychanalytiques*, Paris, PUF, Bibliothèque de psychanalyse.
(1993) « Religion, société », in *Pour une psychanalyse exploratrice dans la culture*, Paris, PUF, Bibliothèque de psychanalyse, p. 219 -303.
Rouget, G. (1980) : *La musique et la transe*, Paris, Gallimard 1990
Roussillon R. :
(1999) « Traumatisme primaire, clivage et liaisons primaires non symboliques », in *Agonie, clivage et symbolisation*, PUF, p 9-35.
(1999) « Symbolisation », in *Agonie, clivage et symbolisation*, PUF, p. 169-243.

Saédi, G. H. :
(1966) *Ahlé Hava*, Téhéran, Amir Kabir.
(1968) *Tarsse va larze*, Téhéran, Zammân (1974).
Sajâdi, J. (1971) : *Farhangué loqât va estellahat erafani*, zabân va farhangué irani.
Sorjent, W. (1992) : *Rouh-hâ-yé taskhir shodeh*, traduit en persan par Djamalian R., Téhéran, Amir Kabir.
Teyssèdre, B. (1985)) : « Cartulaire de la nuit », in *Naissance du diable, De Babylone aux grottes de la mer Morte*, Paris, Albin Michel, p. 89-137.
Todorov, T. (1977) : « La rhétorique de Freud », in *Théories du symbole*, Points, Essais, p. 285- 321.
Vagdi, Z. (1970) : « Négahi bé gozashtéyé Khalidjé Fars », in *Nashryeh Daneshkadeh-yé hoghough va oloumé siassi,* n°2, Téhéran, p. 104-124.
Vanier, A. (2000) : *Lacan*, Les belles lettres.
Winnicott, D. W. :
(1945) « Le développement affectif primaire », in *De la pédiatrie à la psychanalyse*, Paris, Payot (2000) p. 57-72.
(1951) « Objets transitionnels et phénomènes transitionnels. Une étude de la première possession non-moi », in *De la pédiatrie à la psychanalyse*, Paris, Payot, (2000) p. 169-187.
(1971) *Jeu et réalité, L'espace potentiel*, Paris, Gallimard, Nrf, (1981).
(1971) *La consultation thérapeutique et l'enfant*, Paris, Gallimard, Tel (1989).
Zempleni, A. :
(1966) « La dimension thérapeutique du culte du rab, ndoep, tuuru ; rite de possession chez les Lebou et les Wolof », in *Psychopathologie africaine, II, III*, p. 295 - 439.
(1968) *L'interprétation et la thérapie traditionnelle du désordre mental chez les Wolof et les Lebou du Sénégal.* Thèse de doctorat de 3[e]cycle en psychologie, Paris-Sorbonne.

Index

A

B

Table des matières

L'Iran
aux éditions L'Harmattan

Dernières parutions

AVÈNEMENT (L') DES JEUNES BASSIDJI DE LA RÉPUBLIQUE ISLAMIQUE D'IRAN – Une étude psychosociologique
Chaoulli Alain - Préface de Farhad Khosrokhavar
Qui sont exactement les *bassidji* ? Ce sont des adolescents faisant partie d'un groupe spécifique de jeunes âgés de 12 à 16 ans. Ce sont des enfants déstructurés, révoltés et impatients de voir se réaliser leur utopie, après le déclenchement du Mouvement révolutionnaire en Iran, en 1979. Ils sont entrés dans une organisation de la force paramilitaire iranienne, le *Bassidj*, fondé par l'Ayatollah Khomeiny en novembre 1979. Ce sont des jusqu'au-boutistes, des combattants de la guerre Iran-Irak (1980-1988).
(Coll. L'Iran en transition, 22.00 euros, 218 p.)
ISBN : 978-2-336-00234-7, ISBN EBOOK : 978-2-296-51263-4

PENSÉE (LA) CHIITE CONTEMPORAINE À L'ÉPREUVE DE LA RÉVOLUTION IRANIENNE
Mottaghi Mohsen - Préface de Farhad Khosrokhavar
Le but de ce livre est de présenter six penseurs musulmans iraniens. Pour comprendre la problématique de ces penseurs, il faut les placer dans le contexte historique spécifique de l'Iran, marqué par une révolution aboutissant à un système théocratique. Ces intellectuels étaient en quête d'une nouvelle voie entre le marxisme et le capitalisme. Voici un ouvrage incontournable pour comprendre la spécificité de ces penseurs dans le champ intellectuel islamique contemporain.
(Coll. L'Iran en transition, 21.00 euros, 196 p.)
ISBN : 978-2-336-00235-4, ISBN EBOOK : 978-2-296-51034-0

FONDEMENTS (LES) RELIGIEUX DU POUVOIR POLITIQUE DANS LA RÉPUBLIQUE ISLAMIQUE D'IRAN
Diab El Haraké Hassan - Préface de Samaha Khoury
En tant que religion d'État, le chiisme est-il toujours en conformité avec ses principes originels ? Dieu a-t-Il procuré le droit de gouverner à quelques privilégiés ou au peuple ? Cet ouvrage propose une analyse du fondement religieux du pouvoir politique iranien et met en lumière les compétences du Guide suprême iranien dans le monde chiite, notamment dans sa relation avec le Hezbollah libanais.
(Coll. Comprendre le Moyen-Orient, 21.00 euros, 206 p.)
ISBN : 978-2-296-99238-2, ISBN EBOOK : 978-2-296-50637-4

RENTE (LA) EN RÉPUBLIQUE ISLAMIQUE D'IRAN
Les mésaventures d'une économie confisquée
Sous la direction de Djamchid Assadi
Analysant les facteurs spécifiques de l'économie rentière en République islamique d'Iran, les auteurs parlent d'un système de rente bicéphale. Celui-ci est composé d'une part par le pouvoir politique qui assigne et se fait assigner des privilèges économiques considérables en dehors de toute concurrence, d'autre part par des acquéreurs des prérogatives économiques qui partagent le pactole avec les sponsors politiques.
(Coll. L'Iran en transition, 26.00 euros, 248 p.) *ISBN : 978-2-296-96852-3*

JUIFS (LES) D'IRAN À TRAVERS LEURS MUSICIENS
Chaoulli Alain – Préface de Pierre Lafrance
Les documents écrits sur l'histoire des Juifs d'Iran ne sont pas nombreux. On connaît peu leur communauté et leurs conditions de vie au quotidien. Un premier chapitre s'attache à présenter une partie de leur histoire sur la période du XIXe et du XXe siècle, avant d'aborder les arts, essentiellement la musique. C'est à travers elle que les Juifs trouveront à s'identifier à l'iranité et montreront leur attachement à la culture iranienne.
(Coll. L'Iran en transition, 37.50 euros, 370 p.) *ISBN : 978-2-296-96637-6*

YIMA – Structure de la pensée religieuse en Iran ancien
Tzatourian Audrey
Yima, ancêtre de l'humanité, homme et démiurge, tantôt magicien de l'immortalité, tantôt bâtisseur de la survie, est une figure incontournable et complexe, qui ancre les Mazdéens dans leur histoire. Cette approche pluridisciplinaire du mythe nous introduit remarquablement à l'anthrogonie mazdéenne.
(Coll. Kubaba, 44.50 euros, 470 p.) *ISBN : 978-2-296-96997-1*

L'HARMATTAN ITALIA
Via Degli Artisti 15; 10124 Torino

L'HARMATTAN HONGRIE
Könyvesbolt ; Kossuth L. u. 14-16
1053 Budapest

L'HARMATTAN KINSHASA
185, avenue Nyangwe
Commune de Lingwala
Kinshasa, R.D. Congo
(00243) 998697603 ou (00243) 999229662

L'HARMATTAN CONGO
67, av. E. P. Lumumba
Bât. – Congo Pharmacie (Bib. Nat.)
BP2874 Brazzaville
harmattan.congo@yahoo.fr

L'HARMATTAN GUINÉE
Almamya Rue KA 028, en face du restaurant Le Cèdre
OKB agency BP 3470 Conakry
(00224) 60 20 85 08
harmattanguinee@yahoo.fr

L'HARMATTAN CAMEROUN
BP 11486
Face à la SNI, immeuble Don Bosco
Yaoundé
(00237) 99 76 61 66
harmattancam@yahoo.fr

L'HARMATTAN CÔTE D'IVOIRE
Résidence Karl / cité des arts
Abidjan-Cocody 03 BP 1588 Abidjan 03
(00225) 05 77 87 31
etien_nda@yahoo.fr

L'HARMATTAN MAURITANIE
Espace El Kettab du livre francophone
N° 472 avenue du Palais des Congrès
BP 316 Nouakchott
(00222) 63 25 980

L'HARMATTAN SÉNÉGAL
10 VDN en face Mermoz, après le pont de Fann
BP 45034 Dakar Fann
33 825 98 58 / 33 860 9858
senharmattan@gmail.com / senlibraire@gmail.com
www.harmattansenegal.com

L'HARMATTAN BÉNIN
ISOR-BENIN
01 BP 359 COTONOU-RP
Quartier Gbèdjromèdé,
Rue Agbélenco, Lot 1247 I
Tél : 00 229 21 32 53 79
christian_dablaka123@yahoo.fr

653196 - Mai 2016
Achevé d'imprimer par

1livre.com
du rêve à la réalité !

www.ingramcontent.com/pod-product-compliance
Lightning Source LLC
LaVergne TN
LVHW011317061026
849535LV00005B/1605
* 9 7 8 2 3 4 3 0 3 9 1 8 3 *